Heilende Wasser

Lys Wiedmer-Zingg

HEILENDE WASSER
QUELLEN DER GESUNDHEIT

Die Badekurorte
der Schweiz

AT Verlag

© 1994
AT Verlag Aarau/Schweiz
Satz, Lithos und Druck: Grafische Betriebe
Aargauer Tagblatt AG, Aarau
Bindearbeiten: Buchbinderei Eibert, Eschenbach
Printed in Switzerland

ISBN 3-85502-496-0

Inhaltsverzeichnis

Vorwort
Diesseits von Eden

Als ich anfangs der neunziger Jahre mit meiner Odyssee quer durch die Schweizer Badekurorte in allen vier Landesteilen begann, hatte ich keine Ahnung, auf welch zukunftsträchtiges Abenteuer ich mich da eingelassen hatte. Ich geriet mitten in die stürmische Entwicklung, die aus altmodischen Kurorten moderne Gesundheitsoasen machte, wo neben Kuren Wellness, Lebensfreude und Prävention einen immer breiteren Platz einnehmen. Es ist ein Quantensprung in die Zukunft, hinter dem viel Pioniergeist steckt, der dem Zeitgeist des ganzheitlichen Denkens entgegenkommt.

Ich liess mich massieren, in Sole wickeln, mit Alpenmoor bestreichen, schwitzte in Fango und heissen Sandbädern. Aber ich bekam auch ein gehöriges Paket an Gesundheitserziehung mit, lernte Rückenturnen, fand meine Mitte bei Tai Chi, gewöhnte mir falsche Essgewohnheiten ab, ohne auf lukullische Genüsse zu verzichten.

Ich entdeckte unwahrscheinlich schöne Landschaften, grossen Kulturreichtum und Sportarten in all ihren Facetten – alles wunderbare Ergänzungen zu erfüllten Gesundheitstagen oder -wochen und zu Kuren.

Von den vielen Hunderten von Bädern und «Bedli» des letzten Jahrhunderts – Lokalgrössen die einen, internationale, mondäne Treffpunkte die anderen – sind heute noch deren 19 im Verband Schweizer Badekurorte zusammengeschlossen. Und jedes Heilbad hat seinen ganz unverwechselbaren Charakter. Das geht von sportlich-grün bis mondän international, von seelenvoll bis volkstümlich.

Aber etwas haben alle gemeinsam: einen mystischen Rohstoff. Er steigt aus geheimnisvollen Tiefen in vielfältigster Zusammensetzung zu uns auf, angereichert mit allen Schätzen des Erdinnern: Heilwasser, das uns mütterlich-warm umfängt, den Körper und die Seele leichter und beweglicher macht. Mitten im Stress eine Insel diesseits von Eden.

Lys Wiedmer-Zingg

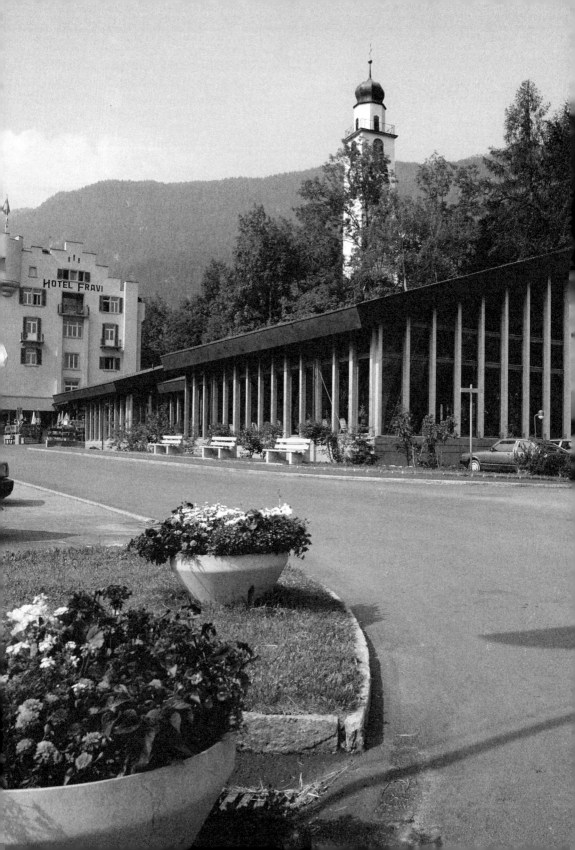

Wenn man, vom Unter-
land her kommend, in
Andeer einfährt,
begegnet man rechter-
hand sofort dem Bogn da
Cura, dem Heilbad, und
gleich daneben dem tra-
ditionsreichen Hotel
Fravi.

Andeer
Die rot-gelbe Heilquelle

Die Heilquelle von Andeer zeigt Farbe. In
Pignia, dem Geburtsort der Quelle, nur einen
Kilometer von Andeer entfernt, sieht man im
Giebel des ältesten Badehauses aus dem Jahr
1570 einen gelb-rot bemalten Wassermann. Das
ist der erste Hinweis darauf, dass man schon von
jeher gewusst hatte, wes Geistes Kind dieses
Heilwasser ist: gelb für Schwefel, rot für Eisen.

Nach dem Bau des Gotthardtunnels, der den
Splügenpass als historischen Passübergang vom
Norden in den Süden entthronte, verlor Andeer,
Hauptort des Schamsertales, seine hervorragende Bedeutung. Noch mehr ins Abseits
geriet Andeer, als die neue San-Bernardino-
Strasse in grossem Bogen darum herumführte.
Als während der Bauarbeiten zum heutigen Kraftwerk noch zwei Drittel des Heilwassers buchstäblich verlorengingen, musste während Jahren
auch noch der lukrative Badetourismus eingestellt werden.

Kaum noch jemand glaubte an einen erneuten
touristischen Aufschwung des alten Badekurortes Andeer. Doch ausgewanderte Heimweh-
bürger aus Andeer, weit in alle Welt zerstreut, und
die siebzehn Gemeinden der Talschaften
Schams, Rheinwald und Avers brachten schliesslich die für den Bau eines modernen Heilbades
nötigen sieben Millionen zusammen. Kein
Schamser wird wohl den denkwürdigen Einwei-
hungstag der Bogn da Cura 1982 vergessen. Das
Heilbad wurde von Jahr zu Jahr für weitere Kreise
ein Begriff; es ist schon lange aus den roten
Zahlen heraus, bringt Arbeit und Verdienst für die
einheimische Bevölkerung und ist neben den
Wasserzinsen der Kraftwerke und dem Granit-
werk eine Haupteinnahmequelle des Tales.

9

Ein Spaziergang
zwischen gestern und heute

Es ist nicht schwierig, sich in Andeer zurechtzufinden. Durch das stattliche Dorf zieht sich eine gepflasterte Durchgangsstrasse, die «veia granda», die grosse Strasse, welche 1818–1821 angelegt wurde. Am Dorfplatz zweigt eine parallel laufende Nebenstrasse ab, die «veia pintga», die kleine Strasse, auch Filistinra genannt, welche bei Haus Fagineus wieder in die «veia granda» einmündet. Beide Strassen waren ursprünglich mit Fahrgeleisen aus Steinplatten, sogenannten «marciapiedi», belegt. Die Namen sagen es: Muttersprache in Andeer ist romanisch. Doch, wie alle romanisch sprechenden Bündner, können die Menschen hier auch sehr gut deutsch. Zum Teil hat man die Strassen mit ihren «marciapiedi» wieder in ihren ursprünglichen Zustand zurückversetzt. Anfang des 19. Jahrhunderts war hier Hochbetrieb, da rollten die Wagen von Norden nach Süden und von Süden nach Norden. Splügen und Bernardino waren die wichtigste Verbindungsachse bis zum Bau des Gotthardtunnels.

Reich waren die Schamser nie. Gezwungenermassen wurden sie zu Auswanderern und Fremdarbeitern. Kaum eine Familie in Andeer, die nicht enge Verwandte in Amerika, Südafrika und Australien hätte, den typischen Auswandererländern von anno dazumal. Die Eingesessenen lebten vom blühenden Verkehr über den Pass, und sie waren Bauern. Zu den grossen Häusern gehörte der Stall, man hielt Geissen, Schafe, Kühe. Im Mai zog die Familie mit Kind und Kegel, Grosseltern, Hund und Katze auf das Maiensäss. Zur Heu- und Emdzeit kamen die sangesfreudigen Bergamasker aus Italien. Doch als das Maschinenzeitalter anbrach, starben die Kleinbauern aus. Fünfhundertfünfzig Geissen und dreihundert Schafe verschwanden, die Bergamasker kamen nicht mehr. Heute leben in den prächtigen Häusern, dort, wo früher die grossen Familien wohnten, meist nur noch Einzelpersonen, die den Besitzstand wahren.

Das alles spürt man, wenn man durch Andeer schlendert. Und noch ein zweites, die Wälder mit ihren Fichten, Weisstannen, Wald- und Bergföhren, den Lärchen und Arven wachsen bis dicht an Andeer heran. Die Natur mit ihren Blumen und Waldpflanzen sickert buchstäblich in die Ortschaft hinein. Das wirkt sehr romantisch, sehr schön und sehr gesund. Professor Goll äusserte sich einmal über die Luft von Andeer: «Andeer gehört zu jenen Talschaften, welche nach mehrstündiger Einwirkung der Sonne auf höher gelegene Schnee- und Gletscherberge einen Luftstrom erhalten, der nachher, über grüne Alpenwiesen und Nadelholzwälder streichend, noch die Taufe von zerstäubten Wasserteilchen erhält.» Dieser Wasserzerstäuber ist der Hinterrhein, der sich aus der engen Rofflaschlucht herauszwängt und sich mit dem Averser Rhein vereinigt. Ein weiterer Eindruck betrifft die Bauweise der Häuser. Bei einigen der markantesten Häuser in Andeer ist der Einfluss italienischer Architektur ersichtlich. Die Kombination von bündnerischer Behäbigkeit und italienischer Eleganz verleiht dem Dorf Andeer einen speziellen, reizvollen Charakter.

Haus Padrun und Haus Capol

Jeder, der durch Andeer spaziert, kommt früher oder später am Sgraffitihaus Padrun vorbei. Das ganze Haus ist tapisserieartig lückenlos mit Sgraffitis dekoriert, die um 1560–1570 entstanden sein dürften. Doch das wohl bedeutendste Haus in Andeer ist das Haus Capol. Es wird selten und nur auf Voranmeldung für Besucher geöffnet. Es ist heute im Besitz von Ami Conrad, der das historische Haus mit seiner Familie bewohnt. Erbaut wurde das stattliche Bürgerhaus im Jahr 1599 von Landammann Hans Capol. Er war 1619 Podesta zu Tirano, wo er am 29. Juli 1620 beim Veltlinermord umgebracht wurde. Im Capolschen Haus sind zwei für mich unvergessliche Prunkstuben mit reichhaltiger Schnitzerei eingebaut: Im Saal des zweiten Stockes, der eine Kassettendecke mit geschnitzten Rosetten und den Allianzwappen Capol und Mattli trägt, hat der Hausmaler und Schulmeister Hans Ardüser (1557–1618) alle vier Wände mit originell-vergnüglichen Malereien versehen.

Die Fravis

Wie beinahe in allen «überlebenden» Badekurorten der Schweiz ist auch in Andeer die Existenz des Heilbades an einen Namen gebunden: Fravi.

Das Hotel Fravi mit seinem grossen Torbogen und seinen Türmchen ist gewissermassen die Eingangspforte zu Andeer. Die Familie Fravi hatte ursprünglich eine grosse Pferdefuhrhalterei betrieben und versorgte in ihren Ställen bis zu achtzig Pferde. Sie hatte das Postwesen inne und führte die Reisenden über die Pässe. So hat Jakob Fravi die Witwe von Kaiser Napoleon I., Marie Louise, in dritter Ehe mit dem Duc de Bombelle verheiratet, sicher über den Splügenpass gebracht, wie sie selbst in einem Brief bestätigt. Es war der gleiche Jakob Fravi-Gondini, der das Quellwasser vom rund einen Kilometer entfernt liegenden Bad Pignia in Holzröhren nach Andeer leiten liess und es in seinem 1829 eröffneten Badehotel für seine Gäste aufwärmte. 1858 und 1863 übernachtete König Leopold I. von Belgien samt Gefolge hier, 1864 hat sich Karl Marx ins Gästebuch eingetragen. Auch die Prinzen von Orléans, der Baron von Liechtenstein, der Aussenminister der Zaren Alexander und Nikolaus stiegen im Fravi ab.

Die Familie Fravi – heute wird das Hotel von der fünften Generation geleitet – konnte das Hotel, das sie ständig durch Umbauten verbesserte, nur halten, indem sie grosse, von Vorfahren erworbene Landgebiete und Maiensässe verkaufte. Da der Gasthof während mehrerer Perioden mit der Postpferdehalterei und dem Postbüro zusammengeschaltet war, erwarb er weltweiten Ruhm. Das gross angepriesene «Bain» erfreute sich regen Zuspruchs, vor allem aus Deutschland. 1907–09 wurde der Gasthof in einem massvollen Jugendstil schlossartig aufgestockt. Die beiden

Kurz-Geschichte

Quellengeschichte Die Heilquelle entspringt am Rand der sanftgeneigten Terrasse unterhalb des Dorfes Pignia, einen Kilometer von Andeer entfernt.

1389 Am Fuss der Terrasse wird das erste Badehaus erbaut, wie völlig eingewachsene Mauerzüge beweisen.

1500 Erstmals wird auch der Name des Badwirtes urkundlich genannt.

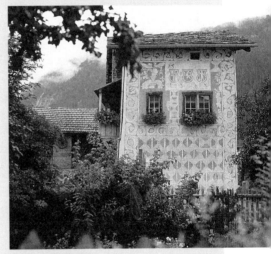

Das Sgraffitihaus Padrun aus den Jahren 1560–1570 ist eine der Sehenswürdigkeiten Andeers.

1570 Dessen Nachkommen erstellen das grosse, zum Teil originell bemalte Gästehaus mit separatem Badetrakt. Ein rot und gelb bemalter Wassermann im Giebel des Hauses weist auf die Heilkräfte der Quelle hin: Eisen und Schwefel.

1784 Die Anlage wird renoviert, und die Menschen des Schamsertales benutzen die Heilquelle fleissig.

1827 Die Mineralquelle wird von der Familie Fravi in Andeer erworben. Sie erstellt ein stattliches Hotel mit einer Badestube.

1828 Der Passverkehr über den Splügen nimmt stetig zu, und berühmte Persönlichkeiten, unter anderem Herzogin Marie Louise von Parma, Witwe von Kaiser Napoleon I., steigen mit Gefolge im Hotel Fravi ab.

1829 Durch hölzerne Teucheln wird das Wasser für Trinkkuren von der Quelle zum Hotel und zu zwei freistehenden Brunnen geleitet.

1834 und 1868 Die reissenden Hochwasser des Rheins zerstören die Leitung.

1858 König Leopold I. von Belgien und sein Gefolge übernachten im Hotel Fravi.

1864 Karl Marx schreibt sich in das Hotel-Gästebuch ein.

1880 Gallus Fravi lässt die hölzernen Leitungen durch gusseiserne Rohre ersetzen.

1908 Auf das Hotel Fravi werden zwei Etagen aufgestockt.
Durch die Umfahrung über die neuerbaute Autobahn verliert Andeer seine Bedeutung als Hauptort des Schamsertales. An der ehemals viel befahrenen Splügenpassstrasse wird es still.

1962–1982 Bei Bauarbeiten des heutigen Kraftwerks gehen zwei Drittel des Heilwassers verloren. Der Badebetrieb muss für fünfzehn Jahre eingestellt werden. 1968 gibt die Familie Fravi den Badebetrieb auf.

1982 Nachdem man bei Neubohrungen auf eine starke Quelle gestossen ist, kann das Heilbad mit grossem Thermalschwimmbad und Therapieräumen eröffnet werden. Es ist durch einen gedeckten Durchgang direkt mit dem ehemaligen Badehotel Fravi verbunden.

Weltkriege und die dazwischenliegende Krisenzeit der dreissiger Jahre brachen auch hier eine grosse Erfolgsstory ab. Die Fravis haben 1968 den Badebetrieb abgegeben. Aber die Quelle gehört immer noch ihnen. Sie haben sie nur auf sechzig Jahre dem neuen Heilbad unentgeltlich zur Verfügung gestellt. Die hölzernen Blumentröge, die vor dem heutigen, modernen Heilbad stehen, das waren die Zuber, in welchen die Badegäste des Hotels Fravi noch bis 1968 badeten.

In fünfter Generation leitet heute Gion Fravi mit Frau Liane Fravi das Hotel. Sie haben mit grossem Engagement das Haus in einer vorläufig letzten Umbauetappe 1992 renovieren lassen. Es gibt nun rollstuhlgängige Zimmer für Behinderte. Im Sommer wohnen hier hauptsächlich Kurgäste. Im Winter ist das Publikum sportlicher, gemischt.

Die Katastrophe, die im Grunde ein Segen war

Als Ende der siebziger Jahre die neue San-Bernardino-Strasse gebaut und Andeer fortan umfahren wurde, gingen allgemein die Übernachtungsziffern in der Hotellerie des Hauptortes des Tales Schams zurück. Doch was anfangs wie eine Katastrophe aussah, gilt heute als Glücksfall: das typische Bündnerdorf blieb verschont von den zerstörenden Wirkungen eines Massentourismus und des Durchgangsverkehrs.

Es sind vor allem Naturfreunde, Wanderer, Skifahrer, die Andeer und seine gemütlichen Gasthäuser entdeckt haben, Menschen, die dem Echten zugetan und dem Massentourismus abhold sind. In dieser Touristennische hat sich Andeer komfortabel eingerichtet, weil sich immer mehr Menschen gerade nach solchen Erholungsoasen sehnen.

Zwischen Roffla und Via Mala

So lieblich das Wald-, Feld- und Wiesengebiet ist, das sich um Andeer herum ausbreitet, so unerhört kühn und schroff sind die beiden

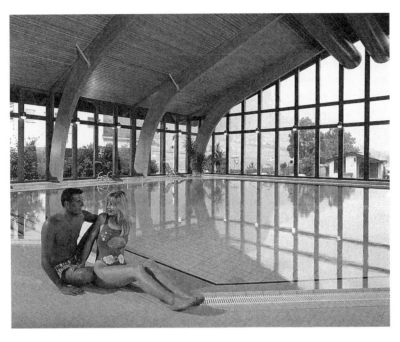

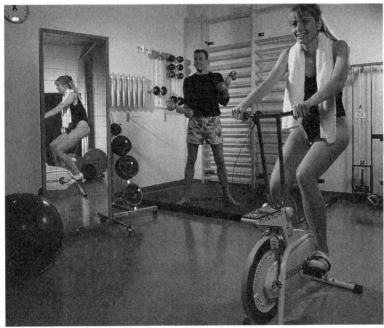

Luftig, blitzsauber und gemütlich ist das Thermalbad von Andeer.

Der Badekurort von Andeer ist der Geheimtip für Naturliebhaber und Sportler, die hier Gesundheit tanken.

Schluchten, die das Hochtal nach Süden und Norden abgrenzen. Auf der Nordseite liegt die Via Mala, bekannt geworden als düsterer Hintergrund von John Knittels Bestseller «Via Mala». Sie ist in einer guten Wegstunde zu Fuss von Andeer aus zu erreichen. Auf der Südseite, dem Bergpass Splügen zu, liegt die Rofflaschlucht, wo sich der junge, wilde Rhein durch Gletschermühlen und Wasserfälle hindurch tobend den Weg in die Freiheit sucht. Auf dem Weg trifft man vielfach die mit roten Algen überwachsenen sogenannten Veilchensteine an, welche tatsächlich einen intensiven Veilchenduft verbreiten, der sich monatelang hält.

Zwischen der Schroffheit der Schluchten und der Lieblichkeit des Talkessels sind die Wanderwege unerschöpflich wie sonst kaum irgendwo. Wer nicht so gut zu Fuss ist, wird sich vielleicht mit einem schönen Morgenspaziergang nach dem Geburtsort der Quelle (rund ein Kilometer von Andeer) begnügen. Andere Wanderwege führen hinauf auf Alpen und Maiensässe, wo die Matten aussehen, als trügen sie einen Blumenpelz. Die Krone aller Ausflüge von Andeer aus ist die Besteigung des Piz Tambo (3300 m) und des Rheinwaldhorns. Beide Unternehmungen können nach Wunsch mit Führer angegangen werden. Nicht zu verpassen ist ein Ausflug nach dem höchstgelegenen bewohnten Ort der Schweiz, nach Juf, im Hochtal Avers.

Ich habe Zillis verpasst

Wenn ich recherchiere, stehe ich meist unter Zeitdruck, und nicht selten entdecke ich erst im nachhinein, dass ich an etwas Wesentlichem vorbeigegangen bin. Ich habe Zillis verpasst mit der weltberühmten Bilderdecke der Sankt-Martins-Kirche, die nur fünf Autominuten von Andeer entfernt liegt. Sie stammt aus dem 12. Jahrhundert und erzählt auf rund hundertdreiundfünfzig Farbtafeln Leben und Passion Christi und die Martinslegende.

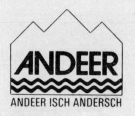

ANDEER ISCH ANDERSCH

Lage

Der Badekurort Andeer im Schamsertal (Graubünden) liegt an einer der zwei wichtigsten Nord-Süd-Alpentransversalen, welche die Schweiz durchqueren, und zwar an der San-Bernardino-Route N 13.

Anreise

Andeer liegt im Herzen Graubündens. Von dort aus ist der Splügen in zehn Autominuten zu erreichen, der San Bernardino in zwanzig Minuten, Lugano in siebzig Minuten, Avers (Skigebiet) in dreissig Minuten. Und in Mailand ist man in zwei Stunden.

Auf der Autobahn ist Andeer von Zürich her in weniger als zwei Stunden zu erreichen. Autobahn N 13 bei Zillis verlassen, Richtung Zillis–Andeer.

Klima

Andeer liegt auf 980 m ü. M. mitten in den Alpen und hat ein gemässigtes, subalpines Reizklima. Praktisch nebelfrei.

Auskunftsstellen und Adressen

Kur- und Verkehrsverein, 7440 Andeer, Tel. 081/61 18 77, Fax 081/61 10 80. Der initiative Verkehrsdirektor Ernst Barandun ist gleichzeitig Geschäftsführer des Heilbades. Öffnungszeiten: Mo–Fr 8–12, 13.30–18 Uhr. Sa–So 10–12, 13.30–18 Uhr.

Ortsgebundene Heilwasser

Subthermale Calcium-Sulfat-Quelle von 18 bis 20 °C.

Heilanzeigen

Rekonvaleszenz und Rehabilitation nach Krankheiten, Operationen und Unfällen, vegetative Regulationsstörungen, Erkrankungen des Stütz- und Bindegewebsapparates, rheumatischer Formenkreis, Erkrankungen von Herz- und Kreislauforganen.

Kontraindikationen
Akute, fiebrige und ansteckende Krankheiten, kurz zurückliegender Herzinfarkt.

Medizinische Betreuung
Das von den Krankenkassen und Versicherungen anerkannte Heilbad steht unter der Leitung des ortsansässigen Arztes, der über reiche balneologische Kenntnisse verfügt und im Dorf eine gut eingerichtete Praxis mit Röntgen, EKG und Labor führt. Der konsiliarische Zuzug der Ärzte in Thusis und Chur für besonders gelagerte Fälle wird gewährleistet.

Ärztlich verordnete Therapien
Mineralbewegungsbad mit Gymnastik, Kohlensäurebad, Stangerbad, Unterwasserstrahlmassage, Kryotherapie, warme Wickel, Parafango, stabile Galvanisation, Atemgymnastik, Heilgymnastik.

Wellness in eigener Regie
Massagen, Teilmassagen, Unterwassermassagen, Mineralwannenbad.

Infrastruktur
Das Heilbad ist durch einen direkten, gedeckten Gang mit dem Hotel Fravi verbunden. Grosses Thermalwasserschwimmbad (Wassertemperatur 34 °C). Rezeption, Therapieräume, Solarium, Sauna. Öffnungszeiten: Mo, Mi, Do 8–12, 13.30–18 Uhr; Di, Fr 8–12, 13.30–21 Uhr; Sa, So 10–12, 13.30–19 Uhr. Achtung: Vormittags nur für Erwachsene.

Sport
Sommer: Zwei Quarzsand-Tennisplätze, eine Tennis-Trainingswand, Freibad, Finnenbahn (550 m), Grütli Waldlehrpfad, phantastisches Wanderwegnetz.
Winter: 13 km Langlaufloipe, Loipe für Hundehalter, Schlittelweg, Natureisfeld, gepfadete Winterspazierwege. Andeer ist idealer Ausgangspunkt für Skitourenfahrer (Splügen: fünfzehn Autominuten, Avers: vierzig Autominuten). Besucher der Skilifte Splügen, San Bernardino, Avers und Heinzenberg erhalten beim Vorweisen der gültigen Tageskarte 20% Rabatt auf den Eintritt ins Mineralhallenbad.

Ausflüge
Postautokurse mit der günstigen 7-Tages-Karte. Hochtal Avers bis Juf, dem höchstgelegenen bewohnten Ort der Schweiz. Via-Mala-Schlucht nördlich von Andeer, Roffla-Schlucht südlich gegen die sehenswerte Ortschaft Splügen zu. Beliebter Morgenspaziergang: über die Wiesen nach Pignia zum Geburtsort der Quelle. Unbedingt in den Höhen nach dem blumenreichen Bergfrühling und den herrlichen Sommerwiesen suchen.

Kulturelles Angebot
Schamser Talmuseum in Zillis (Juli–August täglich 10–12, 14–17 Uhr; September nur Sonntag 10–12, 14–17 Uhr).
Weltberühmte Kirche von Zillis mit einmaliger Bilderdecke aus dem 12. Jahrhundert (täglich geöffnet, Gottesdienstzeiten respektieren).
Platzkonzerte der Musikgesellschaft Andeer. Konzerte in der evangelischen Kirche Andeer. Dia-Vorträge. Heilbadbesichtigung, Dorfbesichtigung, Kraftwerksbesichtigung.

Das gibt es nur in Andeer
Eine vorzügliche Quelle, ein herrliches, unvergleichliches Klima, göttliche Ruhe und die volle Romantik der Alpenwelt.

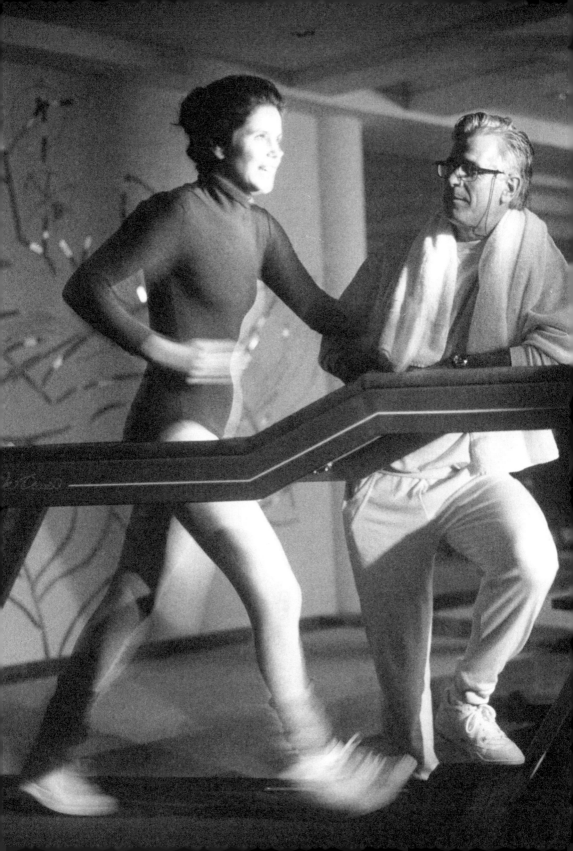

Ein diplomierter Sport-
lehrer führt durch die
Wunderwelt der Technik
in der Erlebniswelt des
«to B» der beiden Grand-
Hotels von Bad Ragaz.

Bad Ragaz
Hiersein ist herrlich

Bad Ragaz hat zwei Promotoren von Welt-
bedeutung: Rainer Maria Rilke und Paracelsus. Der Dichter prägte während eines Kuraufenthaltes im Hotel Hof Ragaz anfangs der zwanziger Jahre den Satz: «Hiersein ist herrlich.» Mit
drei Worten umschrieb er das Gefühl von Wohl-
sein und Aufgehobensein, das ihn hier schützend
umgab. Paracelsus, der rund fünfhundert Jahre
früher lebte und 1530 Badearzt in der Taminaschlucht war, schätzte von allen Heilquellen, die
er im Verlauf seines Lebens besuchte, die Akratotherme von Pfäfers in der Taminaschlucht am
höchsten ein und verkündete weltweit ihren
Ruhm.

Aber um aus dem ehemaligen Bauerndorf im
Oberrheintal einen weltberühmten Badekurort zu
machen, brauchte es mehr: die Pioniere. Und
jede Zeitepoche in Ragaz bekam den Pionier, der
dem Zeitgeist entsprach. Im Mittelalter war es
Paracelsus. Im letzten Jahrhundert war es der
Unternehmer und Baumeister Bernhard Simon,
ein Visionär und Diktator, der mit einem grosszügigen Grundkonzept Bad Ragaz zum internationalen Durchbruch verhalf. Er baute das Hotel
Quellenhof, das Casino, die prächtigen Parkanlagen, das erste Medizinische Zentrum. Als
nach zwei Weltkriegen und mehreren Krisenjahren der Zerfall der alten Luxuspracht unauf-
haltsam schien, übernahm 1952 ein neuer starker
Mann das Zepter, Nationalrat Hans Albrecht. Er
war der entscheidungsfreudige patriarchalische
Manager mit dem Motto «Probleme sind da, um
gelöst zu werden». Er liess seine Beziehungen in
Politik und Finanzwelt spielen und initiierte, mit
anfangs bloss zwanzig Aktionären, den fulminanten Neubeginn. Heute steht den Thermalbädern und dem Grand-Hotel Alfred E. Urfer als Präsident des Verwaltungsrates vor. Er ist ein Mann,
der delegiert, motiviert, eng mit seinen Mitarbei-
tern zusammenarbeitet und doch nie das Ganze
aus den Augen verliert. Während der Ära Urfers
hat Ragaz in den letzten Jahren den Sprung ins
20. Jahrhundert gemacht. Bad Ragaz bietet heute
auf konzentriertem Raum das luxuriöseste Bade-,
Erholungs- und Genesungserlebnis der
Schweizer Bäderszene.

Jeder Gast ein VIP

Bad Ragaz lebt heute zu zwei Dritteln direkt oder indirekt vom Bädertourismus. Es gibt in der Ortschaft selber eine Reihe von sehr guten Hotels, zum Teil bieten sie ein eigenes Therapieprogramm an. Aber die Ausstrahlung als internationaler Badekurort der Luxusklasse geht von den Grand-Hotels aus: vom Grand-Hotel Hof Ragaz und Grand-Hotel Quellenhof. Sie liegen inmitten einer prächtigen Parklandschaft, baulich verbunden mit dem Medizinischen Zentrum und den Thermalschwimmbädern.

Es ist nicht die protzige, kalte Pracht der Neureichen, die beeindruckt, sondern die zur Hochblüte entwickelte Kultur der diskreten Gastfreundschaft. Jeder Gast ist hier ein VIP, eine sehr wichtige Persönlichkeit. Darüber wachen im Grand-Hotel Hof Ragaz und im Grand-Hotel Quellenhof der erfahrene Hoteldirektor Hans Geiger. Diese Hotels sind seine Leidenschaft, sein Engagement schlechthin. Seine Gattin Silvia, die im Hintergrund mitwirkt, soll massgeblich für das gute Klima unter den Angestellten verantwortlich sein. Denn erstklassiges, aufmerksames Personal – auf einen Gast trifft es zwei bis drei Angestellte – gehört zum Kern dieses Luxusgefühls, dieses «Hiersein ist herrlich», von welchem Rilke schreibt. Und natürlich das Essen, auch hier Kultur. Neu ist die «cuisine équilibrée», eine vitamin- und ballaststoffreiche, nicht ganz konsequente, aber ausgeglichene Vollwertkost mit 2200 Kalorien pro Tag, etwas für Feinschmecker.

Im Grand-Hotel Hof Ragaz sind alle Zimmer neu renoviert worden. Sie genügen heute in bezug auf Komfort und Ästhetik den höchsten Ansprüchen. Ein Manager oder eine Karrierefrau können von hier aus ihre Geschäfte leiten. Auf Wunsch wird ein Telefax im Zimmer installiert und ein mobiles Telefon. Der Umbau wurde nicht praxisfern von irgendeinem Schreibtisch aus geplant. Direktor Hans Geiger, der den Betrieb und die Anforderungen seiner Kunden genau kennt, hat massgebend mitgeplant und mitgestaltet, der grossen Tradition verpflichtet und der Zukunft zugewandt.

Erlebniswelt des Seins und der Sinne

In allen Badekurorten, die in den letzten Jahren eine rasante Modernisierung erfuhren, sind ansatzweise Schönheits- und Fitnesszentren eingerichtet worden. Aber nirgendwo ist das Konzept so vollkommen wie im Ressort der Grand-Hotels von Bad Ragaz. Hier ist eine Erlebniswelt entstanden, die einmalig ist: das «to B». Schon der Weg durch die lange Wandelhalle ist ein erlesenes Vergnügen. Die Farben stimmen, die Details stimmen. Die Bilder, vom kunstsinnigen Alfred E. Urfer, dem Präsidenten des Verwaltungsrates, persönlich ausgesucht, haben mich hochgestimmt, bevor ich noch die Erlebniswelt der Sinne, «to B» (eine originale Metapher zu Hamlets «to be or not to be» – Sein oder Nichtsein), betrete. Nun, hier «wird» man. Zwar verwirrt mich das Angebot an Möglichkeiten, man könnte sich hier gesundheitlich auch «überessen». Auf jeden Fall braucht ein Mensch wie ich mindestens eine Woche, um alle Angebote auszuprobieren.

Hier wird nach modernsten Erkenntnissen mit Musik, mit Licht, mit Düften, mit Farben gearbeitet. Den Super-Circuit schalte ich gleich zu Beginn aus meinem Programm aus. Unter Einbezug von Licht und Musik wird der Körper an pneumatischen Kraftmaschinen durchtrainiert. Ein diplomierter Sportlehrer führt durch diese Wunderwelt der Technik, wenn sich jemand einem Herz-Kreislauf-Test unterziehen will oder einer Körperfettanalyse. Ich versuche es mit dem morgendlichen Tai Chi, einer ganz besonderen Art von Entspannung, die aus China zu uns gekommen ist. Regelmässig trainiert, soll Tai Chi geschmeidig wie ein Kind, stark wie ein Holzfäller und gelassen wie ein Weiser machen. Mich brachte es beschämend aus dem Gleichgewicht. Und ich spürte, dass ich vor lauter Stress irgendwie meine Mitte verloren hatte und dass ich mir Mühe geben musste, sie wiederzufinden.

Wirbelsäulengymnastik, Stretching, Jazzgymnastik, Wassergymnastik, sogar Soft-Aerobics und autogenes Training, sie werden auch in anderen Badekurorten angeboten. Für die Gäste der Grand-Hotels sind das aber alles Dienstleistungen, die im Zimmerpreis inbegriffen sind, inklusive Super-Circuit und Tai Chi, das sanfte körperliche Bewegung und geistige Konzentration zusammenführt und in jedem Alter durchführbar ist. Inbegriffen ist auch Whirlpool, Sauna und Solarium, der Eintritt in die Thermalschwimmbäder und das Sportbassin im «to B». Im «to B» gibt es auch eine nachgebaute Taminaschlucht mit Granitfelsen und Wasserfall. Es ist dank des Kieselsteinbodens und der unterschiedlichen Temperatur des Thermalwassers mit Sicherheit der vergnüglichste Kneipp-Weg der Schweiz. Angenehm durchblutet und durchflutet setzt eine regenerative Entspannung ein. Eine andere europäische Premiere sind die beiden Relaxarien. Sobald man die Türe hinter sich geschlossen hat, geht man innerlich auf Tauchstation in einem harmonischen Zusammenspiel von Klang, Licht, Wasser und Düften. Ferner kann der Alltag gar nicht rücken als hier. Im Aroma-Dampfbad schwitzt man nicht einfach dumpf vor sich hin, sondern inmitten selbstgewählter Düfte von Heublumen, Melisse, Kamille oder Koniferen. Auch das alles im Zimmerpreis inbegriffen.

Im «to B» kann man sich natürlich auch massieren lassen. Es werden keine Luxuspreise dafür verlangt, sondern es sind schweizerische Standardpreise. Von den klassischen Massagen fächert sich das Angebot auf bis zu Rolfing, das hilft, speziell tiefe Verspannungen zu lösen, und Shiatsu, eine aus dem asiatischen Bereich stammende Methode, eine gezielte Druckmassage, die mit Händen und Füssen durchgeführt wird. «to B», eine Erlebniswelt des Seins, wer richtig damit umzugehen weiss, dem wird hier ein ganz neues Körpergefühl wiedergeschenkt, auch jenen, die es schon lange verloren glaubten. Und die

Kurz-Geschichte

Quellengeschichte Die Quelle in der Taminaschlucht soll der Legende nach 1240 von Karl von Hohenbalken, der auf Besuch beim Abt Hugo von Villingen im Kloster Pfäfers weilte, entdeckt worden sein. Er bemerkte auf einer Vogeljagd im wilden Forst zwischen den abgründigen Felswänden die warmen Dämpfe der heissen Quelle, die aus dem mächtigen Abgrund der Taminaschlucht aufstiegen. Vermutlich hat dann der Klosterknecht Thuli den Auftrag erhalten, die Quelle auszukundschaften.

Eine noch romantischere Variante der Quellensage: Diana, die griechische Göttin der Jagd, hatte eine Liebschaft mit dem Adligen Karl von Hohenbalken. Sie führte eine Bergdohlen-Familie, die Karl verfolgte, in die Schlucht, bis er auf die heisse Quelle stiess.

740 Gründung der Benediktinerabtei Pfäfers.

800–814 Kaiser Karl der Grosse verleiht der Abtei Pfäfers Immunität und Königsschutz.

861 Kaiser Ludwig II. verleiht Pfäfers Immunität und Königsschutz sowie die Gerichtsbarkeit über die Zinsleute.

950 König Otto I. bestätigt Pfäfers Immunität und freie Abtwahl.

1240 Auf einer Vogeljagd mit den Klosterjägern Vils und Thuli entdeckt Karl von Hohenbalken die Quelle.

1350 Fürst Johann II. von Mendelbüren baut in der düsteren Felsenhalle ob der Tamina das erste Badehaus, «an einem schrecklichen Ort tiefster Verlassenheit».

1483 Das Sarganserland wird «Gemeine Herrschaft der Sieben Alten Eidgenössischen Orte», die von nun an ihre Schirmherrschaft im Sinne des spätmittelalterlichen Kirchenregiments über das Kloster entfalten.

1520 Als Freunde des Abtes Johann Jakob Russinger (1517–1549) halten sich der Humanist Ulrich von Hutten (1488–1523) und der Reformator Ulrich Zwingli (1484–1531) im Bad auf.

1535 Theophrastus Bombastus Paracelsus von Hohenheim (1493–1541) wirkt als Arzt in der Taminaschlucht. Er publiziert «Vom Ursprung und Herkommen des Bad Pfeffers in Oberschweitz gelegen».

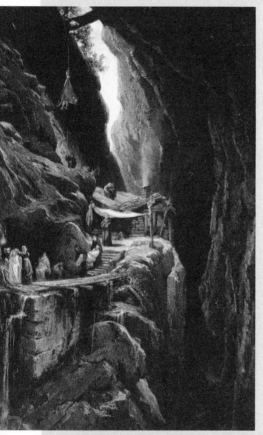

An diesem «Ort tiefster Verlassenheit» liessen sich anfangs des 14. Jahrhunderts die Badegäste in die Taminaschlucht abseilen.

1629 Da Feuer und Steinschläge zu gefährlichen Badebegleitern werden, verlegt man die Quelle rund 541 Meter weiter talauswärts. Auf dem Stein – dem heutigen Platz des Bades Pfäfers – entsteht eine erste Badehütte.

Sinne werden neu geschult, die in den Grossstädten das Hören, Sehen, Schmecken vergessen haben.

Ein fürstäbtischer Baddirektor

Das heutige Hofgebäude des Grand-Hotels Hof Ragaz liess Abt Benedikt Bochsler (1769–1805) 1774 als Verwaltungssitz und repräsentative Residenz des Fürstabtes des Klosters Pfäfers auf den Grundmauern der Vorgängerbauten erstellen. Das erste nachweisbare Hofgebäude datiert aus der Regierungszeit des Abtes Johann II. von Mendelbüren (1361–1386).

Als 1840 die Ableitung des Thermalwassers aus der engen Taminaschlucht in Ragaz mit einem Volksfest gefeiert wurde, entwickelte sich um den Hof herum das erste elegante Kurleben, das Ragaz schliesslich zu einem internationalen Kurort machte. Flavian Egger, der letzte fürstäbtische Direktor im Bad Pfäfers in der Taminaschlucht, versuchte nach der Übernahme des Klosters durch den Kanton St. Gallen den Besitz nicht nur zu wahren, sondern zu mehren und die Therme, die von jeher dem Kloster gehört hatte, als kostbares Erbgut zum Nutzen einer immer grösser werdenden Allgemeinheit zu pflegen und zu hüten. Er war gleichzeitig Baddirektor und Politiker.

Doch wo kein heiliges Bäder-Pionier-Feuer brennt, dort findet keine Entwicklung statt. Der Kanton St. Gallen, dem der Hof und die Therme nun gehörte, hatte es offensichtlich nicht. Und so suchte man einen solventen Käufer. In zähen, sich über Jahre hinziehenden Verhandlungen entstand der umfangreiche «Kauf- und Konzessionsvertrag über die Domäne Ragatz». Darin wurde der Käufer, Bernhard Simon, verpflichtet, zusätzlich zum Hof Ragaz einen Gasthof europäischen Ausmasses, den Kursaal, ein medizinisches Zentrum usw. zu errichten, denn St. Gallen wollte Ragaz zu einem Kurort entwickeln.

Der Hof Ragaz wurde von der regen Bautätigkeit, die nun einsetzte, Gott sei dank weitgehend verschont, die alte Bausubstanz blieb aus Mangel an Geld erhalten. Sonst wären vielleicht die einmalige Suite der Fürstäbte mit der mittelalterlichen Bildersprache der bemalten Wandpaneele und der einzigartige Kachelofen verschwunden, genau wie der daneben liegende Barocksalon mit seinen Marmorplaketten. Wenn die Fürstin Taxis-Hohenlohe in den zwanziger Jahren dieses Jahrhunderts im Hof abstieg, dann buchte sie immer die Suite der Fürstäbte. In diesen Räumen las ihr Rainer Maria Rilke vor. Hier empfing man die Fürstinnen und Prinzessinnen und noble Schweizer Bürger. Von diesen Räumen geht ein ganz besonderes Charisma aus, etwas, das weder mit Geld noch Einfluss zu bezahlen ist.

Der Napoleon der Baumeister

Bernhard Simon (1816–1900) ist heute eine Legende. Er stampft mit eisernem Willen und visionärer Kraft den internationalen Badekurort Ragaz im letzten Jahrhundert aus dem Boden. Als Sohn eines armen Schuhmachers in Niederurnen kommt er mit neunzehn Jahren zu seinem Onkel, der Bauinspektor in Lausanne ist. Es sind diese Jahre, die ihn formen. Er will Architekt werden. Aber auf Weisung des Onkels muss er erst einmal eine Maurerlehre machen. Als ihm die Schweiz zu eng wird, reist er nach Russland, nach St. Petersburg. Und bald wird er hier zum meistgesuchten Baumeister der Stadt, der die Fürstenpalais baut. Seines kleinen Wuchses wegen nennt ihn der Zar «Napoleon der Baumeister». Als er aus Gesundheitsrücksichten in die Schweiz zurückkehrt und der Kauf- und Konzessionsvertrag 1868 durch die Ratifizierung des Grossen Rates von St. Gallen Rechtskraft erlangt, beginnt er mit seiner Planung. Sie hat fürstliche Ausmasse. Er konzipiert den Quellenhof wie ein Palais, plant eine grossartige Parkanlage und einen eindrucksvollen Kursaal. Auf dem Bauplatz ist er ein Diktator. Man fürchtet und man respektiert ihn. Und hinter seinem Rücken nennt man ihn nicht Napoleon, sondern «Mannli». In kürzester Zeit er-

1704–1716 Weil der Andrang an Heilungssuchenden gewaltig anschwoll, bauten die Fürstäbte Bonifaz I. und II. zwei grosse, steinerne Badehäuser, die bis vierhundert Gäste aufnehmen konnten.

1796–1798 Abt Benedikt entlässt die Untertanen im Sarganserland gegen Erlegung einer Summe aus der Leibeigenschaft.

1838 Das Kloster Pfäfers wird aufgelöst. Quelle und Bad in der Taminaschlucht werden Eigentum des Kantons St. Gallen.

1840 In Bad Ragaz läuten alle Glocken, und Böllerschüsse knallen. Vor dem fürstäbtlichen Sitz Hof sprudelt erstmals das aus der Taminaschlucht herausgeleitete blutwarme Heilwasser.

1868 Der Unternehmer und Ingenieur Bernhard Simon (1816–1900) erwirbt die bestehenden Badeanlagen, das Hotel Hof Ragaz, frühere Statthalterei der Äbte, und die Konzession zur Nutzung der Quelle. Er lässt in Ragaz eine grosszügige Kuranlage bauen.

1869 Das Luxushotel Quellenhof wird eröffnet und zieht sofort reiche, internationale Kundschaft an.

1872 Das erste Thermalschwimmbad wird erstellt.

1891 Die Söhne von Bernhard Simon führen die Geschäfte als Kollektivgesellschaft.

1911 Aus der Kollektivgesellschaft wird eine Aktiengesellschaft der Bad- und Kuranstalten.

1939 Die Kriegs- und Krisenjahren haben Ragaz arg zugesetzt. Zahlungsfähige Kundschaft bleibt aus. Die Hotels und Anlagen zerfallen. Das Nobelhotel Quellenhof muss geschlossen werden.

1941 Mit der Behebung der Brandschäden am Quellenhof sind die Mittel endgültig erschöpft.

1943 Das Aktienkapital der Familie Simon geht in den Besitz der St. Galler Kantonalbank über.

1954 Neubeginn: Alt Nationalrat H. Albrecht gelingt es, für die Trägerschaft «Bad- und Kuranstalten Ragaz-Pfäfers» eine neue Trägerschaft zu finden. St. Gallen verlängert die Laufzeit der Quellkonzession bis ins Jahr 2017.

1956/57 Ausbau und Wiedereröffnung des Hotels Quellenhof, der Bäderanlagen, des Medizinischen Zentrums und der Therapiepavillons. Neue Parkanlagen.

1959 Weiterausbau des Golfplatzes auf achtzehn Loch. Die «Bad- und Kuranstalten» werden zu «Thermalbäder und Grand-Hotels Bad Ragaz» umbenannt.

1984 Erweiterung des Diagnostik-Pavillons der Medizinischen Abteilung und Konzentration aller ärztlichen Dienste in einem Haus.

1991 Eröffnung einer unterirdischen Parkgarage für dreihundert Autos und Einweihung des Freiluftbades Tamina-Therme.

1989–1993 Um- und Neubau des Grand-Hotels Hof Ragaz. Es bietet jetzt neunundsiebzig Einzelzimmer und siebenundvierzig Doppelzimmer sowie sieben prachtvolle Suiten. Gleichzeitig werden der Leading Health Club «to B» mit integriertem Sportbad und das Beauty Center eröffnet für die Gäste von Hof Ragaz und dem Quellenhof.

1994 Einweihung des hoteleigenen Thermal-Schwimmbades.

Ab 1995 Modernisierung des Hotels Quellenhof.

22

reicht er durch Zielstrebigkeit und Können Wunder. 1869 kann der Quellenhof bereits eröffnet werden. Und damit steigt der Gästestrom gewaltig an. Adelige und gekrönte Häupter kommen mit Gefolge angereist.

Während die Prominenz aus dem Adel des Ostens – darunter auch die Grossfürstin Helena aus St. Petersburg, die «ihrem» Baumeister jahrelang die Treue hält und nach welcher ein Trakt im Grand-Hotel Hof Ragaz benannt ist – in der Regel den Quellenhof bevölkert, ist der Hof bevorzugtes Quartier des deutschen und österreichischen Adels, der Literaten und Musiker. Adelsgeschlechter wie jene von Habsburg, von Liechtenstein, Thurn und Taxis, Hohenzollern, Esterhazy. Aber auch Fritz Kreisler, Victor Hugo, Carl Zuckmayer, Max Frisch, Jehudi Menuhin und andere Grössen aus neuerer Zeit logieren hier.

Bernhard Simon ist in Bad Ragaz nicht unumstritten gewesen. Den behäbigen Bauern ging das alles zu rasch. Und als eine entfesselte Tamina die Talschaft überschwemmte, wollten ihn die Bürger sogar lynchen, weil sie der Ansicht waren, er, als ehemaliger Bahndirektor, habe den Durchbruch des Dammes nicht angeordnet, sondern aus Eigennutz zu verhindern versucht. Ein besonnener Badearzt konnte das Schlimmste verhindern. Bernhard Simon hat diese Unterstellung tief getroffen, denn hinter seiner harten Schale barg sich ein weiches Herz. Während der Französischen Revolution bot er Hunderten von kranken Soldaten der Bourbaki-Armee nicht nur Speise und Trank, sondern stellte ihnen auch das Thermalschwimmbad – das erste Europas – zur Verfügung.

Die Mayo-Klinik von Bad Ragaz

Ursprünglich war das Medizinische Zentrum für die Gäste der Grand-Hotels gedacht. Schon unter der Führung des Bäderpioniers Bernhard Simon stand es unter der Leitung anerkannter Ärzte. Aber bald begann sich das Medizinische Zentrum aus bescheidenen Anfängen zu einer Art von Polyklinik zu entwik-

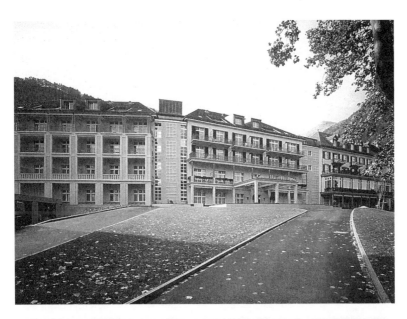

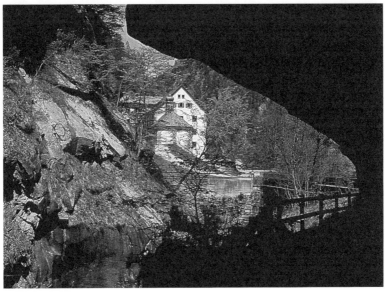

23

Die Nobelhotels Quel-
lenhof und Hof Ragaz
liegen inmitten einer
herrlichen Parkland-
schaft.

Im traditionsreichen
alten Bad Pfäfers (unten)
ist heute ein interes-
santes Bade-Museum
untergebracht.

keln mit überregionalem und internationalem Ansehen. Es beschäftigt heute ein grosses Team anerkannter Spezialärzte der verschiedensten Fachrichtungen und verfügt über ausgedehnte diagnostische und therapeutische Möglichkeiten. Die einmalige Stärke des Medizinischen Zentrums ist unzweifelhaft die Diagnostik und die physikalische Therapie. Neben den Chefärzten für Herz- und Kreislauf-Rehabilitation, der Neurologie, der Rheumaerkrankungen, der orthopädischen Chirurgie und einem Spezialart für Radiologie stehen auch Konsiliarärzte für andere Fachgebiete zur Verfügung, wie beispielsweise für Knochenstoffwechselkrankheiten, für Magen-Darm-Krankheiten, für Urologie, für juvenile Arthritis. Für medizinisch-pflegerische Dienstleistungen stehen den Gästen der Hotels Quellenhof und Hof Ragaz eigens zu diesem Zweck angestellte Hotelschwestern zur Verfügung. Nachts und an Sonn- und Feiertagen besteht ein Pikett- und Notfalldienst, die man über die Hotelzentrale anfordern kann.

Für die Gäste der Grand-Hotels ist das Medizinische Zentrum so etwas wie die berühmte Mayo-Klinik in Amerika. Inmitten eines komfortablen Umfeldes können sie alle jene gesundheitlich notwendigen Abklärungen vornehmen lassen, für die ihnen im Alltagsleben kaum Zeit bleibt. Die diagnostische Spezialabteilung umfasst folgende Spezialitäten: ein vielseitig und modernst eingerichtetes Röntgeninstitut mit TB-Bildschirm-Verstärker, Möglichkeiten von Schicht- und Spezialaufnahmen aller Art sowie diagnostisches Ultraschall-Labor; ein umfassendes Herz- und Kreislauflaboratorium mit Ergometriestation, 24-Stunden-EKG und Telemetrie, Doppler-Sonographie der Gefässe; ein grosses Lungenfunktionslaboratorium zur Analyse des Gasaustausches; modernste Laboratorien für medizinisch-chemische und hämatologische Untersuchungen sowie Tumormarker; ein kleines bakteriologisches Laboratorium; ein umfassendes rheumatologisch-immunologisches Speziallaboratorium, das auch als schweizerisches Referenzlabor gilt; eine Elek-

tromyo- und Nurographiestation mit der Möglichkeit der Magnetstimulation.

Vom hohen Standard des Medizinischen Zentrums profitieren auch immer mehr ambulante Kunden. Patienten mit Wohnorten im Wahlgebiet St. Gallen, Graubünden, Glarus, Appenzell und im Fürstentum Liechtenstein müssen zu Beginn der Behandlung – ausserhalb der Badekur – einen Krankenschein ihrer Krankenkasse/Versicherung abgeben. Ebenso notwendig ist vor Behandlungsbeginn für notwendige physikalisch-therapeutische Heilanwendungen eine Kostengutsprache der Krankenkasse zu vereinbaren. Als Grundlage dafür dient die schriftliche Therapieverordnung des Hausarztes. Leistungen für nicht im Wahlgebiet wohnhafte Patienten sowie Patienten aus wirtschaftlich sehr guten Verhältnissen werden nach Privattarif abgerechnet.

Ein internationales Team neuro-physiologisch und rheumatologisch-orthopädisch speziell ausgebildeter Physiotherapeuten und -therapeutinnen und ein grosses, vorbildlich ausgestattetes Therapiebad (Thermalwasser) stehen zur Verfügung. In der angeschlossenen Ausbildungsstätte «Hermitage» werden laufend Fortbildungskurse für medizinische Berufe angeboten, denn die Physiotherapie, die sich vermehrt an Psychologie und Sportmedizin orientiert, bringt praktisch jedes Jahr neue Erkenntnisse.

Die Begegnung mit einer Quelle

Wer in den schweizerischen Badekurorten nach romantischen Heilquellen sucht, der wird enttäuscht. Meist sind sie unter unscheinbaren Fassungen verborgen, geben nichts von ihrem Geheimnis preis.

Anders in Bad Ragaz. Denn in der Taminaschlucht, die gleich hinter den Parkanlagen der Grand-Hotels beginnt, wird die Quelle zum Erlebnis. Die Schlucht ist für den Privatverkehr gesperrt und nur mit dem Bäderbus oder zu Fuss zu erreichen. Das tief eingeschnittene Tal beginnt eigentlich ganz freundlich, wird aber zunehmend enger. Fussgänger müssen sich an die Seite drücken, um den Bäderbus vorbeizulassen.

Vor dem Alten Bad Pfäfers, dem einzigen erhaltenen Bäder-Barockbau, steigen die Besucher aus, um das Museum zu besichtigen oder sich im Schluchtrestaurant zu erfrischen. Ich aber möchte zuerst die Quelle sehen. Ziemlich allein mache ich mich auf, um die grossartigste Erosionsschlucht der Schweiz, neben der selbst Via Mala und Roffla verblassen, zu Fuss zu begehen. Nach dem Eisentor wird der Weg, der sich an die linke Felswand schmiegt und schlüpfrig nass ist, immer enger, und ich verfluche meine unbändige Phantasie, denn ich fürchte mich plötzlich. Die steil aufragenden Felswände drängen sich immer dichter aneinander, stossen oben zusammen und lassen nur durch Lücken und Ritzen ein wenig Licht ein. Unten tost und dröhnt eine wütende, speiende Tamina.

Rilke, der sich sehr für Naturwissenschaft interessierte, beschrieb anfangs der zwanziger Jahre nach der Begehung der Taminaschlucht dieses Gefühl in einem Brief an zwei junge Prinzessinnen, die er im Grand-Hotel Hof in Ragaz kennengelernt hat: «Aber wie die Leistung seiner (der Tamina) Kraft und seiner eingeengten Erregung noch überall in den Wandungen erkennbar ist, so lasse ich mir's nicht nehmen, dass wir in dieser Umgebung, in diesem fast in sich geschlossenen Felsenkessel mehr gehört haben, als nur den heutigen Lärm des Flusses und seinen physischen Widerhall. – Wie sollte nicht auch früheres Dröhnen da noch mit- und nachwirken?; die ganze unabsehbare Vergangenheit dieses Jahrtausend alten Gedröhns überliefert sich sicher dem seltsam gefüllten Gehör, und was sichtbar ist, die ungeheuren Muldungen akustisch ausgeschliffener Wände, kommt diesem Eindruck des Gehörs so eigentümlich zustatten, dass nicht viel Einbildungskraft dazu gehört, sich vorzustellen, die masslose Gewalt der Geräusche habe, ihrerseits, neben dem tatsächlichen Andrang der Gewässer an der Formung des gigantischen Innenraumes mitgewirkt.»

An diesem «schrecklichen Ort tiefster Verlassenheit» begannen Menschen im blinden Vertrauen auf die Heilkraft der Therme im Jahr 1382 ihre Badekuren. In freischwebenden Körben wurden sie in die lichtlose Taminaschlucht hinuntergelassen und setzten sich in den in die Felsen geschlagenen Wannen in das blutwarme, siebenunddreissiggrädige Wasser. Stundenlang, tagelang, wochenlang. Die Mönche des Klosters Pfäfers, auf der Höhe über der Tamina, waren besorgt für die Pflege und die Nahrung der Kranken und für den «Transport». Über hundert Jahre wurde in der Schlucht auf diese beschwerliche Art gebadet. Doch die Zahl der Heilsuchenden nahm ständig zu.

Im 14. Jahrhundert wurde das kühne Projekt des schwebenden Bades verwirklicht. Am Ort des Thermenaustrittes ist die Schlucht so eng, dass sich von der einen Wand zur andern über die Tamina hinweg ein Balkenboden in die Felswände einfügen liess, auf dem ein geräumiges Haus mit Küche und Schlafstuben für die Kranken errichtet wurde. Die Badenischen wurden mit Wänden eingefasst und überdacht. Drei Wochen verbrachte der Patient im schwebenden Bad bei Dunkelheit oder Kerzenlicht, bis er nach überstandener Kur in der «Unterwelt» mit dem Korblift wieder aus der Schlucht herausgezogen wurde. In einem solchen Bad musste streng auf Zucht und Ordnung geachtet werden: So wurde 1479 ein Rudi Teller wegen Ehebruchs im Bad verurteilt und entging der Todesstrafe nur, weil seine Ehefrau schon vorgerückten Alters war.

Noch immer sind die Überreste der in die Felsen eingeschlagenen Balken an dieser schmalen Stelle der Schlucht auf der rechten Seite zu sehen. Hier biegt auch der Steg direkt in die Felsen nach links ab. Und nach wenigen Schritten steht man vor der Quelle. Sie ist heute hinter einer Glasscheibe geborgen und ausgeleuchtet. Und das kristallklare Wasser strömt, alles um sich herum rostrot verfärbend, direkt aus dem Berg. Der Weg, den die Akratotherme nimmt, wurde wissenschaftlich untersucht. Sie hat ihren Ursprung mitten in den Alpen, im Tödimassiv, und durchwandert dann in einem etwa zehnjährigen unterirdischen Lauf den Weg bis zur Taminaschlucht. Für mich ist sie die Quelle schlechthin, Inbegriff eines mystischen Wunders.

Ein Jahrtausendweg

Auf dem Rückweg zum Alten Bad Pfäfers – die tobende Tamina im Rücken – schien mir, als durchwandere ich eine tausendjährige Bädergeschichte. Zuhinterst in der Taminaschlucht hatten sich mittelalterliche Menschen unter unvorstellbaren Bedingungen in das heilende Wasser gesetzt, weil sie ganz einfach daran glaubten, so wie sie an Märchen und Sagen glaubten. Sie fühlten mehr, als sie dachten. Das Wunderbare, Geheimnisvolle, das Übernatürliche und Unendliche, die dunkle Vorzeit waren für sie wichtig. Hier heilte wohl mehr der Glaube.

Das Wirken des unruhigen Geistes Paracelsus, der 1493 als Sohn eines schwäbischen Arztes und einer aus Einsiedeln stammenden schweizerischen Mutter geboren wurde und der 1535 in der Tamina Badearzt war, brachte neue Erkenntnisse. Der Bau von Häusern ausserhalb der Felshöhlen, wohin das Quellwasser in lärchenhölzernen Teucheln von fassähnlichem Umfang geleitet wurde, nahm vielen Kranken und Heilsuchenden die Furcht vor dem schrecklichen Ort. Paracelsus, zeitlebens auf der Suche nach dem Genius der Quelle, hat die Mineralwässer nicht analysiert. Er war der Ansicht, man solle sie an ihren Wirkungen erkennen, «so wie man Bäume an ihren Früchten erkennt». Er erforschte die Quellen, indem er die Wirkungen auf gesunde und kranke Menschen beobachtete und beschrieb. Unvergesslich sein Satz: «Alle Dinge sind Gift, und nichts als Gift, allein die Dosis macht, dass ein Gift kein Gift ist.» Für Paracelsus waren in den Wässern alle Tugenden, welche die Kräuter und die Steine liefern, enthalten. Paracelsus' geniale Idee, dass die innige Einigung der Urstoffe (die Blutwärme des Wassers von 37 °C) mit der eigenen Wärme und nicht einzelne fremdartige Beimischungen es seien, die dem Wasser solchen Heilwert verleihen, wurde von Ärzten kopfschüttelnd belächelt, aber von seinen Patienten geglaubt.

Als ich das stattliche Gebäude des damaligen Bades Pfäfers vor mir aufleuchten sah, wurde mir wohl. Da Feuer und Steinschläge, aber auch Wegelagerer das Baden in den Felshöhlen der Schlucht immer gefährlicher gemacht hatten, liessen die Äbte des Klosters Pfäfers die Quelle rund 451 Meter talauswärts verlegen und erstellten hier ein erstes Badehaus. Es ist der Platz, auf welchem heute das Alte Bad Pfäfers steht. Die letzten Badegäste verliessen dieses Bad erst 1969. Heute enthält es ein Restaurant, ein Museum über die Vergangenheit des Bades und eine Paracelsus-Ausstellung. Das Bad Pfäfers, der «Palast in der Wildnis», wurde zu Beginn des 18. Jahrhunderts erbaut, fürstlich und trutzig. Das Bad war anfänglich nur über einen halsbrecherischen Weg von Valens her zugänglich. Die Badstrasse nach Ragaz kam erst viel später. Bequem war also die Anreise mit Sicherheit nicht. Als 1838 sich das Kloster Pfäfers in einem schicksalsschweren Akt selber auflöste, kam die «goldene Heilquelle» in den Besitz des Kantons St. Gallen.

Die Badekur im Alten Bad Pfäfers war spartanisch. Früh um fünf Uhr wurde mit Wassertrinken begonnen und gefrühstückt, gebadet, ins Bett gegangen, um zwölf gespiesen und nachmittags ein Ausflug gemacht. Mit der Badeanstalt war gleichzeitig ein Armenbad verbunden, das seit der Zeit, da Pfäfers zum Staatseigentum geworden war, in angemessener, liberaler Weise erweitert wurde. Die Badearmen, zu denen sowohl Schweizer als auch Ausländer verschiedener Konfessionen zählten, hatten Wohnung, Bett, Verköstigung, ärztliche Behandlung und Bad unentgeltlich, und der Baddirektor hatte die Pflicht, darüber zu wachen, dass ihnen in jeder Hinsicht gute Pflege zukam. Die erste soziale Komponente kommt hier ins Spiel.

Im Schluchtrestaurant sehe ich an den Wänden ringsum all die weltberühmten Na-

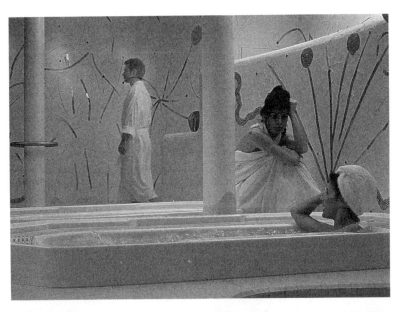

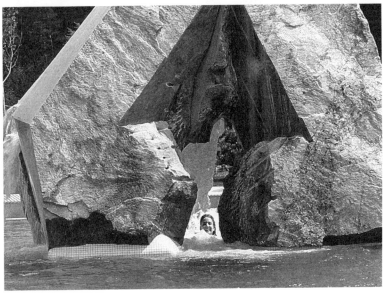

Im «to B» (oben) erlebt
der Gast eine neue, luxu-
riöse Sinnlichkeit.

Das neue Freibad
Tamina-Therme zieht
vermehrt jüngere Men-
schen an.

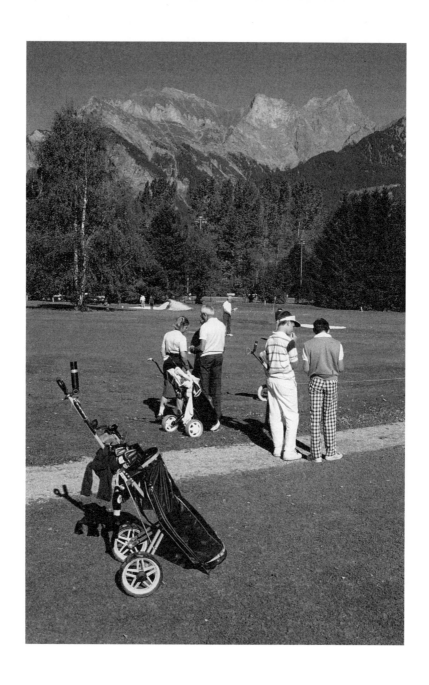

Die Golfwochen im
Herbst und im Frühling
sind vom feinsten.

men der illustren Gäste, die sich von der mystischen Quelle haben anziehen lassen: Ulrich Zwingli, Reformator in Zürich; Ulrich von Hutten, Humanist, der in Bad Pfäfers seine Syphilis auszuheilen versuchte; Johann Jakob Scheuchzer, Schweizer Naturforscher; Victor Hugo, Dichter und Führer der französischen Romantik; Niklaus Lenau, Dichter; Johanna Spyri, die Dichterin des Buches Heidi; Friedrich Wilhelm Nietzsche und viele andere. Der Genius der Quelle hat von jeher den Genius geistvoller Menschen angezogen.

Den Rückweg vom Alten Bad Pfäfers gehe ich zu Fuss, der mittlerweile gezähmten Tamina entlang. Und als ich zu meinen Füssen nach einem etwa einstündigen Fussmarsch die Parklandschaft der Grand-Hotels, die Bäder, das Medizinische Zentrum und die vielen Nebengebäude wieder sehe, die Öffnung in eine sonnige Landschaft, da ist mir, als sei ich sehr, sehr lang unterwegs gewesen. Vielleicht ist hier Rainer Maria Rilke nach seiner Exkursion in die Taminaschlucht der Satz eingefallen «Hiersein ist herrlich». Er ist heute der Slogan von Bad Ragaz.

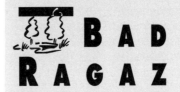

BAD RAGAZ

Lage

Der weltbekannte Badekurort Bad Ragaz (St. Gallen) liegt am südlichsten Punkt des Kantons in der Rheinebene zwischen Falknis und Pizol. Bad Ragaz zählt viertausendfünfhundert Einwohner.

Anreise

Auf der Autobahn Richtung Chur. Ausfahrt Bad Ragaz. Auf gerader Linie die Ortschaft durchqueren bis zum grossen Kurpark. Abholdienst für Bahnfahrer.

Klima

Auf 550 m ü. M. gelegen, sonnenreich und nebelfrei. Ganzjahresbetrieb.

Auskunftsstellen und Adressen

Der Kur- und Verkehrsverein erteilt Auskünfte über die touristischen Belange von Bad Ragaz. Adresse: Bartholoméplatz 3, 7310 Bad Ragaz, Tel. 081/302 10 61, Fax 081/302 62 90. Öffnungszeiten: Mo–Fr 8–12, 13–18 Uhr. Sa 8.30–12, 13–16 Uhr (Nov.–April 9–12 Uhr).
Das Medizinische Zentrum ist zuständig für medizinische Fragen. Tel. 081/303 38 38, Fax 081/303 38 39.
Hotelreservationen: Grand-Hotel Hof Ragaz, Tel. 081/303 30 30, Fax 081/303 30 33. Grand-Hotel Quellenhof, Tel. 081/303 20 20, Fax 081/303 20 22.

Ortsgebundene Heilwasser

Die wasserreichste Akratotherme Europas. Quellentemperatur 37 °C.

Heilanzeigen

Erkrankungen des Stütz- und Bewegungsapparates (dazu gehören der rheumatische Formenkreis, mechanische Schädigungen, stoffwechselbedingte Störungen und neurologische Erkrankungen), Erkrankungen von

Herz- und Kreislauforganen (Herzmuskelschäden, Störungen der Blutdruckregulation, arterielle und venöse Zirkulationsstörungen, nervöse und funktionelle Herz- und Kreislaufbeschwerden).

Kontraindikationen

Febrile, akut entzündliche und alle ansteckenden Krankheiten, alle Formen der Tuberkulose, Psychosen, frischer Herzinfarkt, frische Venenthrombose.

Medizinische Betreuung

Was zu Beginn (Bau 1956) eigentlich als Dienstleistung für die Hotelgäste von Quellenhof und Hof Ragaz gedacht war, hat sich heute zu einer Art von Polyklinik von überregionaler und internationaler Bedeutung entwickelt. Neben den Hotelgästen und den Kurgästen werden hier auch ambulante Kunden behandelt, wenn sie aus den Wahlgebieten St. Gallen, Graubünden, Glarus und Appenzell stammen. Ein Team von sechzehn anerkannten Spezialärzten verschiedener Fachrichtungen steht zur Verfügung.
Die diplomierten Therapeuten arbeiten nach neuesten Erkenntnissen. Im angegliederten Ausbildungszentrum «Hermitage» werden laufend Fortbildungskurse für medizinische Berufe angeboten.

Ärztlich verordnete Therapien

Bindegewebsmassage, Akupunkturmassage, Lymphdrainage, Fussreflexzonenmassage, Elektrotherapie, 2- und 4-Zellen-Bäder, Stangerbad, Infrarot, Hochfrequenz-Ultraschall, Kohlensäurebad, Wassertherapie. Die physiotherapeutischen Behandlungen werden als Einzeltherapie, als Gruppentherapie oder als Wassertherapie durchgeführt.

Wellness in eigener Regie

Klassische Massage, Fango, Heublumenwickel, Solewickel.

Infrastruktur

Medizinisches Zentrum: Ärzteempfang, Labor, Röntgen, EKG, EMG, Diagnostik, Thera-

pieabteilungen, Bädercafé, öffentliche Thermalschwimmbäder, Therapiebad, Hermitage (Fortbildungszentrum für medizinische Berufe). Grosse unterirdische Parkgarage.
Öffnungszeiten: Ärzteempfang: Mo–Fr 7.30–12, 13.45–18 Uhr. Sa 8–12 Uhr. Samstagnachmittag, Sonntag und Feiertage geschlossen. Therapiebüro: Mo–Fr 7.30–11.30, 13.45–17 Uhr. Samstag, Sonntag und Feiertage geschlossen.
Thermalschwimmbäder: Panoramabad (34 °C mit Unterwasser-Massagedüsen, Ruhe-Liegehalle, Solarien), historisches Bad (34 °C), Freiluftbad Tamina-Therme (35 °C, mit Wildbach-Strömungskanal, Wasserfall und Sprudelgrotte 37 °C, verschiedene Sprudel- und Massagedüsen).
Öffnungszeiten: Täglich durchgehend von 7–20.30 Uhr (Kassenschluss: 20 Uhr).
Kursaal-Casino: Matinées und Nachmittagskonzerte des Kurorchesters, Abendunterhaltung und Tanz, Sondergastspiele (gemäss Wochenprogrammen), Spielsalon.

Sport

Sommer: Golf (achtzehn Loch, Vermietung von Golfausrüstungen, Golfunterricht, Indoor-Golf, im Frühjahr und Herbst bekannte «Golfwochen in Bad Ragaz»), Schwimmen, Gartengolf, Fischen im Giessenparksee (Schonzeit 1. März–31. Mai).
Reiten (Einzel- und Gruppenunterricht) in Maienfeld (ca. fünf Autominuten von Ragaz): Geländeausritte, Dressur- und Springunterricht. Tagesritte und organisierte Picknicks, Springkonkurrenzen und Pferderennen.
Radwanderwege von 8 bis 21 Kilometer.
Tennisclub Bad Ragaz mit fünf Sandplätzen, drei Hallenplätzen, zwei Squash-Courts (keine Clubmitgliedschaft erforderlich).
Wandern: Fahrt mit der Gondelbahn Bad Ragaz–Pardiel. Gut markierte Wanderwege ab Wildboden, Pardiel oder Laufböden, Wanderungen von 1½ bis 5 Stunden. An der Endstation Pardiel (979 m ü. M.) beginnt ein neu angelegter Spazierweg, der auch für Gehbehinderte sehr leicht zu begehen ist. Prachtvoller

Panoramablick in die Bündner Herrschaft und das St. Galler Rheintal bis zum Bodensee.

Winter: Schlittelbahn ab Wildboden (Mittelstation der Gondelbahn Bad Ragaz–Pardiel) über den Alpweg nach Bad Ragaz. Länge 3,2 km, Höhendifferenz 470 m.

Tennis und Squash im Tenniscenter St. Leonhard.

Ski: Pizol ist eines der schönsten Wintersportgebiete abseits des grossen Rummels. Garantiert schneesicher von November bis Mai (2844 m ü. M.). Auch für nicht skifahrende Gäste ideal. Herrlicher Panorama-Rundblick. Gut präparierte Langlaufloipe.

Ausflüge

Ein «Must»: Altes Bad Pfäfers in der Taminaschlucht. Besuch des Bade- und Paracelsus-Museums und der Quelle. Nur per Postauto (im Stundenrhythmus ab Bahnhof Ragaz oder ab Medizinischem Zentrum) oder zu Fuss (1 Stunde).

Ausflug ins Heidiland ab Maienfeld. Hier hat Johanna Spyris Heidi wirklich gelebt. Kleiner Heidiweg via Heididörfli Oberrofels mit dem Heidihüsli (privat, kein Zutritt). Zu Fuss 1½ Stunden. Halbschuhe genügen. Grosser Heidiweg via Ochsenberg mit der (nachgebauten) Alpöhi-Hütte. Zu Fuss 4½ Stunden. Wanderschuhe nötig.

Giessenpark: Grüne Lunge von Bad Ragaz. Naherholungsgebiet mit vielen Waldwegen und einem lieblichen See mit Seerosenbucht.

Fürstentum Liechtenstein: Das «Ländle» liegt nur einen Katzensprung von Bad Ragaz entfernt.

Kulturelles Angebot

Besuch der prachtvollen Klosterkirche in Pfäfers – auf der Höhe liegend (960 m ü. M.), in unmittelbarer Nachbarschaft der Rheuma- und Rehabilitationsklinik Valens. Zu Füssen die wilde Taminaschlucht. Langhaus und Chor sind zu einer Wandpfeilerhalle mit Emporen von drei Jochen zusammengefasst. Die Proportionen sind weitgehend im Goldenen Schnitt. Das Farbklima ist hauptsächlich auf Schwarzweiss reduziert. Herrliche Stukkaturen der Luganesi Bettini und Peri. Francesco Antonio Giorioli (1655–1725) schuf in kurzer Zeit über zweihundert Bilder, die durch ihre moderne Leichtigkeit bezaubern.

Schloss Sargans mit dem Museum Sarganserland. Vom Städtchen Sargans her gelangt man durch die sogenannte Rankstiege in den ehemaligen Schlosszwinger, den Vorplatz zum Hauptgebäude. Autobenützer erreichen das Schloss von der Staatsstrasse Sargans–Trübbach über den Parkplatz unterhalb des Schlossgebäudes. Das Schwergewicht des Museums liegt auf der Darstellung der Geschichte des Sarganserlandes (13. Jh. bis heute) und auf Volkskundlichem aus dem 19. und 20. Jh. Es wurde 1983 vom Europarat als Museum des Jahres ausgezeichnet.

Das gibt es nur in Bad Ragaz

Das Millionärsgefühl, ohne selbst Millionär zu sein. In den Grand-Hotels werden für Übernachtung und Halbpension viele Extras gratis angeboten: Eintritt in die Thermalschwimmbäder, Benützung der «to B»-Gesundheits- und -Erlebniswelt, luxuriöse Umgebung.

Sonderarrangements der Hotels Quellenhof und Hof Ragaz: Fitness- und Thermalbadewochen, Golfwochen, Schönheitspflegewochen, Gesundheits- und Schlankheitswochen, Ketogene Diät in enger Zusammenarbeit mit dem Medizinischen Zentrum und der Ernährungsberaterin. Check-up, eine medizinische Voruntersuchung (Sonntag bis Mittwoch und Mittwoch bis Samstag).

Grand-Hotels: Inmitten einer prächtigen Parklandschaft Kur- und Golfhotel Quellenhof (*****) mit Grill-Restaurant, Grand-Hotel Hof Ragaz (****) mit Gourmetrestaurant Äbtestube und Restaurant Zollstube. Im Preis inbegriffen: Für die Gäste von Hof und Quellenhof zur freien Verfügung: Erlebniszentrum «to B». Freier Eintritt zum Hotel-Thermalschwimmbad und zu den Thermalschwimmbädern. Hoteleigener Golfplatz (achtzehn Loch). Er gilt als einer der schönsten Europas.

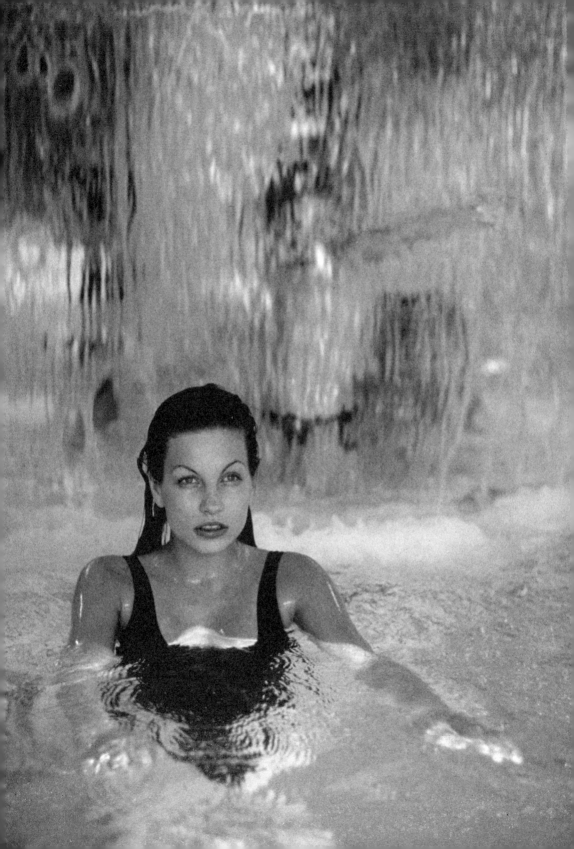

Das Engadin Bad Scuol
(Bogn Engiadina) ist nach
den grossen Investi-
tionen der letzten Jahre
heute wieder die unbe-
strittene Badekönigin
der Alpen.

Bad Scuol-Tarasp-Vulpera
Renaissance
der Badekönigin der Alpen

Am 1. März 1993, dem «Chalandamarz», hat die Jugend von Scuol mit den Kuhglocken nicht bloss den Winter vertrieben, sondern auch ein Jahrhundertwerk eingeläutet: Die Eröffnung des Erlebnis- und Gesundheitsbades «Engadin Bad Scuol». Als Dreigestirn wurde die Badekönigin der Alpen Scuol-Tarasp-Vulpera weltbekannt. Als «Engadin Bad Scuol» («Bogn Engiadina Scuol») steigt sie, schön wie nie zuvor, erneut ein in den Kampf um den Gast und sichert damit die Zukunft des wichtigsten Wirtschaftszweiges des unteren Engadins, des Ganzjahrestourismus. Das sprich-wörtliche Schönwetterloch im Unterengadin, die herrliche Landschaft, das Engadiner Fenster, wo fünfundzwanzig hochwirksame Heilwasser quellen, von welchen deren neun genutzt werden, genügten nicht mehr, um die Gäste lang-fristig ins untere Engadin zu locken. Die Bedürf-nisse haben sich grundlegend geändert. Verloren gingen in den letzten Jahren in Scuol mehr als zehn Hotels der Vier- und Fünf-Stern-Kategorie.

Doch in diesem abgelegenen Winkel der Schweiz leben sie noch, die kämpferischen Schweizer mit Mut zur Zukunft. Die Stimmbürger stimmten 1988 dem Neubau des Badezentrums «Quadras», des späteren «Engadin Bad Scuol», zu. Mit der Realisation des zukunftsweisenden Fünfzig-Millionen-Baues gilt Scuol heute wieder als Metropole des unteren Engadins, als Dreh-scheibe für touristische Innovationen. Die Verant-wortlichen haben sich eine Menge einfallen lassen, damit es dem Gast das ganze Jahr über während Wochen kein bisschen langweilig wird. Strahlender Mittelpunkt: Die Badekönigin der Alpen.

33

Allegra

Die Umgangssprache in Scuol-Tarasp-Vulpera ist der rätoromanische Dialekt Vallader. Allegra, ihr «grüezi», bedeutet soviel wie «freue Dich». Der Gruss soll aus einer Zeit stammen, als das Engadin von mordenden und brandschatzenden Truppen heimgesucht wurde. Mit Allegra munterten sich die Einheimischen gegenseitig hoffnungsvoll auf.

An der Hauptstrasse lag es nicht, dass ich Scuol so schön fand, sondern am Oberdorf Vi und am Unterdorf Sot, an welchen ich mich nicht satt sehen konnte. Von der Hauptstrasse zieht eine wellenförmige überdachte Passage die Besucher ins neue Bade- und Therapiezentrum, «Bogn Engiadina Scuol», hinein. Der Zugangsturm mit Wegschnecke ersetzt den öffentlichen Fussweg vom Stradun hinunter.

In der architektonisch heiter gestalteten Bäderlandschaft bekommt Wasser wieder seinen ursprünglichen Sinn. Wasser ist neben Feuer, Luft und Erde eines der vier Lebenselemente. Es entspannt nicht nur, macht den Körper um vieles leichter, Wasser macht auch lustig, spendet Lebensfreude. In den Badekurorten der Schweiz hat man in den letzten Jahren in dieser Beziehung vieles hinzugelernt. Scuol ist ein Paradebeispiel dafür, was mit der Magie der heilenden Wasser alles bewirkt werden kann. Von den insgesamt zehn Becken des neuen Badezentrums mit einer Gesamtwasserfläche von 504 m^2 werden sieben aus vier Heilquellen gespeist. Der Badespass à la carte umfasst ein zentrales Bewegungs- und Therapiebecken mit Massage- und Luftdüsen (34 °C), einen Whirlpool (37 °C), ein Solebecken mit zweiprozentigem Solegehalt (35 °C), eine Kaltwassergrotte mit Wasserfall (18 °C), eine Warmwassergrotte mit Wasserfall (37 °C), ein Aussenbecken mit Strömungskanal und Massagedüsen (34 °C) sowie ein Dampfbad, eine Solarium-Liegewiese und eine Saunalandschaft.

Attraktion: Das erste Römisch-Irische Bad der Schweiz ...

Noch gibt es das Römisch-Irische Bad nirgendwo sonst in der Schweiz. Doch Leukerbad holt auf. Ab Ende 1993 kann man auch zu Füssen der Gemmiwand wie einstmals die Römer baden.

Wer nach rund zwei Stunden aus dem Badeablauf herauskommt, soll sich wie Phönix aus der Asche fühlen. Das Vergnügen ist verglichen mit dem Gebotenen erschwinglich. Im empfohlenen Rundgang mit fünfzehn Stufen durch verschiedene Warmlufträume, Dampfbäder und unterschiedlich kalte und warme Mineralwasserbecken wird der Körper erwärmt und wieder abgekühlt. Die Seifen-Bürsten-Massage ist das prickelnde Zwischenspiel. Eine halbe Stunde Ruhe nachher bringt die vollkommene Entspannung. In den hohen, luftigen, lichtdurchfluteten Räumen mit den uralten Symbolen – Sirenen und Schlangen, wie sie die Engadiner Bauernpaläste zieren – sparsam dekoriert, fühlt man förmlich, wie die Jahre purzeln. Ein erstklassiger Jungbrunnen-Effekt.

Revitalisierung verschütteter Ressourcen

Das «Bogn Engiadina Scuol» hat neben dem Aspekt reiner Lebensfreude auch ein Therapiezentrum modernster Prägung. Die Grundsätze einer sinnvollen Rehabilitations- und Präventivmedizin folgen dem Prinzip der Selbsthilfe, der Wiederentdeckung der eigenen Ressourcen. In Scuol-Tarasp-Vulpera kommt man damit dem veränderten Gesundheitsverständnis entgegen, dem zunehmenden Trend zu natürlichen Behandlungsformen. Wir alle wissen zwar viel mehr über gesunde Ernährung und sinnvolle körperliche Betätigung als je zuvor, aber inmitten von Stress und Leistungsdruck geht uns dieses Wissen immer wieder verloren. Im Therapiezentrum versuchen Ärzte und Therapeuten, mit Hilfe nebenwirkungsarmer, natürlicher

Heilmittel dieses verschüttete Wissen wieder in Erinnerung zu rufen, die Selbstheilungskräfte des Körpers zu aktivieren und es jedem einzelnen zu überlassen, die Verantwortung für die eigene Gesundheit zu «verinnerlichen». Der Patient ist nicht mehr Objekt der Therapie, sondern nimmt aktiv daran teil.

Das Klima wird in die Behandlung mit einbezogen, die Natur, die Bewegung, das Zwischenmenschliche, die Kultur und die Reaktivierung der Lebensfreude. Medizinisch stützt sich das Konzept einerseits auf die von den schweizerischen Heilbädern festgelegten Indikationen, andererseits werden neueste Erkenntnisse aus den Gebieten der Balneologie, Kardiologie und Sportmedizin in die Kurangebote eingeführt.

Der Kurgast von gestern

Im Rückblick von Josef Thomas Stecher, «Die Mineralquellen von Tarasp» (Vita Sana Verlag), habe ich mich über folgende Stellen aus dem Tagebuch eines Kurgastes amüsiert, in denen der Verfasser, Dr. Jakob Papon, im Jahre 1857 den damaligen Typ Kurgast treffend karikierte: «Der kleine Raum um die Quellen wimmelte bei meiner Ankunft von Leuten, die sich drängten, um der Reihe nach ihre Gläser mit dem heilkräftigen Wasser zu füllen. Endlich erhielt auch ich das meine aus der Hand des unermüdlichen Schöpfmeisters, der aus seinem feuchten Behälter heraus abgemessen und gleichförmig seinen Trank aus der Quelle schöpfte wie Champagnerwein(...). Auf den rings um die Promenaden angebrachten Bänken sitzen truppenweise Bewohner ferner und naher deutscher und italienischer Gegenden. Hier der federgeschmückte Spitzhut des Deutschen, dort der breitkrempige flache Hut des ‹Wälschen›. Zwischen ihnen auf den Bänken bemerkte ich mit Befremden die Bestandteile oder Überreste ganz copiöser Frühstücke: Alten Käse, gesalzenes Fleisch oder Wurst nebst Schwarzbrod (...). Unter den Trinkgästen fiel mir besonders die grosse Anzahl höchst korpulenter

Kurz-Geschichte

Quellengeschichte Nach alten Überlieferungen vermutet man, dass die Quellen von Hirtenknaben entdeckt wurden, die, nachdem sie das sonderbar schmeckende Wasser getrunken hatten, seine abführende Wirkung bemerkten.

1500 v. Chr. Die Gegend war damals schon besiedelt, wie Ausgrabungen auf dem Kirchhügel beweisen.

1094 Bau des Schlosses Tarasp durch Ulrich I. (ein angeblich vertriebener Mailänder Graf).

1178 Erste urkundliche Erwähnung von Scuol.

1369 Die Quellen von Scuol-Tarasp werden erstmals erwähnt.

1562 Conrad Gessner lobt die Wunder der Heilquellen von Scuol-Tarasp-Vulpera: «Postquam superiore aestate in Rhäticis alpinus fontam salis acidum bibi, miraculum naturae semper bene valui, et quidem molto melius quem ante plurimos annos.»

1621 Invasion des Unterengadins durch ein österreichisches Heer.

1679 Herausgabe der ersten, in Scuol gedruckten rätoromanischen Bibel.

1700 Die erste Zeitung Graubündens, die «Gazetta ordinaria da Scuol», erscheint in Scuol.

1747 Das Quellwasser wird bereits nach auswärts versandt.

1850 Analysen der hauptsächlichsten Quellen durch Kantonschemiker Dr. A. Planta, Reichenau.

1860 Herausgabe eines Prospektes zur Gründung einer Aktiengesellschaft für die Heilquellen zu Scuol und Tarasp.

1860/62 Bau des Fünf-Stern-Kurhauses Parkhotel Tarasp, das 1864 eröffnet wird (heute Robinson Clubhotel Scuol Palace).

1872 Gründung des Vereins zur Hebung des Fremdenverkehrs im Unterengadin.

1876 Bau der berühmten Trinkhalle «Büretta» in Tarasp.

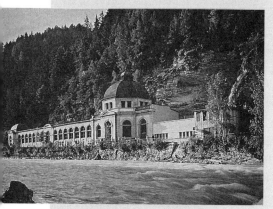

**«Aere sale – salus aerea»
– durch Luft und Salz zur
eisernen Gesundheit. Die
historische Trinkhalle am
Inn.**

1878 Bau des Badehauses Scuol mit zwanzig Kabinen (Vih-Quellen).

1870/80 Bau verschiedener Hotels in Scuol und Vulpera. Erste Skitouristen im Engadin.

1902 Erweiterung des Badehauses Scuol auf vierzig Kabinen (Zuzug Sotsass-Quelle).

1904 Am 1. September wird im Val Minger der letzte Bär erlegt.

1912 Eröffnung des neuen Badehauses beim Kurhaus Tarasp.

1913 Eröffnung der Strecke Bever–Scuol-Tarasp der Rhätischen Bahn.

1914 Der Bundesrat beschliesst die Errichtung des heutigen Schweizer Nationalparkes.

1937 Eröffnung des Postautokurses St. Moritz–Scuol–Fernpass–München.

1938 Eidgenössische Abstimmung über das Rätoromanische als vierte Landessprache (575 000 Ja gegen 58 000 Nein).

Personen auf, welche in einigem Kontrast zu dem beengten Raume des Spazierganges sich auf diesem auf und niederwälzten. Sie sollen, wie ich vernahm, hier selten vergeblich Abhülfe von den Beschwerden der Dickleibigkeit suchen. Wohlgenährte alte Herren mit dunkelrothen Weingesichtern und rubinbesetzten Nasen suchen hier, wie der gläubige Hindu in den Fluthen des Ganges, büssend in dem sonst verachteten Tranke die äussern Merkmale ihrer Sünde abzuwaschen. Der elegante Fabrikherr mit galligem Teint und Glacéhandschuhen, Freund Staatshämorrhoidarius, neben dem stämmigen Bündner Bauern, tyrolische Klostergeistliche, der regsame lombardische Kaufmann, eine starke Vertretung des schönen Geschlechts in rauschendem Seidenkleid, wie in der anspruchslosen Tracht der Unterengadinerinnen. Alles trabt und trippelt hier durcheinander und unterhält sich in den verschiedensten Sprachen.»

Der Kurgast von heute

Welch ein Unterschied zwischen dem Kurgast von gestern und dem Kurgast von heute. Das 20. Jahrhundert hat den Menschen mehr Veränderungen beschert, als vorher in vielen Jahrhunderten zusammengenommen. Der mystische Glaube an die heilenden Wasser ist einem sehr differenzierten Gesundheitsverständnis gewichen. Alte Krankheiten wurden zum Teil durch neue, durch die sogenannten Wohlstandskrankheiten abgelöst. Die Rehabilitations- und Präventivmedizin im «Bogn Engiadina Scuol» wie auch im Kurzentrum Vita Sana in Vulpera sind eine bunte Abfolge von aktiven und passiven Therapiestufen, von sportorientierten Methoden über therapeutisches Wandern und Gymnastik bis hin zur ganzen Palette der physikalischen Medizin. Neben den traditionellen Trink- und Badekuren gehören neue Therapieansätze für Erkrankungen der Herz-Kreislauf-Organe, des Magen-Darm-Traktes und des Bewegungsapparates zum Konzept. Hohe Massstäbe sind an die Ausstattung des Diagnostik- und des Therapiebereiches gestellt. Eine Badekur von heute hat nichts mehr gemein mit der Badekur von gestern, sie ist eine intensivierte physikalisch-balneologische Behandlung. Dem ganzheitlichen Menschen wird ein Ganzheitliches an neuen Erkenntnissen angeboten. Von der grossen Palette der Kuren, die in Scuol-Tarasp-Vulpera praktiziert werden, möchte ich zwei besonders typische herausgreifen: Die Behandlung von Osteoporose und die Trinkkuren. Rund ein Drittel der Frauen in den Wechseljahren sind durch Hormonmangel von Osteoporose betroffen, einer stoffwechselbedingten Knochenerkrankung, die zur Entkalkung und Brüchigkeit des Skeletts führt, wobei besonders die Wirbelsäule und der Oberschenkelhalsknochen betroffen sind. Nur etwa zehn Prozent der Männer erkranken an Osteoporose. Die Dauer einer Osteoporose-Behandlung beträgt in der Regel drei Wochen. Durch ein individuell gestaltetes und strukturiertes Programm mit gezielten und angepassten Massnahmen werden Schmerzen gelindert und die Funktion verbessert. Dadurch wird oft ein erheblicher Gewinn an Lebensqualität und Lebensfreude erreicht. Dies ist nicht nur für die Patienten, sondern auch für deren Lebensgefährten, die beim vorgegebenen Konzept eng mit ihrem Partner die Therapie miterleben können, von Bedeutung.

Scuol-Tarasp-Vulpera mit seinen traditionellen Mineralquellen, seinem vorzüglichen Klima mit viel Sonne (wichtig für die Vitamin-D-Bildung, welche die Kalziumaufnahme im Körper fördert) und seinen modernen Therapiezentren im «Engadin Bad Scuol» und im Kurzentrum Vita Sana in Vulpera, bietet für eine gezielte Behandlung der Osteoporose geradezu optimale Voraussetzungen. Ganz abgesehen davon, dass die ambulante Behandlung im Therapiezentrum «Bogn Engadina Scuol» (Tagesklinik-Betrieb) billiger ist als ein stationärer Aufenthalt in einer Klinik.

Ein weiterer Schwerpunkt bietet Scuol-Tarasp-Vulpera mit seinen Trinkkuren. Wissenschaftlich anerkannte Indikationsbereiche für Trinkkuren bestehen im Magen-Darm-

1948 Eröffnung des erweiterten Badehauses Scuol.

1950 Aufnahme der Wintersaison in Scuol.

1956 Umbau des Badehauses Scuol für Winterbetrieb.

1966 Eröffnung des Freiluftschwimmbades.

1968 Fertigstellung der Sportanlage Trü.

1971 Gründung der «Pro Engadina Bassa», einer Talorganisation zur Erhaltung von Natur und Kultur und Förderung der wirtschaftlichen Entwicklung, Sitz Scuol.

1974 Eröffnung Hallenbad Quadras.

1975 Gründung Kurmittelgesellschaft Bad Scuol-Tarasp-Vulpera AG.

1985 Übernahme der Residenz Waldhaus durch die Vita Sana SA in Vulpera.

1988 Volksabstimmung Neubau Badezentrum Quadras. Annahme des 50-Millionen-Projekts.

1993 Eröffnung des schönsten Alpenbades «Bogn Engadina Scuol».

2000 Eröffnung des herbeigesehnten Vereina-Tunnels?

Trakt sowie in der Urologie (Nieren und ableitende Harnwege). Im Magen-Darm-Trakt kommt es zu einer chemischen Beeinflussung der Schleimhaut, zu Reaktionen der Muskeltätigkeit und zur Verflüssigung des Darminhaltes. Häufige Indikationen sind nervöse Magen-Darm-Beschwerden. Im Harntrakt bewirkt die Trinkkur eine Durchspülung der Harnwege, eine chemische Beeinflussung der Schleimhaut, Änderung der Harnzusammensetzung und Verminderung des Steinbildungsrisikos.

Steckbriefe von Bonifazius bis Luzius

Unter der domartigen Kuppel der imposanten Rotunde der Trinkhalle Tarasp, in unmittelbarer Nachbarschaft des Hotels Scuol Palace steht «Aere sale – Salus aerea» (Durch Luft und Salz eiserne Gesundheit). Die Trinkhalle hat etwas von einem feierlichen Mausoleum an sich. Sie wurde übrigens vom Erbauer von Bad Ragaz, dem Architekten Bernhard Simon, entworfen. Es gibt sie immer noch, die Wasserschöpfer, nur tragen sie keine Uniformen mehr wie früher. Die verschiedenen Wasser haben alle ihre mit dunklem Marmor umfassten überlebensgrossen Tafeln mit goldener Inschrift. Das Wasser kommt aus vasenartigen Quellsockeln. Ich hoffe nur, dass bei allfälligen Umbauarbeiten diese herrliche Atmosphäre, das Mystische dieser Trinkhalle, wo jedes der gelobten Wasser sein eigenes Denkmal hat, nicht abhanden kommt.

Die fünfundzwanzig Heilquellen, von denen neun genutzt werden, verdanken ihre Entstehung dem weltberühmten «geologischen Fenster des unteren Engadins». Die vollkommen kompakte und gasundurchlässige Gneis- und Granitschicht, aus der die ostalpine Decke besteht, ist hier auf einer Strecke von 17 Kilometern Breite und 55 Kilometern Länge durchlässig. Durch den ungeheuren Druck der Felsmassen im Erdinnern werden Wasser und Gase nach aussen gedrückt.

Luzius (hypertoner Natrium-Sulfat-Hydrogenkarbonat-Chlorid-Säuerling, Glaubersalzquelle): Die Quelle wird erstmals im Jahr 1516 erwähnt. Luzius ist ein stark schwefelhaltiges Heilwasser und entspricht in seiner Zusammensetzung weitgehend den weltberühmten Karlsbader Quellen. Es wirkt laxierend (abführend) und fördert die Entleerung der Gallenblase. Die Luzius-Quelle eignet sich zur Behandlung von vegetativen und psychosomatischen Magen-Darm-Trakt-Beschwerden, Reizdarm, chronischer Verstopfung und Hämorrhoidalleiden.

Sfondraz (hypotoner Natrium-Sulfat-Hydrogenkarbonat-Chlorid-Säuerling): Diese Quelle gehört zu den kalziumhaltigsten Europas. Das Wasser eignet sich zur Kalzium-Substitution bei Behandlung der Osteoporose und bei Kalzium-Mangel-Zuständen. Es kann bei chronischem Bewegungsmangel, nach Magenoperationen und als unterstützende Massnahme bei der Osteoporose-Therapie eingesetzt werden.

Bonzifazius (hypotoner Kalzium-Natrium-Hydrogenkarbonat-Eisen-Säuerling): Übersetzt bedeutet Bonifazius der Wohltäter. Therapeutisch von Interesse sind bei dieser Quelle die Hauptmineralien Kalzium, Magnesium und Eisen. Die Bonifazius-Quelle ist geeignet zur Förderung der Harnausscheidung und zur Steigerung der Infektabwehr. Erfahrungsgemäss hat die Quelle eine günstige Wirkung bei Harnsteinleiden. Neu wird sie auch wegen ihres Kalziumgehalts bei der Behandlung der Osteoporose eingesetzt.

Lischana (hypotoner Natrium-Magnesium-Hydrogenkarbonat-Sulfat-Säuerling): Wichtigstes Mineral dieser Quelle ist Magnesium. Magnesium ist an vielen Stoffwechselvorgängen sowie an der Steuerung der Muskulatur und des Nervensystems beteiligt. Das Element hat sich einen Platz in der Therapie bei vorzeitiger Wehentätigkeit und Herz-Rhythmus-Störungen, Muskelschwäche, bedingt durch Magnesiummangel, sowie vegetativen Regulationsstörungen geschaffen.

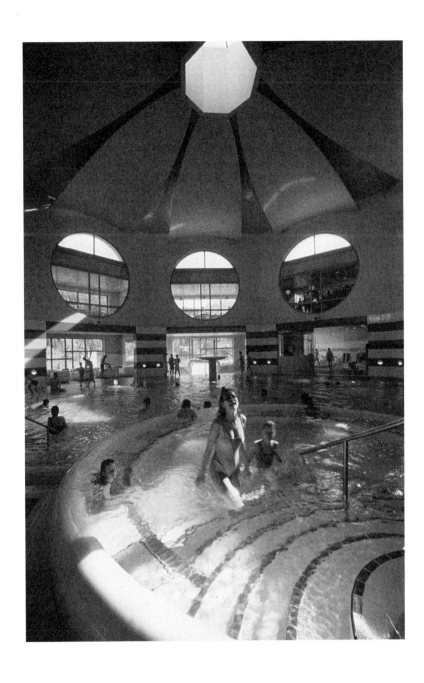

Von den zehn Becken des
Bades, mit einer totalen
Wasserfläche von
504 m², werden sieben
aus vier Heilquellen
gespeist.

Alles begann eigentlich in Bad Tarasp-Vulpera

Mit dem Grand-Hotel Kurhaus Tarasp drunten am Inn wurde Bädergeschichte geschrieben. Es wurde 1864 eröffnet und war damals das modernste Hotel der Schweiz mit dreihundert Betten und – Telegraf. Die hochwohlgeborenen Gäste nahmen Kohlensäurebäder. Das Hotel war flankiert von Herrschaftshäusern für vornehme Familien (Königin Wilhelmine von Holland war hier), von Ökonomiegebäuden und einer regelrechten Ladenstrasse. Heute wird die prachtvolle Halle, Zeugnis für viktorianischen Stilüberschwang, von den Gästen des ausgehenden 20. Jahrhunderts erneut geschätzt und bewundert. Die Kronleuchter strahlen heute zwar auf ein ganz anderes, verjüngtes Publikum. Die gediegenen Tee-Konzerte von gestern und die beliebten Causerien sind einer animierten Robinson-Club-Atmosphäre gewichen. Damals gab es nur ein Bad Tarasp, dann Schuls (Scuol)-Tarasp und noch später Schuls-Tarasp-Vulpera.

Im nahegelegenen Vulpera zauberte die erfindungsreiche Hotelierfamilie Pinösch innert weniger Jahrzehnte den Weltkurort Vulpera herbei. Die Pinösch bauten Gasthöfe und Hotels, Golf- und Tennisplätze, Parkanlagen, Strassen und Wege. Vulpera war der einzige Ausgangspunkt zu den bekanntesten Salzwasserquellen Luzius, Emerita und Bonifazius. Es führte keine Brücke über den wildsprudelnden Inn. Tiroler stellten das Hauptkontingent der Kurgäste (unter anderem auch der Tiroler Nationalheld Andreas Hofer, 1767–1810). Sie kamen, das war noch vor der Ära Pinösch, mit Sack und Pack und genügend Proviant (geräuchertem Speck, Fleisch und Wein), um sich in einer Gewaltkur von wenigen Tagen «gesund zu kuren». Doch um mit Friedrich Rückert (1788–1868) zu reden: «Nie stille steht die Zeit, der Augenblick entschwebt, und den du nicht benützt, den hast du nie gelebt.»

Das wunderschöne Waldhaus in Vulpera mit seiner herrlichen gewölbten Holzdecke in der Eingangshalle ist im Mai 1989 abgebrannt.

Das Kurzentrum Vita Sana ist im Besitz der Grütli-Versicherung und wurde 1993 total umgebaut und nach neusten Normen ausgerüstet. Vulpera ist heute zu einem der bestausgelasteten Ferienorte im Kanton Graubünden geworden. Es ist «der» Insider-Tip für Individual-Ferien.

Ikarus und Kanuten

In Scuol-Tarasp-Vulpera ist neben den traditionellen Sportarten auch der Extremsport zu Hause. Der 510 Kilometer lange Inn ist von seinem Ursprung im Malojagebirge bis zur Einmündung in die Donau bei Passau längster Nebenfluss der oberen Donau und einer der grössten Flüsse der Alpen. Wildwasserfahrer kannten bis etwa 1980 nur die berühmte «Imster-Schlucht» und die berüchtigte Finstermünzschlucht zwischen den beiden Grenzstationen Martina (Schweiz) und Schalkhof (Österreich). Die rund 100 Kilometer des En, wie die Rätoromanen den Inn nennen, werden erst jetzt von den Wildwasserfahrern entdeckt. Denn der En bietet von stillen Wassern für Anfänger über unbefahrbare, klar markierte Stellen, wo die Boote getragen werden müssen, bis zu wilden Verblockungen und Schwallstrecken mit beängstigender Wasserwucht alles, was Wildwasserfahrer suchen. Respekt vor dem Inn ist in jedem Fall angezeigt.

Ein anderer Extremsport neben den Hochgebirgstouren ist Delta- und Gleitschirmfliegen. In Scuol wurde 1973 die erste alpine Drachenflugschule der Welt gegründet, die sich zu einem beliebten Zentrum für Delta- und Gleitschirmfliegen entwickelt hat:

Extremsport scheint auf die Jugend eine immer grössere Faszination auszuüben. Sie ist davon weder mit Verboten noch Geboten abzuhalten. In Scuol sitzen die mit der Natur vertrauten und verbundenen Experten, die auf alle Fragen Antwort wissen, um Unfälle möglichst zu vermeiden. Das Kurvereinsbüro kennt die Adressen.

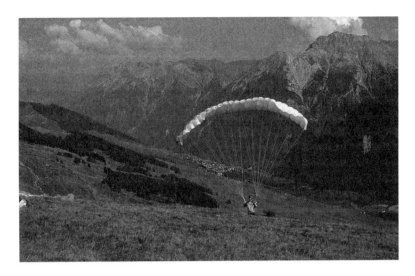

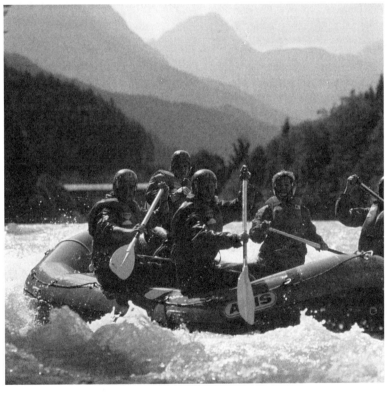

In Scuol-Tarasp-Vulpera
ist der Extremsport zu
Hause: Delta- und Gleit-
schirmfliegen, Wildwas-
serfahrten.

Warum der liebe Gott nicht im Unterengadin wohnt

Das erzählt man sich in Scuol: Bald nachdem der liebe Gott die Menschen erschaffen hatte, kam es in aller Welt zu kriegerischen Auseinandersetzungen, weil sich die Menschen nicht über die Länder zu einigen vermochten. So beschloss Gott, selber die Landaufteilung vorzunehmen. Als Sitz für diese Ausmarchung wählte er den schönsten Flekken der Erde, das untere Engadin. Aber es war gerade Herbst, die Unterengadiner waren wie gewöhnlich auf der Jagd. Alle anderen Völker der Erde marschierten an, nur die Unterengadiner nicht. Als die Jäger zurückkamen, war alles schon aufgeteilt – bis auf das untere Engadin, das der liebe Gott als Wohnsitz selber behalten wollte. Die Unterengadiner waren darob zwar geschmeichelt, aber sie beschworen ihn trotzdem mit ihren schönsten Liedern, ihnen ihr Land doch wieder zurückzugeben. Und Gott Vater liess sich erweichen und sprach: «Nehmet dieses mein letztes Land.» Das allein ist der Grund, warum der liebe Gott im Himmel und nicht im unteren Engadin wohnt.

Und dieser Flecken Erde hat schon etwas an sich, das tief berührt. Abgesehen davon, dass das Wetter hier kein Thema ist, denn schlechtes Wetter gibt es in diesem Schönwetterloch praktisch nicht. Das Klima im Unterengadin gleicht einem Phänomen, mit dem sich nicht nur die Meteorologen, sondern auch der berühmte Bergsteiger Toni Hiebeler intensiv befasst hat. Die Niederschlagsarmut, die Sonneneinstrahlung und die ausgeglichene Temperatur stempeln das Gebiet von Susch bis zur Landesgrenze zu einer selbständigen kleinen Klimaprovinz. Dieses Gebiet nahe an der Grenze zu Italien und Österreich zählt aber auch zu den schneesichersten Wintersportgebieten des Kantons Graubünden.

Der schweizerische Nationalpark ist von Scuol-Tarasp-Vulpera aus in einem Katzensprung zu erreichen. Die Naturlandschaft mit einer unerhörten Artenvielfalt von Blumen steht unter Naturschutz und ist ein Paradies für Botaniker. Von einer geführten Wanderung von drei bis acht Stunden oder von einem einsamen Ausflug auf Motta Naluns kommt man als «neuer» Mensch zurück, weil auch Schönheit heilt. Ich hörte eine gemischte Gruppe begeistert von ihrer Höhenwanderung von Lavin bis Vinadi erzählen. Diese Wanderung, auch für Ungeübte ungefährlich, dauert etwa drei Tage. Sie ist aber beliebig zu unterbrechen. Man übernachtet in Berggasthöfen. Sie führt durch acht Gemeindegebiete, berührt drei Dörfer. Man lernt Hochtäler und Alpen kennen und begegnet in den Monaten Juli bis Oktober Gemsen, Murmeltieren, Rehen, Hirschen, dem Birkhahn und dem Adler.

Die Zukunft hat das letzte Wort

Die touristische Zukunft Scuols und Bad Tarasp-Vulpera zeigt eindeutig den Trend zur jüngeren Generation. Das Durchschnittsalter der Gäste liegt heute zwischen 35 und 40 Jahren. Aber auch der traditionelle bedächtige, ruhesuchende Kurgast entdeckt Scuol aufs neue. Denn die ältere Generation ist heute jünger, als es die ältere Generation vor zwanzig, dreissig Jahren jemals war.

Durch die Bergbahnen Motta Naluns, mit der Gemeinde als Hauptaktionärin, begann in Scuol 1956 der Wintertourismus die Sommersaison mit ihrem traditionellen Kurbeginn zu überflügeln. Die Marketing-Organisation «Scuol Marketing», die als pionierhafter Zusammenschluss von Kurverein, Bergbahnen und Badezentrum den Aufschwung und die koordinierte Marketingaktivität zum gemeinsamen Unternehmerziel hat, wird sich an den neu zu definierenden Leitbildmotiven orientieren: Erhöhung der Vier-Stern-Bettenkapazitäten in Scuol, bessere Auslastung der vorhandenen Bettenkapazitäten in den Zwischensaisons, Erhaltung der bestehenden Werte zur allgemeinen Wohlfahrt für den Einheimischen und den Gast. Es braucht also noch über Jahre die Motivierung und den Rückhalt durch eine positive Einstellung der Scuoler Bevölkerung im Interesse künftiger Generationen.

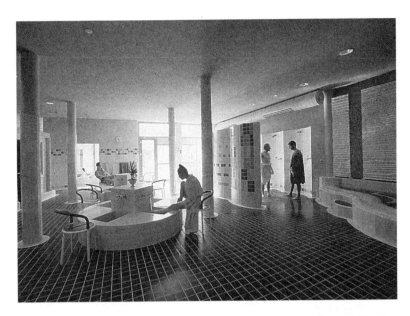

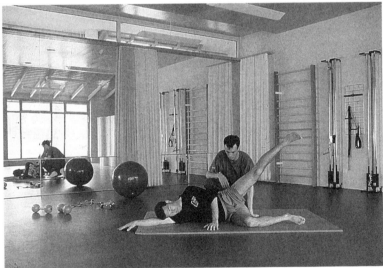

Besonderheiten des
«Bogn Engiadina»: Das
erste Römisch-Irische
Bad der Schweiz und eine
herrliche Saunaland-
schaft.

Das Motto der Therapien:
Revitalisierung ver-
schütteter Ressourcen.

Nach Scuol kommt nicht der Gast, der sich bloss kurze Zeit amüsieren will, dazu ist die Anreise zu lang. Wer hierher reist, der möchte bleiben. Mit traditionellem Kur-Feld-Wald-Wiesen-Management ist es nicht mehr getan. Der Tourismus-Manager Roland Huber ist der geborene Ideen-Koordinator. Er versteht es ausgezeichnet, Scuol als neue Gesundheits- und Ferienoase zu «verkaufen». «Wer plant, glaubt an die Zukunft», unter diesem Motto hat die Engadiner Gemeinde Scuol im Rahmen der Gesamtplanung «Scuol 2000» mit der Renaissance der Badekönigin der Alpen die Zukunft eingeläutet. Jahr 2000: dann soll auch der lang ersehnte Vereinatunnel den Weg nach Scuol stark verkürzen und wintersicher machen.

Scuol Sot und Scuol Vi

Das Oberdorf in Scuol nennt sich Vi, das Unterdorf Sot. Die Begegnung mit den Bauernpalästen, mit den Plätzen, wo die sgraffitigeschmückten Häuser kulissenhaft hintereinander geschichtet auf die lebensspendenden Brunnen blicken, ist eindrücklich. Wer ein Haus ohne direkten Blick auf den Dorfplatz und den Brunnen hatte, aus dessen zwei Röhren auf der einen Seite reines Quellwasser, auf der anderen Seite perlendes Heilwasser quillt, der baute sich einen Erker an. Denn der Dorfplatz war der Umschlagplatz für Informationen, Klatsch, war Kommunikation schlechthin. Man sass und sitzt auch heute noch abends auf den wie aufgesteckten Bänklein am steilen Aufstieg zum Sulèr, zur Tenne. Auf mich wirkten Scuol Vi und Scuol Sot wie ein begehbares Heimatmuseum, wie ein wunderschönes Engadiner Ballenberg, denn die Bauernpaläste, die gleichzeitig Scheune, Ställe, Tenne und Wohnhaus unter einem Dach vereinigten, sind heute weitgehend nicht mehr genutzt. Das heisst, es wird darin natürlich noch gewohnt, aber die Ställe und Scheunen sind oft leer.

Das Engadiner Haus ist eine der originellsten architektonischen Schöpfungen Graubündens. Das mächtigste Portal führt nach einer steilen Aufstiegsrampe zum Sulèr. Hier fuhren die Unterengadiner Bauern ihre Ernte direkt durchs Haus hindurch in die Tenne (tabla). Im Sulèr, so erzählte mir der Hobby-Historiker Luzi Florin, wurden auch alle grossen Familienfeste gefeiert. Vom Sulèr aus gehen an der Längsseite drei Türen ab: eine führt in die getäfelte Stube (stüva), eine in die gewölbte Küche (chadafö), von der aus auch die Stube geheizt wurde, die dritte Türe führt zur Vorratskammer (chaminada). Zwar gelangt man über eine Steintreppe ins Ober- und Untergeschoss, aber wenn der Engadiner sich schlafen legen wollte, kletterte er durch eine Falltüre (falla) über dem Kachelofen von der guten Stube ins Schlafzimmer hinauf, und der Ofen gab ihm die Wärme gleich mit. Im Untergeschoss schliesslich lagen der ordentlich gelegte Misthaufen und – immer auf der Sonnenseite des Hauses – der Viehstall.

Woher die Sgraffito-Technik stammt, ist nicht so genau auszumachen, vermutlich wurde sie von Italienern im 16. bis 18. Jahrhundert hierher ins schwer zugängliche Scuol gebracht. Auf die roh verputzten Hausmauern wird feiner Kalkputz aufgetragen und geglättet. Auf diese glatte, leicht gewellte, wetterfeste Fläche kommt eine dicke Kalkmilch. Dann werden aus den hellen Flächen die verschiedenen Ornamente herausgekratzt.

In Scuol gibt es praktisch kein Haus mehr, das nicht in frisch renoviertem Glanz erstrahlt. Aber die schönsten, beweglichsten, künstlerisch sensibelsten Sgraffitis habe ich in Guarda gesehen, dem unbestritten schönsten Dorf im unteren Engadin. In Scuol sollte man in Scuol sot (dem Unterdorf) einen Besuch des informativen Unterengadiner Heimatmuseums nicht verpassen. Das Museum d'Engiadina Bassa ist Teil einer der schönsten Dorfplatzkulissen. Im Museum findet man als Prunkstücke die älteste Engadiner Stüva aus dem Jahr 1600 aus Arvenholz und die erste romanische Bibel, die 1679 in Scuol gedruckt wurde.

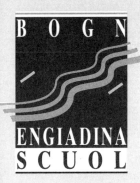

BOGN ENGIADINA SCUOL

Lage

Scuol (Schuls)-Tarasp-Vulpera liegt im Unterengadin auf 1270 m ü. M. (Graubünden) im Bezirk Suot Tasna. Die Bevölkerung spricht rätoromanisch (Vallader).

Anreise

Bahn: Bahnstation Scuol-Tarasp. Internationale Schnellzüge bis Chur. Von dort – zum Teil in direkten Wagen – mit der Rhätischen Bahn nach Scuol.
Auto: Von Landquart über den Flüelapass (92 km). Von Chur über den Albula (Wintersperre, 124 km) oder den Julier (138 km). Von Zürich über den Flüelapass (110 km). Wintersichere Zufahrt durch den Arlberg-Autotunnel.

Klima

Das Unterengadin hat ein subalpines Klima, gepaart mit den Reizfaktoren einer hochalpinen Landschaft. In dem acht mal zwanzig Kilometer grossen Schönwetterloch gibt es mehr Sonnenschein als anderswo. Die Winter sind schneesicher. Windstille, reine und staubarme Luft.

Auskunftsstellen und Adressen

Engadin Bad Scuol und Kurverein Scuol, 7550 Scuol, Postfach 60, Tel. 081/864 94 94, Fax 081/864 99 39. Öffnungszeiten: Mo–Fr 8–22 Uhr, Sa–So 10–22 Uhr.
Kurverein Bad Tarasp-Vulpera, Tel. 081/864 09 44, Fax 091/864 09 45.
Touristikinformation, Tel. 081/864 10 55.

Ortsgebundene Heilwasser

Alkalische Glaubersalzquellen (Natrium-Sulfat-Hydrocarbonat-Chlorid-Säuerlinge). Alkalische Erdeisensäuerlinge (Hypotone Kalzium-Natrium-Hydrogenkarbonat-Eisen-Säuerlinge). Alkalische Bittersalzwasser (Natrium-Magnesium-Hydrocarbonat-Sulfat-Säuerlinge).

Heilanzeigen

Massnahmen zur Prävention chronischer Herz-Kreislauf-Erkrankungen und chronischer Erkrankungen des Bewegungsapparates. Ambulante Sekundärprävention/Rehabilitation nach Herzinfarkt. Ambulante Rehabilitation unfallbedingter und postoperativer Funktionsstörungen des Bewegungsapparates. Primäre und sekundäre Prävention der Osteoporose (Knochenentkalkung). Behandlung bei psychovegetativen und funktionellen Erkrankungen (z. B. Herz-Kreislauf-Organe, Magen-Darm-Trakt, Bewegungsapparat, Stressfolgen). Traditionelle Kuren.
Kurzentrum Vita Sana: Die Heilquellen werden für Trink- und Badekuren verwendet. Erkrankungen der Leber, Galle, Bauchspeicheldrüse und des Magen-Darm-Traktes; Obstipation; Fettwechselstörungen; Übergewicht; Osteoporose; Diabetes mel.; Erkrankung der Herz-Kreislauf-Organe; Durchblutungsstörungen; Atemwegserkrankungen; Erkrankung der ableitenden Harnwege; Rehabilitation nach Operationen; Rheumatische Erkrankung; akutes und degeneratives Gelenk- und Wirbelsäulenrheuma; Bandscheibenläsionen; Weichteilrheuma; psycho-physische Erschöpfungszustände; Depressivität; psychosomatische Erkrankungen: z. B. Migräne; funktionelle Herz-, Atem- und Magen-Darm-Störungen; Rückenschmerzen; Schlafstörungen.

Kontraindikationen

Bei Badekuren: Akute und chronisch-aggressive Hepatitis, fortgeschrittene Leberzirrhose (mit Blutung, Ascites), akute Geschwüre des Magen-Darm-Traktes, Rheuma-Erkrankungen mit schwerer motorischer Behinderung, akut entzündliche und ansteckende Krankheiten sowie bösartige Geschwülste.

Medizinische Betreuung

Das Therapiezentrum steht unter der Leitung von Dr. Chr. Casanova, Spezialarzt für Innere Medizin FMH. Die Therapien werden von diplomierten Physiotherapeuten und diplomierten Masseuren durchgeführt. Medizinisch stützt sich das Scuoler Konzept einerseits auf die von den schweizerischen Heilbädern festgelegten Indikationen ab, andererseits werden neueste Erkenntnisse aus den Gebieten der Balneologie, Klimatologie, Rheumatologie sowie Gastroentrologie, Kardiologie und Sportmedizin in die Therapieangebote eingefügt.

Ärztlich verordnete Therapien

(Anwendungsgebiete der Heilwasser)
Mineral- und Bewegungsbad: Physiotherapie chronischer Erkrankungen des Bewegungsapparates, Rehabilitation unfallbedingter und postoperativer Funktionsstörungen des Bewegungsapparates.
Kohlensäure-Mineralbäder: bei kompensierten Erkrankungen des Herz-Kreislauf-Systems wie arterielle Verschlusskrankheit, milde Hypertonie, vegetative Regulationsstörungen, Venenleiden und Polyneuropathie.
Trinkkuren: bei funktionell-vegetativen Störungen des Magen-Darm-Trakts, Reizdarm, Verstopfung, Entzündung der Harnwege, Harnsteinleiden.
Krankenkassenbeiträge: Für ärztlich verordnete Badekuren oder stationäre Kurbehandlungen in ärztlich geleiteten Kuranstalten gewähren die Krankenkassen den statutarischen Kurbeitrag. Der Antrag muss mit dem ärztlichen Zeugnis mindestens 8 Tage vor Kurantritt bei der Kasse eingereicht werden. Die Kurklinik Vita Sana, die das Kurzentrum in Bad Tarasp-Vulpera führt, steht im Kuranstaltverzeichnis des Konkordates der Schweizerischen Krankenkassen.

Wellness in eigener Regie

Kohlensäure-Mineralbäder, Massagen, Römisch-Irisches Erlebnisbad, Bewegungstraining im Fitnesszentrum, in Ausnahmefällen Fangopackungen, Sauna, Dampfbad, Solarien, Schwimmen in Thermalbassins.

Infrastruktur

Das neu eröffnete Engadin Bad Scuol (Bogn Engiadina Scuol) bietet 504 m^2 Wasserfläche. Es umfasst ein Therapiezentrum für Prävention und ambulante Rehabilitation, die Erlebniswelt der Bäder- und Saunalandschaft mit dem ersten Römisch-Irischen Bad der Schweiz, einen Zugangsturm, ein Chinesisches Restaurant, eine Trinkhalle, ein Fitness-Center, ein Kosmetikstudio, eine Infothek mit Verkaufsshop, einen Kultur-Seminarraum, eine Gymnastikhalle.
Das Erlebnisbad umfasst Bewegungsbecken mit Massage- und Luftdüsensprudelliegen, Bodensprudel und Wasserpilz (152 m^2, 34 °C), Heisssprudelbecken-Whirlpool (23 m^2, 37 °C), Solebecken mit Massagedüsen, zweiprozentiger Salzgehalt (71 m^2, 35 °C), Warmwasser-Grotte mit Wasserfall (20 m^2, 37 °C), Kaltwasser-Grotte mit Wasserfall (7 m^2, 18 °C), Aussenbad mit Strömungskanal, Sprudelliegen und -sitze, Massagedüsen, Sprudelgrotte und Wasserstrahl (161 m^2, 34 °C), Dampfbad, Saunalandschaft (2 Innen- und 1 Aussensauna, Innensauna mit 85 °C, Biosauna mit 55 °C und Aussensauna mit 95 °C), Dampfbad, Tauchbecken mit Wasserfall, Duschlandschaft, Fusswärmebecken, Liegeraum, Saunabar, Solarium.
Das Römisch-Irische Bad: Zeitaufwand ca. 2–3 Stunden, das heisst 2 Stunden aktiv und 1 Stunde passiv.
Öffnungszeiten: Aktuelle Informationen sind erhältlich über Tel. 081/864 94 94, Fax 081/864 99 39. Zutritt für Kinder: erst ab 12.00 Uhr. Römisch-Irisches Bad und Sauna zum voraus reservieren lassen (Kinder haben hier keinen Zutritt).

Hotels schliessen jeweils im Mai und November (individuell 2–4 Wochen). Bergbahnen: Saisonbetrieb Sommer und Winter.
Zentrum für Prävention und ambulante Rehabilitation: Mo–Fr 8–12, 15–18 Uhr. Sa 8–12 Uhr.

Sport

Beinahe unerschöpfliches Angebot im Sommer und im Winter: Wildwasserfahrten auf dem Inn (Hydrospeed und Schlauchboot), Tennis, Angeln, Bogenschiessen, Golf, Mountain-Bike-Touren, Gleitschirmflug-Kurse, Judo, jede Spielart des weissen Sportes im Winter.

Ausflüge

Geologische und botanische Exkursionen im Unterengadin, Panorama-Höhenweg von Lavin bis Vinadi (3–4 Tage, mit Bergunterkünften auf der Route), geführte Wanderungen durch den schweizerischen Nationalpark, Wildbesichtigung, Quellenwanderung, Postautoausflüge, Ausflüge mit Bernina- und Glacier-Express, Ausflug nach Samnaun, dem bündnerischen «Zollfreilager».

Kulturelles Angebot

Museum d'Engiadina Bassa (Heimatmuseum), in welchem auch die erste, in Scuol gedruckte rätoromanische Bibel aus dem 15. Jahrhundert ausgestellt ist. Nationalparkhaus in Zernez, Schloss Tarasp, alte Mühle in Ftan. Nicht verpassen: Besuch des schönsten Bündner Dorfes Guarda, Talmuseum Chasa Retica, Samnaun, Kunstgalerie «Gallaria d'art». Kloster St. Johann, Müstair, kulturelle Veranstaltungen der «amis da l'art», Konzerte, usw. aus dem Veranstaltungskalender des Kurvereins.

Das gibt es nur in Scuol

Trinkkuren an den Dorfbrunnen mit zwei Röhren: aus der einen fliesst reines Quellwasser, aus der anderen reines Mineralwasser. Prächtige Sgraffiti, Engadiner Häuser und das erste Römisch-Irische Bad der Schweiz.
Kombinationsbehandlung: Moderne Konzepte in der Prävention und Rehabilitation verbinden Elemente der Bewegungs- und Balneotherapie in ausgewogener Kombination und werden als «intensive physikalisch-balneologische Behandlungen» bezeichnet.
Vorteile eines ambulanten Rehabilitationszentrums: Herauslösung aus häuslicher und beruflicher Stresssituation. Intensive sportliche Betätigung für körperlich sehr aktive Patienten. Einbezug von Familie/Partner in die Aktivitäten. Naher Kontakt mit Gesunden. Fehlende Spitalatmosphäre. Verzicht auf unnötige Klinik-Infrastruktur. Kostenersparnis.

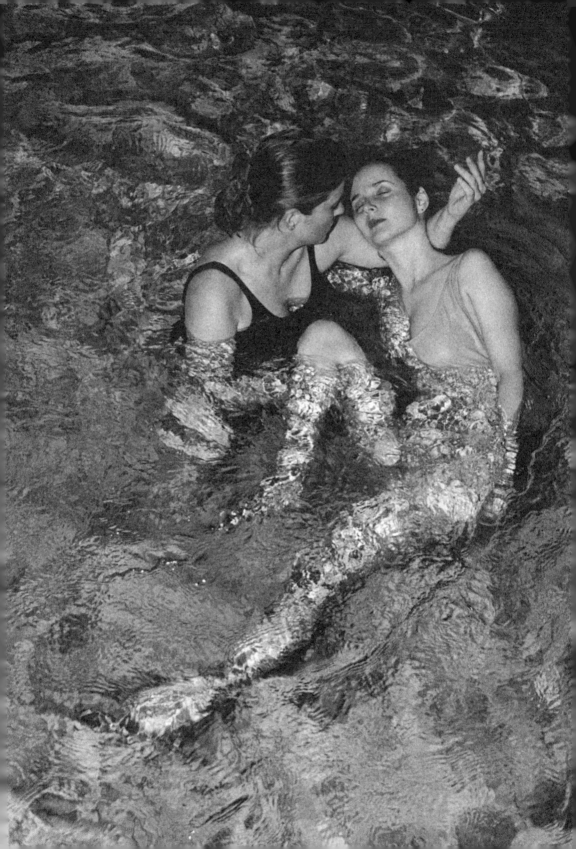

Baden hat einen Goldschatz, und der ist flüssig.
Jeden Tag quellen eine Million Liter sieben-
undvierziggrädiges heilkräftiges, mineralhaltiges
Wasser aus neunzehn Thermalquellen. Die
Gebärstube der Quellen ist nur 200 Meter lang
und 50 Meter breit und liegt diesseits und jenseits
der Limmat im Bäderquartier Baden und in Ennetbaden.

Baden hat aber noch einen anderen Trumpf im
Spiel: es besitzt die älteste Bäderkultur der
Schweiz. Sie reicht tief zurück bis zur mittleren
und neueren Steinzeit. Sie erlebte zur Zeit der
Römer eine Hochblüte, geriet bis ins 15. Jahrhundert in Vergessenheit, feierte im Mittelalter fröhliche, sinnliche Urstände, zog im 16., 17. und
18. Jahrhundert die berühmtesten Köpfe Europas
an, wurde im 19. Jahrhundert von Dichtern und
Philosophen entdeckt und erlebte darauf eine
gewaltige Expansion.

Jetzt ist man in Baden dabei, die alten Lor-
beeren neu zu putzen. Hat man sich zu lange
darauf ausgeruht? Überdeckt das Image der
Industriestadt Brown Boveri jenes des Badekurortes? Ist der Glaube an das Wunder der heilkräftigen Quellen verlorengegangen? Der Kurort ist
dabei, den alten, beweglichen, innovativen
Bäder-Pioniergeist zu reaktivieren.

Baden
Das flüssige Gold

Alles begann in der «Blume»

Nach einem ermüdenden Sitzungstag in Zürich, nach welchem ich mich wie gewöhnlich ein wenig staubig und verdrossen fühlte, fuhr ich mit meinem Auto nach Baden ins Bäderquartier. In Zürich waren die Hotelpreise für den mageren Spesenetat einer freien Journalistin sowieso zu hoch. Sofort nahm mich dieses zeitlose, in sich geschlossene Bäderquartier gefangen: eine stille Gegenwelt zum aggressiven Zürich. Ich verliebte mich auf den ersten Blick in die «Blume». Noch nie im Leben hatte ich ein solch verwunschenes Hotel gesehen. Um einen grossen Innenhof mit plätschernder Quelle erheben sich über vier Etagen die gusseisernen Balustraden. Grünpflanzen, die ich seit Grossmutters Lebzeiten nicht mehr gesehen habe, lassen anmutig ihre grünen Wedel darüber hängen. Auf den ringsum laufenden Galerien im ersten Stock sitzt oder isst man. Das moderne überdachte und offene Thermalschwimmbad liegt nur zwei Schritte von der Blume entfernt. Jakob Burckhardt, der Historiker und Diplomat, schrieb in einem seiner berühmten Badener Briefe – er war Stammgast im Verenahof – im Juli 1889: «Thermales Dasein in vollem Gange, sammt der davon herstammenden Verdummung.» Abschalten, «verdummen», mir kam das an jenem ersten Abend in der Blume im Bäderquartier als höchst erstrebenswertes Ziel vor.

In der Blume begegnete ich damals, 1989, erstmals Walter Wenger, dem Kurdirektor von Baden, gleichzeitig Generalsekretär des Verbandes Schweizer Badekurorte. Wir verstanden uns auf Anhieb. Wenn ich die Schweizer Reise durch die Heilbäder antrat, unzählige Reportagen schrieb, eine Fernsehreihe konzipierte und meinen Energien dieses Buch abrang, dann ist es diesem sensiblen, wachen Geist Walter Wengers zu verdanken, der die Schlüsselworte fand, die meine journalistische Neugier und die Passion für das Wunder der heilenden Wasser weckte. Heraklit (550–480 v. Chr.) prägte den Begriff Panta rhei,

alles fliesst. Mit Walter Wenger habe ich oft über die Mysterien der heilenden Wasser diskutiert. Er erlebte die Früchte unserer Zusammenarbeit nicht mehr. Seine unheilbare Krankheit, die er mit so grosser Würde getragen hat, holte ihn 1993 weg von uns.

Die drei K's von Baden

Frauen haben nach überholten Vorstellungen ihren drei K's treu zu bleiben: Kinder, Küche, Kirche. Baden hat ebenfalls seine drei K's: Kur, Kultur, Kurzweil. Wer in Baden gesund werden oder vorbeugend etwas für seine Gesundheit tun will, der kommt auf seine Rechnung. Wer neben der Kur etwas Nahrung für seinen Geist sucht, das Schöne und Schönste liebt: Baden ist eine Kulturstadt par excellence. Und wer sich in Baden langweilt, der ist selber schuld. Wer sich abends hinter seinen Fernseher im Hotelzimmer verkriecht, als wäre er zu Hause, verpasst ganz einfach zu viel Erlebenswertes. Unter Walter Wengers initiativer Leitung sind Kur, Kultur und Kurzweil eine intensive Beziehung eingegangen. Das eine ergänzt das andere.

Der Gast ist in Baden Mittelpunkt. Es stehen ihm sechs Stadthostessen zur Verfügung. Sie begleiten Gäste nicht nur auf dem Bäder- und dem Altstadtrundgang, sondern auch in die prachtvolle Privatsammlung französischer Impressionisten in der Langmatt. Hier hat die «Herrschaft» gewohnt, die sagenhafte Jenny Brown (1871–1968), eine geborene Sulzer. Schwarzgekleidet, hager, gross und rothaarig sah sie aus, als sei sie von Edvard Munch «erfunden» worden. Sie beherrschte ihre drei Söhne, auch noch als diese selber schon gestandene Männer waren. Sie liess keine anderen Frauen als Rivalinnen zu und wusste Heiraten erfolgreich zu verhindern. Mit ihrem Mann, Sidney Brown (1865–1941), zusammen und später allein trug sie in jahrzehntelanger Arbeit mit Begeisterung, Kennerschaft und Liebe reiche Schätze der Malerei zusammen. Ihre Sammlung französischer Impressionisten hat Weltruf. Manchmal hatte sie jahrelang auf ein Bild gewartet, auf einen Renoir, einen Paul Cézanne oder einen Edgar Degas. Die weltberühmte Familie Brown Boveri (BBC) starb mit dem letzten Sohn, John A. Brown, 1987 aus. Er vermachte die Sammlung und die elterliche Villa Langmatt der Stadt. Diese Villa mit Möbeln, Porzellan, Asiatica, Silber, Teppichen, Uhren und der schönen Bibliothek erzählt viel über den Lebensstil einer einflussreichen Industriellenfamilie in der ersten Hälfte unseres Jahrhunderts. Ein Schrank mit gewidmeten Fotografien von Claude Crussard, Dinu Lipatti, Clara Haskil und vielen Solisten sind Erinnerungen an Konzerte und Begegnungen, die hier stattgefunden haben. Die Gemäldesammlung und die Villa zusammen sind ein unvergleichliches Kunsterlebnis. Jenny Brown, die Herrschaft, wie man sie nannte, hat wohl auch aus Angst, ihre kostbare Sammlung möge sich durch eine Heirat ihrer Söhne in alle Winde zerstreuen, deren privates Glück aufs Spiel gesetzt. Als ich tief beeindruckt und benommen aus der Villa Langmatt in den Park hinaustrat, konnte ich sie sogar verstehen. Denn echte Kunst behält die Kraft, uns über Jahrhunderte hinweg zu berühren und zu trösten.

Der neue Kulturweg im Raum Baden führt als Rundwanderung vom alten Landvogteischloss aus von einer Holzbrücke zur anderen. Eine einmalige, romantische Flusswanderung und gleichzeitig eine Begegnung mit zwanzig frei aufgestellten Skulpturen.

Grosse Zeiten hinterlassen tiefe Spuren

«Wer zählt die Völker, nennt die Namen, die alle hier zusammenkamen.» Wollte man alle Grossen, die nach Baden zur Kur reisten, nennen, so würde daraus eine langweilige Auflistung, so nehme ich lieber zusammenfassend zu Schillers Ausspruch Zuflucht.

Ob bereits Orgetorix, der im benachbarten Schinznach wohnte und als Fürst die Helvetier, ein keltischer Volksstamm, dazu überredete, nach dem fruchtbaren Land Gallien aus-

Kurz-Geschichte

Quellengeschichte Die Entdeckung der Quelle soll auf das Jahr 58 v. Chr. zurückgehen. Der Sage nach fand der Jüngling Siegawyn seine Ziege, die sich verirrt hatte, an einem Felsen vor, aus dessen Gestein heisses Wasser floss. Seine sich an dieser so entdeckten Quelle erlabende gelähmte Braut Ethelfriede genas darauf auf wundersame Weise.

400 bis 300 v. Chr. Zahlreiche Funde von Steinwerkzeug aus dem Kurgebiet beweisen, dass in der mittleren oder jüngeren Steinzeit die Menschen bereits von den heilenden Quellen gewusst haben müssen.

Römerzeit Als die Helvetier nach der verheerenden Schlacht von Bibrakte römische Untertanen wurden, hiess Baden Aquae Helveticae. Das römische Legionslager im heutigen Bäderquartier bestand bis 400 n. Chr. Die Römer bauten hier ein eindrucksvolles Bäderzentrum auf.

1000 Graf Nellenburger errichtet Burg, Kirche und Dorf.

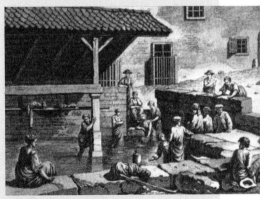

Auf dem Platz im Bäderquartier haben bereits die Römer ihr berühmtes Badezentrum gebaut, und im Mittelalter gab es die offenen Gemeinschaftsbäder.

1046 Baden wird erstmals urkundlich genannt.

1264 Durch Erbgang kommt Baden in die Hände der Grafen von Habsburg.

1297 Baden wird das Stadtrecht verliehen.

1415 Der Aargau wird durch die Eidgenossen erobert.

1400 bis 1500 Im späten Mittelalter wird die Quelle neu entdeckt. Baden erwirbt Ruhm als Bäderstadt. Die berühmten, grossartigen Badenfahrten der Zürcher Bürgermeister beginnen.

1421 bis 1712 Die Eidgenossen halten regelmässig ihre Tagsatzung in Baden ab: Viele vornehme schweizerische und internationale Gäste reisen nach Baden.

1526 Im Anschluss an die Reformation Zwinglis finden in Baden die berühmten Disputationen zwischen Katholiken und Reformierten statt. Die Badener Bürger entschliessen sich, katholisch zu bleiben. Die Renaissance und Reformationszeit zieht die bedeutendsten Theologen und Humanisten nach Baden, die auch die Heilquelle schätzen und darüber publizieren.

1600 bis 1700 (Barock) Goldenes Zeitalter für das Bäderwesen. Es ist das Jahrhundert der Dichter und Künstler, die den Ruhm Badens weiterverbreiten.
In der zweiten Hälfte des 17. Jahrhunderts baut die Stadt – unterstützt durch die katholischen Innerschweizer Orte – ihre Befestigungen aus und wird so zum Bollwerk zwischen den reformierten Orten Bern und Zürich.

1712 Im zweiten Villmergerkrieg wird die Stadt von den reformierten Orten belagert, erobert und geplündert. Baden wird zur unbedeutenden Kleinstadt.

1714 Während des Friedenskongresses nach dem Spanischen Erbfolgekrieg erlebt die Stadt für wenige Monate eine Blüte.

1815 Nach der Gründung des eidgenössischen Staatenbundes geht es mit Badens Bä-

zuwandern, die Quelle kannte, ist nicht bewiesen. Damit niemand von Heimweh nach der bisherigen Heimat geplagt würde, verlangte Orgetorix, dass die Auswanderer ihr ganzes Hab und Gut, das sie nicht auf ihren Ochsenkarren mitschleppen konnten, hinter sich verbrennen sollten. Zwölf Städte und vierhundert Dörfer gingen so in Flammen auf, darunter auch Baden. Bei der Schlacht von Bibrakte wurden die Helvetier vom römischen Feldherrn Cäsar und seinen kriegsgewohnten Legionen vernichtend geschlagen. Von den 360 000 Auswanderern kamen nur noch 110 000 in die zerstörte Heimat zurück. Von diesem Augenblick an waren die Helvetier kein freies Volk mehr, sondern Untertanen der Römer. Ich selber wohne in Avenches oder Aventicum, wie die damalige Hauptstadt Helvetiens unter den Römern hiess. Aus Baden machten die Sieger Aquae Helveticae, und Tacitus rühmte die Qualität seines Wassers. Dort, wo heute das Bäderquartier liegt, bauten die Römer ein grossartiges Badezentrum auf. Das mittelalterliche Freibad auf dem Kurplatz im heutigen Bäderquartier war zum Teil noch mit römischen Steinen aufgemauert.

Die Tagsatzung (1421 bis 1712) prägte Baden in kultureller und wirtschaftlicher Hinsicht auf einzigartige Weise. Die eidgenössischen Stände (Kantone) waren zwar bis 1798 selbständige Staaten, doch durch vielerlei Bündnisse miteinander verbandelt. Mehrmals im Jahr kam man zusammen. Jeder Stand sandte zwei seiner bestgestellten Vertreter. Im Ständerat in Bern sitzen auch heute noch pro Kanton, ob gross oder klein, je zwei Vertreter. Aus dem Ausland kamen die Diplomaten und hochgestellten Persönlichkeiten wegen der Tagsatzung nach Baden. Den Tagsatzungssaal in Baden sollte sich niemand entgehen lassen. Man kann ihn nach Voranmeldung beim Verkehrsverein besichtigen. Im Stadtwappen Badens, so entdeckt man da, sitzen ein nacketes Weiblein und ein nacketes Männlein im gleichen Zuber...

Die sogenannte Disputation (1526), während welcher nach der Reform die Alt- und

Neugläubigen diskutierten, brachte eine Reihe weltberühmter Theologen und Humanisten nach Baden. Der humanistische Arzt Alexander Sytz (1468–1545) gab das erste gedruckte Buch über das weltoffene Baden heraus. Die Badener Bürger beschlossen, katholisch zu bleiben. Im zweiten Villmergerkrieg (1712) bezahlte die Stadt teuer für diesen Entscheid. Mit Brandschatzung und Schleifung der Befestigungen rächten sich die reformierten Orte. Ein neuer Höhepunkt wurde Baden allerdings nochmals 1714 geschenkt, als hier die dritte europäische Friedenskonferenz stattfand, die das Ende des spanischen Erbfolgekrieges besiegelte.

Erst nach der Gründung des eidgenössischen Staatenbundes (1825) begann der unaufhörliche Aufstieg Badens zum international anerkannten Badekurort. Er wurde zum Treffpunkt für Dichter und Denker, für Philosophen und sonstige illustre Badegäste. Ein Bauboom ohnegleichen setzte ein. Die Hotels wurden aus- und umgebaut. Die alten Freibäder abgerissen. Die Menschen des 19. Jahrhunderts waren von den Bädern besessen und unkritisch wundergläubig. Die erste Eisenbahnstrecke auf Schweizer Boden führte von Zürich nach Baden. Sie wurde im April 1846 eingeweiht. Im Volksmund hiess sie bald einmal die Spanisch-Brötli-Bahn. Was es mit diesem Namen auf sich hatte, war gar nicht so leicht zu erfahren. Bei den Spanisch-Brötli, einer Badener Spezialität, handelte es sich um ein Teigkissen aus Blätterteig, das vor allem die Zürcher heiss liebten. Für das «spanisch» mag noch die Erinnerung an den spanischen Erbfolgekrieg, der im Friedenskongress in Baden sein Ende fand, mitgespielt haben.

Baden war nie ein Vorort Zürichs

Zürich war nach der Reformation ausgesprochen sinnesfeindlich. Ausläufer dieser Gesinnung waren noch bis in dieses Jahrhundert zu spüren, als die allmächtigen Frauenvereine die Polizeistunde auf Mitternacht festlegten und so aus Zürich, das empfanden vor

dern wieder aufwärts. Eine grosse Bautätigkeit setzt ein. Viel Prominenz vergoldet den Ruf Badens.

1819 Mit einem Holzsteg über die Limmat wird Baden mit Ennetbaden verbunden.

1834–1836 Bau der Trinkhalle, des Badhotels Limmathof, des Hotels Schiff und des Freibads.

1839 Die Limmatpromenade ist fertig.

1840 Abtragung des alten, offenen Verenabades auf dem Bäderplatz.

1844 Der Verenahof entsteht (1872/73 weiterer Ausbau), Erbohrung neuer Quellen.

1847 Nach längerer Bauzeit fährt die erste Eisenbahn von Zürich nach Baden (Spanischbrötli-Bahn). Das Industriezeitalter beginnt.

1865 Gründung des ersten Kurvereins.

1871–1875 Errichtung des Kursaals.

1872/73 Ausbau und Erneuerung des Hotels Blume am Bäderplatz.

1875 Der alte, hölzerne Fusssteg über die Limmat wird durch den Bau der «Schiefen Brücke» ersetzt.

1881 Bau des Sommer-Kurtheaters.

1891 Die beiden Ingenieure Brown und Boveri gründen ihre Elektrofirma.

1911 Eröffnung des städtischen Inhalatoriums.

1967/68 Bau des Staadhofes mit medizinischem Zentrum.

1968 Eröffnung des modernen Badener Thermalschwimmbades beim Staadhof.

1981 Das attraktive Garten-Thermalbad, durch eine Schleuse mit dem Thermalschwimmbad verbunden, kann den Besuchern übergeben werden.

1991 Eröffnung des schweizerischen Heilbäder-Archivs im Nordflügel des ehemaligen Inhalatoriums.

allem Auswärtige, ein Riesendorf ohne Welt-stadtcharme machten.

Das katholische Baden dagegen war aus-gesprochen sinnesfreudig. Wenn sich die Zür-cher amüsieren wollten, so reisten sie nach Baden, entweder mit Ross und Wagen oder auf der Limmat vom Limmatquai aus in Weid-lingen, die bis achtunddreissig Menschen fassten. Abfahrt und Ankunft waren für die Zuschauer jedesmal eine Volksbelustigung. Zwei Stunden brauchte man auf dem Wasser nach Baden, acht Stunden wieder gegen den Strom «bergauf». Die Zürcher Bürgermeister hatten einen besonderen Hang zu aufwendi-gen Badefahrten. Hans Weidmann wurde bei seinem letzten Aufenthalt in den sinnesfreudi-gen Bädern 1439 mitten aus seiner «Kur» her-aus deportiert und noch gleichen Jahres hin-gerichtet. In Zürich, so erzählt die Legende, musste jeder Bräutigam seiner Braut im Ehe-vertrag versprechen, sie alle Jahre einmal in die Bäder von Baden zu führen.

Nach dem zweiten Villmergerkrieg (1712) verboten die bigotten Stadtväter von Zürich die Badefahrten. Der katholische Brückenkopf Baden, mit den katholischen Kantonen der In-nerschweiz verbunden, wurde zwischen den reformierten Bernern und Zürchern aufgerie-ben. Das stolze Thermopolis sank zum unbe-deutenden Provinzort ab. Aber trotzdem hat sich Baden nie als Vorort des mächtigen Zü-richs gefühlt. Eine glanzvolle Vergangenheit stärkt den festfreudigen Bürgern von Baden bis heute den Rücken.

«Obrist Kratz» und «Obrist Fresser»

Die Badesitten im Mittelalter waren barba-risch. Man begann mit bis zu fünf Stunden Badedauer am Morgen und weiteren fünf Stunden am Nachmittag. Wenn man weiss, wie aggressiv diese warmen Heilwasser mit ihren thermischen und chemischen Reizen sind, dann versteht man, dass diese Rossba-dekuren die Haut aufplatzen liessen. Sie «er-blühte» in Ausschlägen, Entzündungen, Pu-steln. Aber gerade das hielt man für gesund,

für das Zeichen, dass die Kur anschlug. Im 16. Jahrhundert galt die Faustregel, dass man innerhalb von drei Wochen mindestens hun-dert Badestunden abgesessen haben musste. In einer ersten Phase begann die Haut nach dem langen Sitzen im warmen Wasser wie Feuer zu brennen, das war die Zeit des «Obrist Fresser». Die Kuristen frohlockten, die Heilung beginnt, das Böse wird ausgeschwemmt. In der zweiten Hälfte der Kur begann «Obrist Kratz» sein Regiment. Das Brennen milderte sich, aber dafür begann es nun am ganzen Leib zu jucken, ausser man tauchte ins Was-ser ein. Wenn einer im «Wynrüschlin», er-schöpft vom Essen, Spielen und Zechen, im Wasser einschlief, dann konnte schon hie und da einer «ersaufen».

Hygienisch ist es bei diesen Kuren mit Be-stimmtheit nicht zugegangen. Da sich viele während des Badens auch noch schröpfen liessen, färbte sich das Wasser manchmal blutig-rot. Der Badearzt Pantaleon klagte 1500 in Baden, dass sich die Kurgäste vor Hörnchen (Schröpfgläsern) strotzend ins Gemein-schaftsbad setzten, wobei offenbar mancher Blutstropfen ins Wasser fiel und dieses der-massen «geferbet» habe, «als wenn man in dem Blute bade». Ebenso unvernünftig han-delten die Kuristen bei der Trinkkur. Man be-gann mit zwei, drei Bechern und steigerte auf mehrere Liter pro Tag. Erst wenn der Magen gründlich verstimmt war und die Därme rebel-lierten, hielt man eine Trinkkur für gelungen.

Es waren nicht nur die sehr freien Sitten der nackt badenden Männlein und Weiblein, die gewisse öffentliche Bäder in Verruf brachten. Die Badetreiberinnen, Masseusen, galten viel-fach als Prostituierte, die Bader als Zuträger, Kolporteurer. Das Wort «salbadern» stammt aus dieser Quelle. Die öffentlichen Bäder auf dem Platz mitten im heutigen Bäderquartier, das freie Bad und das Verenahof-Bad, waren vor allem den Armen vorbehalten. Die Besser-gestellten wohnten in aufwendig ausgestatte-ten Privatgemächern der Gasthöfe, aber auch hier badeten Männer und Frauen gemeinsam.

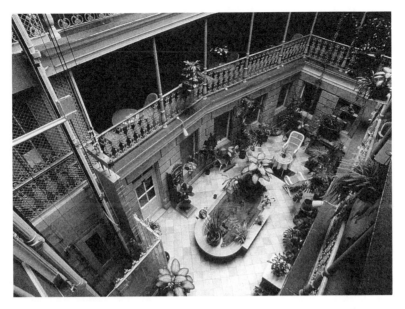

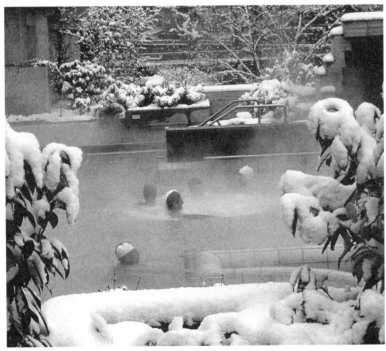

Die «Blume» im Bäder-
quartier, ist eines der
romantischsten Hotels
der Schweiz.

Das Baden unter freiem
Himmel im 34 Grad warmen
Wasser bei Temperaturen
unter Null ist ein
köstlich-prickelndes
Erlebnis.

Der heisse Stein

Es gibt zwei legendäre «Steine» in Baden: Im stufenförmig angelegten Baden steht Schloss Stein zuoberst auf dem Felskamm. Auf der tiefsten Stufe an der Limmat, mitten auf dem stillen Kurplatz im Bäderquartier liegt der Heisse Stein. Hier kehren vier der traditionsreichen Hotels einander die Fassaden zu: der Verenahof, der Schweizerhof, die Blume, der Staadhof. Unter dem Heissen Stein liegt die ertragreichste aller Heilquellen. Von hier aus fliesst das warme Thermalwasser über ein kompliziertes Verteilersystem direkt in die umliegenden Badehotels und in die Thermalschwimmbäder. Alte, urkundlich bezeugte Wasserrechte halten genau fest, wie das kostbare Wasser zu verteilen ist. Die Quellen sind in Privatbesitz. Prozesse, Intrigen, Verleumdungen ranken sich um den Heissen Stein. Es soll von alters her die Bösen gegeben haben, die den anderen das Wasser abgruben…

Das Wunder des Thermalwassers liegt in grossen Tiefen, tief im Schoss der Erde unter dem Heissen Stein. Die Thermen entstehen durch Regenwasser, das in den mit Klüften und Schichtfugen durchsetzten Gesteinsschichten versickert. So wird es dem natürlichen Wasserkreislauf entzogen. Das Badener Thermalwasser bleibt mindestens 30 000 Jahre in grosser Tiefe und nimmt allmählich die Temperatur des umgebenden Gesteins an, wird dadurch spezifisch leichter und steigt den undurchlässigen Schichten entlang wieder empor. Auf dem Weg zum Licht reichert sich das Wasser mit all den Spurenelementen an, die letztendlich den geplagten Menschen helfen. Die letzten Geheimnisse aber behalten alle Heilquellen für sich.

Neue Lorbeeren?

Früher kurten alle Badegäste unter der Leitung eines Arztes. Heute sind es nur noch deren zwanzig Prozent. Früher war das Wasser der Kur-Mittelpunkt schlechthin, heute ist das Thermalwasser nur einer der vielen Heilungs-

faktoren. Im 20. Jahrhundert hatte man während des Kurens nicht viel mit mittelalterlicher Sinnesfreude vor. Militärischer Drill und moralinsaure Disziplin waren die Regel. Viele mögen sich noch daran erinnern. Heute heisst das Schlagwort Wellness. Früher gab man sich bescheiden mit einem kleinen Hotelzimmer zufrieden. Heute will man zum mindesten den Komfort, den man zu Hause auch hat. Früher glaubte man an die Götter in Weiss. Heute will der Mensch mehr sein als eine reparaturanfällige Maschine.

Es scheint, als hätte sich alles grundsätzlich verändert. Freizeit und Wellness sind neue Begriffe im Kurwesen. Um sich dem veränderten Publikumsgeschmack anzupassen, sind im alten traditionsreichen Baden riesige Investitionen vor allem in der Hotellerie nötig. Die Quellenrechte sind Privatbesitz, die Hotels sind Privatbesitz. Eine Badener Kurortplanungskommission, hinter die sich auch die politische Gemeinde Badens stellt, hat erste Arbeiten geleistet und Solidarisierungseffekte erzielt. In welche Richtung die neue Entwicklung gehen könnte, hat das Ehepaar Halter-Reber, Besitzer des Hotels Schweizerhof, demonstriert. Es liess die altehrwürdigen Bädergewölbe im Keller vollkommen ausräumen und baute hier ein thermales Erholungszentrum auf mit einer Thermalgrotte (ein natürliches Quellendampfbad), einem Thermalwasser-Whirlpool, einem Familien-Thermalbaderaum für zwei bis vier Personen, Einzelbäder-Kabinen, Massage- und Heilgymnastikräumen. «Thermalbaden soll Spass und Freude machen», meinen Rosmarie und Rolf Halter. Sie bieten mit professionell ausgebildeten Therapeuten zum Bäderangebot auch Relax-Programme mit Tiefenentspannung, Badespass mit autogenem Training sowie Konditionskurse an. Anfang 1993 hat ein junges Paar, Pia Nussbaumer und Roland Scherrer, den traditionsreichen Verenahof übernommen. Auch sie haben Ausbau- und Renovationspläne. Sie, die die Enkel der alten Stammgäste sein könnten, gehen ganz neue Wege. Sie bieten eine besondere Attraktion: «Watsu»,

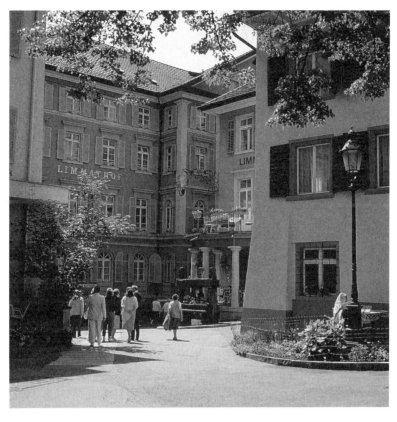

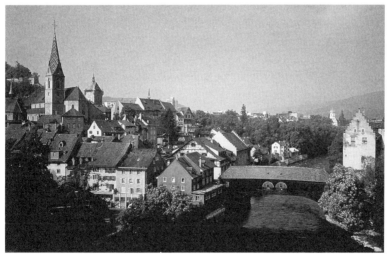

Das Bäderquartier hat
eine ganz eigene Aus-
strahlung; es ist eine in
sich geschlossene Welt.

Baden ist eine Stadt
voller Lebensfreude und
Kultur.

ein Wassertanz mit Tiefenentspannung, bei welchem sich der Gast total der Therapeutin anvertraut.

Hermann Hesse, der seit 1923 dreissig Jahre lang in Baden kurte und hier langsam und philosophisch das Älter- und schliesslich Altwerden erlebte, mag die gekachelten Bäder im unterirdischen Gang, die heute den Verenahof mit den Thermalschwimmbädern und dem Therapiezentrum im Staadhof verbinden, wundersam gefunden haben. Er begnügte sich mit einer bescheidenen Mansarde mit geblümten Tapeten, aber er war schliesslich auch ein Dichter. Er schreibt: «Mit einem leichten Schwindelgefühl richte ich mich morgens im Bett auf, setze durch einige vorsichtige Übungen die eingerosteten Beine wieder in Betrieb, stehe auf, werfe den Schlafrock über und schreite langsam durch den halbdunkeln, schweigenden Korridor zum Lift, der mich durch alle Stockwerke bis in den Keller zu den Badezellen führt. Hier unten ist es sehr schön. In den steinernen, sanft hallenden Gewölben herrscht beständig eine wunderbar weiche Wärme, denn überall rinnt das heisse Wasser der Quellen. Ein heimliches, wärmendes Höhlengefühl überkommt mich. In meiner reservierten Badezelle erwartet mich das tiefe, in den Boden versenkte, gemauerte Bassin voll heissen, eben aus der Quelle geronnenen Wassers, ich steige langsam hinein auf zwei kleinen Steinstufen, drehe die Sanduhr um und tauche bis zum Kinn in das heisse und strenge Wasser, das ein wenig nach Schwefel riecht. Hoch über mir, am Tonnengewölbe meiner massiv gemauerten Zelle, die mich sehr an eine Klosterzelle erinnert, fliesst Tageslicht dünn durch ein Fenster mit matten Scheiben; dort oben, ein Stockwerk höher als ich, hinter dem Milchglas, liegt die Welt, fern, milchig, kein Ton von ihr erreicht mich. Und um mich her spielt die wunderbare Wärme des geheimnisvollen Wassers, das seit Tausenden von Jahren aus unbekannten Küchen der Erde rinnt und beständig in schwachem Strahl in mein Bad nachströmt.» In dichterischer Verklärung gesehen, finde ich die alten Badehotels immer noch wunderschön. Aber der Realität der Menschen von heute sind diese Bäderhotels nicht mehr gewachsen.

Die Kurärztin, Dr. med. Lilian Jaeggi-Landolf, ist nicht nur Medizinerin, sondern auch Psychologin. Sie sorgt ebenfalls für einen Silberstreifen am Horizont der Hotellerie. Als private Unternehmerin hat sie mit grossem finanziellem Einsatz und unverbrüchlichem Vertrauen in die Zukunft einen neuen Zweig des Kurbetriebes in Baden eröffnet. Zur Arztpraxis und zum grosszügig konzipierten Therapiezentrum bietet sie auch attraktive Kur-Appartements an. Sie empfiehlt Kuren als ideales Mittel, um den Bilanzausgleich im körperlichseelischen Haushalt des Menschen, auch und insbesondere des aktiven und im landläufigen Sinn gesunden Menschen, zu unterstützen. An jedem Badekurort habe ich etwas für meine eigene Gesundheit gelernt. Durch das Ausbalancieren des Körpers auf einem grossen Medizinball, wie es mir die Therapeutin in Dr. Lilian Jaeggis Zentrum beibrachte, habe ich meine schmerzhaften Verspannungsrückenschmerzen endgültig verloren.

Das flüssige Gold von Baden ist vermutlich der Rohstoff, aus welchem sich ein wirtschaftlich sicheres Standbein aufbauen lässt, jenseits von Konjunkturflauten und Rezession. Mit zunehmender Lebenserwartung wächst unsere Sensibilität für Gesundheit und Gesundbleiben. Das Bedürfnis nach sinnvoller Freizeitbeschäftigung wird steigen. Im Spiel um die Bäderzukunft als neues Thermopolis hat meiner unmassgeblichen Meinung nach Baden noch alle vier Könige im Spiel: Ein hervorragendes Heilwasser, eine mehrtausendjährige Bädertradition, eine erstklassige ärztliche und therapeutische Infrastruktur, eine zentrale Lage und ein grosses Kulturangebot.

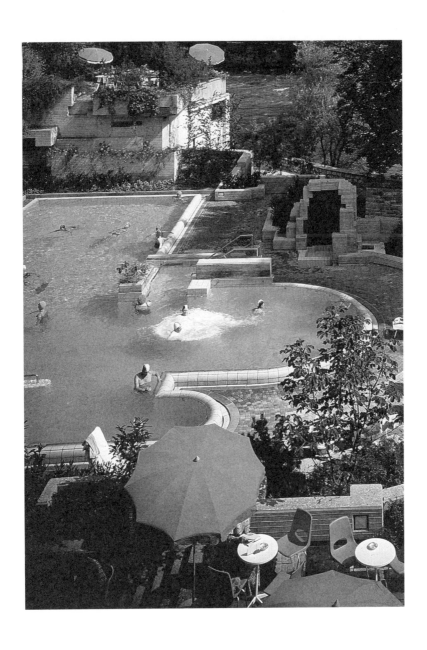

Neben einem «düsen-
reichen» Innen-Ther-
malbad steht den Besu-
chern auch ein Aussen-
bassin zur Verfügung.

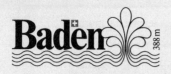

Baden 388 m

Lage

Baden liegt im Limmattal, in der letzten Klus des Juras. Im Kultur- und Wasserkanton Aargau spielt Baden eine bedeutende Rolle.

Anreise

Per Auto auf der N1 Zürich–Bern oder Zürich–Basel. Schnellzüge von Zürich, Bern oder Basel. Gute PTT-Busverbindungen und regionale Busverbindungen. Der Flughafen Kloten bei Zürich ist in 25 Minuten zu erreichen. Bäderbus ab Bäderquartier direkt zum Bahnhof.

Klima

Baden liegt auf 388 m ü. M., also in einem Schonklima. Es zeichnet sich durch eine grosse Ausgeglichenheit und Gleichmässigkeit aus ohne starke Reizwirkungen.

Auskunftsstellen und Adressen

Das Verkehrsbüro von Baden, das sich hundertprozentig für seine Bade- und Kurgäste einsetzt, ist gleichzeitig auch Sitz des Sekretariates des Verbandes Schweizer Badekurorte (VSB). Seit 1993 wird es von der jungen, dynamischen Geschäftsführerin Blandina Werren geleitet. Adresse: Bahnhofstrasse 50, 5400 Baden, Tel. 056/22 53 18, Fax 056/22 53 90. Öffnungszeiten: Mo–Fr 08.30–12, 15–18 Uhr, Sa 10–12 Uhr.
Vierzehntäglich gibt das Verkehrsbüro das aktuelle Badener Wochenprogramm heraus. Es liegt in den Hotels auf oder kann durch das Verkehrsbüro bezogen werden.

Ortsgebundene Heilwasser

Mineralreichste Thermalquelle der Schweiz (4,5 Gramm Mineralien pro Liter); Schwefeltherme 47 °C.

Heilanzeigen

Rheumatologischer Formenkreis (z. B. Arthrosen und Arthritis), mechanische Schädigungen (nach Unfällen und Operationen), stoffwechselbedingte Störungen (Gelenkdeformation, Osteoporose), gewisse neurologische Erkrankungen (Restlähmungen), Erkrankungen der Atemorgane (Bronchitis, Asthma bronchiale), Erkrankungen von Herz und Kreislauforganen (funktionelle Herz- und Kreislaufbeschwerden).

Kontraindikationen

Ansteckende Krankheiten, Tuberkulose, Tumore (bösartige), Leukämie, frischer Herzinfarkt, offene entzündliche Wunden und Ekzeme.

Medizinische Betreuung

Ein hochqualifiziertes siebenköpfiges Badener Kurärzte-Kollegium steht den Kurgästen zur Verfügung (Allgemeine Medizin, Innere Medizin, Physikalische Medizin, Orthopädische Chirurgie). Das Kurzentrum im Staadhof wird von Grund auf modernisiert.

Ärztlich verordnete Therapien

Stangerbad (Elektrogalvanisches Bad), Luftstrahldüsenbad, Thermalwickel, Fangopackungen, Unterwasserstrahlmassage, Heilgymnastik, Extensionen, Wärmebestrahlung (Heissluft, Rotlicht), Elektrotherapien, Lymphdrainagen, Inhalationen.

Wellness in eigener Regie

Schwimmen und Gymnastik im Thermalschwimmbad, Thermalbewegungs- und Gehbad, Kohlensäurebad (in der Wanne), Finnische Sauna, Thermalgrotte, Massagen, Rükkenturnen, Atemgymnastik.
Angebot von interessanten Arrangements: Badener Entspannungswoche, moderne Badekur, Fango-Kur, preisgünstige Badekur, Schönheitsprogramme, Raucher-Entwöhnungstherapie, Badener Kultur-Weekend.

Infrastruktur

Baden ist ein internationaler Thermalkur- und Kongressort mit eigenem Casino: Der Kursaal und das Kurtheater liegen in einem prächtigen Park. Die meisten Bäderhotels konzentrieren sich im eigentlichen Bäderquartier an der Limmat. Hier finden sich auch das gedeckte und das offene Thermalschwimmbad und das medizinische Zentrum, die Trinkhalle mit einem neuen Kurgäste-Pavillon, die Limmat-Terrasse für die Kurgäste, die Rehabilitationsklinik Freihof und das neue Bäderarchiv. Die Bädergarage liegt in unmittelbarer Nähe des Bäderquartiers.

Sport

Wunderbare, bequeme Wanderungen der Limmat entlang. Vita-Parcours/Jogging.
Sportcenter Baregg: Sechs-Rink-Curlinghalle, acht Hallentennisplätze, Aussensandplätze, fünf Badmintonplätze, drei Squashcourts, Billard, Fitness, Sauna, Solarium, Massage, Kosmetik.
Jeden Montag 15–15.45 und Freitag 10–10.45 Uhr Kurgäste-Turnen in der «Résidence Am Wasser».
Wanderungen von 2 bis 4 Stunden: Heitersberg, Alpenrosenwanderung, Flachseewanderung, Gebenstorfer Horn. Das Postauto bringt die Wanderer bis zum Ausgangspunkt und erwartet sie auch am Ziel der Wanderung. Abfahrt Bus Nr. 5, Schiefe Brücke, Ennetbaden.

Ausflüge

Baldegg (572 m): Lohnendes Ausflugsziel inmitten prächtiger Wälder, herrliche Aussicht über das Mittelland bis zu den Alpen, Liegewiese mit Liegehalle, bequeme Autobusverbindung.
Teufelskeller (Kreuzliberg): Vorgeschichtliches Erdrutschgebiet, gigantische Felstrümmer.
Kloster Wettingen: Die besterhaltene Zisterzienserabtei der Schweiz (1277), Kreuzgang mit Glasgemälden (1601–1604), prächtiges Chorgestühl aus dem Anfang des 17. Jahrhunderts.
Geführte Halbtages-Ausflüge von März bis Oktober zu den schönsten Orten der Schweiz mit Autocar ab Bäder-Bushaltestelle im Bäderquartier, jeden Donnerstag 13.30 bis 18 Uhr.

Kulturelles Angebot

Museum Villa Langmatt: Einstige Villa der Industriellenfamilie S. und J. Brown. Heute Kunst- und Wohnmuseum mit einer bedeutenden Sammlung französischer Impressionisten (Degas, Renoir, Cézanne usw.) sowie Mobiliar aus dem 18. und 19. Jahrhundert und Sammlerobjekten wie Porzellan, Silber u. a. (April bis Oktober Di–Sa 14–18 Uhr, So 10–12, 14–18 Uhr. Mo geschlossen).
Historisches Museum im Landvogteischloss, dessen in modernster Architektur gestalteter Erweiterungsbau 1993 eröffnet wurde.
Schweizer Kindermuseum: Dokumentation und Förderung der Kinderkultur. Im Mittelpunkt steht europäisches Gebrauchsspielzeug, seine Herstellung und Entwicklung ab 1800 bis in die Gegenwart (Mi und Sa 14–17, So 10–17 Uhr).
Kirchenschatzmuseum mit wertvollen Zeugnissen des Gold- und Silberschmiedehandwerks vom späten Mittelalter bis in die Neuzeit. Baden besitzt einen der bedeutendsten Kirchenschätze des Kantons Aargau.
Schweizer Bäderarchiv im ehemaligen Inhalatorium im Kurgebiet. Es enthält zwei historische Donatorentafeln aus dem Jahre 1842 und 1856 und kurörtliche Dokumentationen.
Nicht verpassen: Geführter Altstadtbummel jeden Mittwochnachmittag von 14.30 bis 16.30 Uhr ab Bäderarchiv mit Besuch des einmaligen Tagsatzungssaals im Stadthaus.
Kunst- und Antiquitätengalerien gehören zu Baden wie Kleinkunstbühnen. Baden ist eine Theaterstadt. Im Kurtheater erlebt man bekannte Schauspieler hautnah.
Wichtig: Damit man nichts verpasst, kein Pavillonkonzert, keinen interessanten Vortrag und kein Gratis-Gäste-Unterhaltungsprogramm, das Badener Wochenprogramm, das im Verkehrsbüro aufliegt, studieren.

Das gibt es nur in Baden

Baden hat eine Badekultur, wie es sie sonst nirgendwo in der Schweiz gibt. Sie stützt sich auf eine traditionsreiche Vergangenheit, die bis in die Bronzezeit zurückreicht.

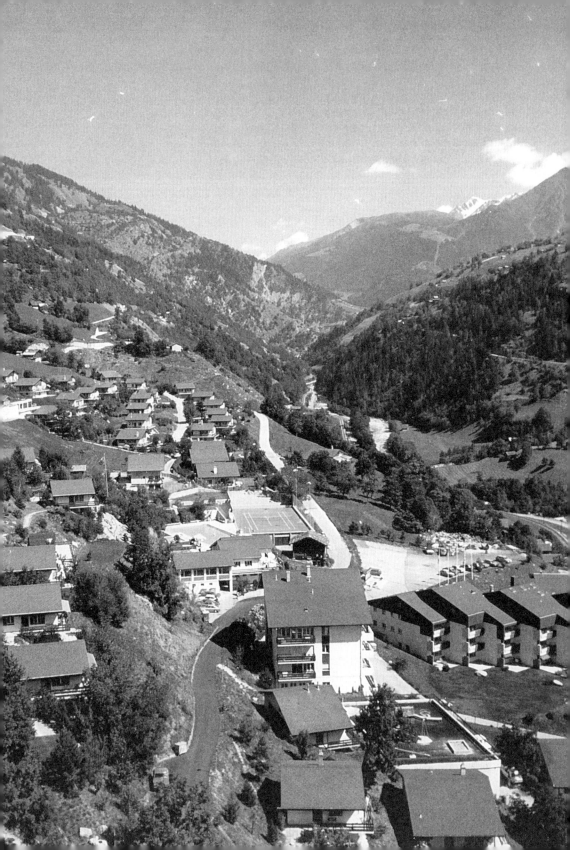

Oberhalb von Mörel im
Oberwallis, zu Füssen
der Riederalp, liegt das
Feriendorf Breiten, das
von einem einzigen Mann
«erfunden» wurde.

Breiten
Das Mittelmeer
im Oberwallis

Wenn der Mann lieber in die Berge fährt und die Frau sich Ferien am Mittelmeer wünscht, zeichnen sich Spannungen ab. In Breiten, oberhalb von Mörel im Aletschgebiet, nur sieben Kilometer von Brig entfernt, ist beides zu haben, Berge und Meer. In der Reihe der Schweizer Badekurorte ist Breiten, im deutschsprachigen Oberwallis, ein Sonderfall. Das Feriendorf liegt auf einer Sonnenterrasse. Die Sole, in Mittelmeerkonzentration, für Thermalschwimmbad und Therapiezwecke, stammt aus der Saline Schweizerhalle. Ortsgebunden ist dagegen das hauseigene mineralisierte Quellwasser, mit welchem die Sole aufgemischt ist. Ortsgebunden ist auch das ideale Klima. Nirgendwo schläft es sich herrlicher als auf 900 m ü. M. in reiner Alpenluft. Ortsgebunden ebenfalls die familiäre Atmosphäre, die Verbundenheit zwischen Gästen und Gastgebern.

Die Breitener sind Tier- und Pflanzenliebhaber, Natur- und Umweltschützer. Bei ihnen herrscht ein natürliches, freundliches Grün vor, bis ins Herz hinein. Das Feriendorf mit seiner individuellen Gesundheits- und Ferienphilosophie ist das Werk eines einzigen Mannes, Dr. Eugen Naef, und seiner Frau Rita. Seit dem ersten Spatenstich im Jahre 1966 ist auf der sonnigen Voralp ein einzigartiger Ferien- und Badekurort, von der Presse als Ferienmodell der Zukunft begrüsst, entstanden — mit dem Vier-Stern-Hotel Salina, mit Heilbad und Kurzentrum, mit dem Drei-Stern-Hotel Im Grünen, mit dem Restaurant Taverne, gegen hundert Chalets, mit Lebensmittel-Lädeli, Kegelbahn samt Snack-Restaurant, offenem Schwimmbad, Tennisplatz und Zugang zum Golfplatz auf Riederalp und mit eigener Landwirtschaft in Breiten und auf der gegenüberliegenden Alpe Niesch.

Die Vision eines PR-Managers

Der PR-Manager Eugen Naef, Doktor der Volks- und Betriebswirtschaft, durchwanderte mit seiner Frau Rita das Oberwallis und entdeckte diese Sonnenterrasse oberhalb von Mörel, zu Füssen der Riederalp. Von diesem Moment an liess ihn der Gedanke, hier ein Ferienzentrum zu bauen, nicht mehr los. Der ehemalige Journalist und Auslandkorrespondent verschiedener Schweizer Zeitungen in Paris und London, der als PR-Chef der Maggi das berühmte Marianne-Berger-Institut gegründet hatte, mit einer 1,3 Mio. auflagestarken, bunten Zeitschrift, der als Marketing- und Produktespezialist Nestlé-Milchprodukte betreute, der Herausgeber und Verfasser verschiedener Kochbücher, Gründer und Ehrenzentralpräsident des Schweizerischen Clubs Kochender Männer, Gründer und erster Redaktor der Zeitschrift «marmite» ist, hatte hier seine und die Zukunft seiner Familie entdeckt.

Diese Zukunft hatte eigentlich schon begonnen, als er im Ferienhaus seines Bruders, Arzt und Rheumatologe, im Binntal im Oberwallis Ferien machte. «Hier sollten Rheumakranke kuren», sagte der Bruder. Doch im behaglichen Ferienhaus im Binntal, 1500 m ü. M., schlief Eugen Naef schlecht. Die Adaption ans alpine Reizklima während der Nacht gelang ihm nur unvollkommen. «Wieso gibt es im herrlichen Oberwallis nicht ein Ferienzentrum unter 1000 m ü. M.?» fragte er sich in schlaflosen Nächten und stiess damit auf eine Marktlücke. Er suchte und fand den idealen Platz auf 900 m ü. M., dort, wo das heute ausgestorbene Geschlecht der Z'Breiten einst ihren Herrschaftssitz hatte.

Hier fand Eugen Naef viel Sonne, frische Luft, südliche Vegetation, eine herrliche Berglandschaft mit zahlreichen Wandermöglichkeiten zwischen 700 und 3000 m ü. M. und zugleich das, was ihm am wichtigsten schien – ein optimal angenehmes «Schlafklima». Unten schlafen, oben wandern – er hatte eine Medizin gefunden für wanderfreudige Menschen, die auf Kreislauf und Herz Rücksicht

nehmen sollten. «Wenn nur ein Prozent der Bergbegeisterten ähnlich empfindet wie ich, kann der Erfolg nicht ausbleiben», dachte der Marketingmann Naef.

Die Naefs beschlossen, hier ein Grundstück von funf Hektaren zu kaufen. Später kamen noch zehn weitere dazu. Innerhalb weniger Jahre wuchs in privater Initiative, ohne Subventionen und mit sparsamen Baukrediten, ein Feriendorf sozusagen organisch aus dem Boden und machte Schlagzeilen. Glatt lief es nicht immer. Der in seinem Beruf glückliche Nestlé-Mann gab seinen interessanten Job auf, um Aufbau und Leitung des Ferienzentrums selbst zu übernehmen. Vom ersten Augenblick an sagte auch seine Frau Rita Ja zu dieser unsicheren Zukunft. Sie stellte sich hinter den kühnen Entscheid ihres Mannes, und von der ersten Stunde an war sie der beste Mitarbeiter, verantwortlich für den Innendienst und die Pflege der zahlreichen Gärten und Anlagen.

Wie die Sole in die Berge kam

Jede Schicksalswende hat eine Vorgeschichte. 1961 wurde Eugen Naef bei einem Autounfall schwer verletzt. Drei Jahre lang war ihm das Gehen nur an zwei Krücken möglich. Eine zweite Operation schien unumgänglich. Da musste seine Frau zur Kur nach Rheinfelden ins Solbad. Er begleitete sie und kurte mit, am Anfang etwas widerwillig zwar. Doch siehe da, die Knochenbrüche begannen zu heilen. Nach einem Monat brauchte er nur noch eine Krücke, und im Jahr darauf, nach einer zweiten Kur, konnte er auch auf die zweite verzichten. Von da an war er von der Heilkraft der Sole überzeugt, die an ihm tatsächlich ein kleines Wunder vollbracht hatte. Von der ursprünglichen Idee, in Breiten ein Feriendorf zu bauen, über den Gedanken, ein Heilbad einzurichten, war es nur ein kleiner Sprung, die Sole aus dem zweihundertdreissig Millionen Jahre alten Urmeer der Schweiz als Heilmittel einzusetzen. Und so fährt in Breiten periodisch ein grosser Tankwagen aus der Saline Schweizerhalle mit Muttersole vor. Diese flüssig angelieferte gesättigte Sole mit einem Salz- und Mineraliengehalt von 33% wird mit dem ortsgebundenen mineralisierten Quellwasser zur Mittelmeerkonzentration von 3% Salz- und Mineralgehalt vermengt und auf die ideale Badetemperatur von 33 °C erwärmt.

Der Weg zur Gesundheit ist der Wanderweg

Das sagte Eugen Naef 1966 vor versammelter Presse und Prominenz bei der Grundsteinlegung von Breiten. Später ist er in einem wenig bekannten apokryphen aramäischen Evangelium auf eine kleine kostbare Lobeshymne auf das Wandern gestossen, die ihn sehr berührte: «Und ich will auf allen meinen Bergen einen Weg für die Wanderer machen, und meine Höhen sollen verherrlicht werden.»

In Breiten gibt es nicht viele Tage, an denen nicht gewandert wird. Selbst im Winter bleibt man aktiv, nicht nur beim Skifahren. Geführte Wanderungen auf gepfadeten Wegen im Aletschgebiet und im Goms, gemeinsames Schlitteln auf und von den umliegenden Alpen ins Tal und Skiwanderungen finden in der weissen Ferienzeit regelmässig statt. Das Wandern im Schnee ist eine ganz besondere Spezialität der Breitener. Zwölf Wanderwochen zwischen Juni und Oktober mit je fünfzig Teilnehmern finden reges Interesse. Um sowohl gut trainierten wie weniger geübten Wanderlustigen das Mitmachen zu ermöglichen, wird gleichentags das gleiche Ausflugsgebiet, das mit einem bequemen Reisecar erreicht wird, mit einer anspruchsvolleren und einer leichteren Variante durchwandert. Das Programm führt in die schönsten Wandergebiete der Oberwalliser Berg- und Alpenwelt. Beispielsweise zum Märjelensee, über den Griesgletscher, zu den «heiligen Wassern» im Baltschiedertal, über die Höhenwege Simplon-Nord und -Süd, ins Lötschental, zur Bergwelt der Furka und des Rhonegletschers – und natürlich immer wieder in die unmittelbare Nähe des grössten Eisstroms von Eu-

Kurz-Geschichte

Quellengeschichte 1965 entdeckte der damalige Marketing-Manager Dr. Eugen Naef im Oberwallis eine sonnige Voralp mit besonderem Mikroklima oberhalb von Mörel. Er beschloss, hier ein Kur- und Ferienzentrum zu bauen. Da er sich der Naturkraft der Sole bewusst war (sie hatte ihn zwei Jahre zuvor in Rheinfelden gesunden lassen), beschloss er, die Sole ins Oberwallis zu holen.

14. Jh. Ein junger Mann aus der Familie Diezig von Goppisberg heiratet die Tochter der Familie Matisch aus Mörel. Die nach Süden gerichtete Voralp und Sonnenstube der «Mörjer» gehört zum Teil der Familie der jungen Frau.

1343 Weinberge, Reben, Wiesen und Weiden werden zugekauft. Ein währschaftes Rebgut und ein stattlicher Bauernbetrieb entstehen. Auf dem schönsten Aussichtspunkt thront bald ein feudales Herrenhaus. Die Familie ändert ihren Namen von Diezig in Z'Breiten.

1680 In den Urkunden im Kirchturm Mörel werden siebenundfünfzig Männer, alle in hohem Amt und Würden, genannt, die den Namen Z'Breiten tragen.

18. Jh. Das Geschlecht der Z'Breiten stirbt aus. Die französische Invasion und die Plünderungen der Franzosen führen das Oberwallis in die Katastrophe. Das Herrenhaus zerfällt, die Rebberge verdorren.

1961 Dr. Eugen Naef hat einen schweren Autounfall. Drei Jahre geht er an Krücken. Im Solbad in Rheinfelden wird er geheilt.

1965 E. Naef entdeckt die sonnige Voralp der Z'Breiten und beschliesst, hier einen neuzeitlichen, aber in der gegebenen Landschaft verwurzelten Ferien- und Badekurort zu bauen.

1966 Der erste Spatenstich kann getan werden.

1967 Da er keinen geeigneten Fachmann findet, verlassen Eugen Naef und seine Familie

65

das schöne Genferseegebiet, und er übernimmt mit seiner Frau Rita selbst die Leitung des Aufbaus des Ferienortes. An Weihnachten können sie ins neue Haus im Zentrum von Breiten einziehen.

1966–1971 Bau der ersten Ferienhäuser, des behäbigen Restaurants Taverne, des offenen Schwimmbades und des Appartmenthauses «Aletsch» mit Verwaltungs- und Büroräumen, Lebensmittel-Lädeli und Vortragssaal.

1972 Bau des Badehotels Salina mit Solbad, Kur- und Fitnesszentrum.

1975 Anerkennung als Schweizer Badekurort.

1978 Bau des Hotels garni Im Grünen und Anerkennung als Klimakurort.

1986 Die Tochter Francesca, Juristin und Rechtshistorikerin, und Schwiegersohn Markus Schmid, Jurist und Computerspezialist, steigen in den Familienbetrieb ein.

ropa, zum Aletschgletscher, in das Naturschutzgebiet des Aletschwaldes, zu den Hochalpen des Aletschgebietes. Gemeinsam gewandert wird aber auch mit den Teilnehmern der zahlreichen Kurse, Seminarien und Pauschal-Kurwochen. So zeigt Eugen Naef den Teilnehmern seiner «Fit und Rank»-Kuren jährlich während zwanzig Wochen jeden zweiten Tag ein schönes Stück Oberwalliser Bergwelt.

Wer müde und von Schmerzen geplagt in Breiten ankommt, der wird innerhalb von zwei, drei Kurwochen ein neuer Mensch. Das warme Solebad, die Therapien, gesunde Ernährung, tiefer Schlaf und vor allem das Wandern in unvergleichlich schönen Gegenden geben ihm neue Kräfte. Hier lernt er ihn wieder, den aufrechten Gang. Auf den Wanderungen bahnen sich Freundschaften an, es gibt die guten Gespräche, nach denen man sich das Jahr über oftmals umsonst sehnt.

Gutsbetrieb und eigene Alp

Während Jahren bot sich jeweils an einem sonnigen Tag im Juni auf der Route Breiten–Mörel–Tunetsch–Alpe Niesch das gleiche malerische Bild: An der Spitze einer herausgeputzten Viehherde marschierte weit ausschreitend eine jugendliche, lebhafte, hübsche Frau – in engem Kontakt mit der mächtigen Leitkuh, die ihrer Meisterin mit reger Aufmerksamkeit folgte. Am Ende der stattlichen Schar von Kühen, Rindern und Kälbern sorgte ein etwas weniger junger Mann, unterstützt von einigen Kindern und begleitet von sich amüsierenden Feriengästen aus Breiten, dafür, dass die Kolonne nicht auseinanderbrach. Sie ahnen es: Es waren Rita und Eugen Naef beim jährlich wiederkehrenden Alpaufzug, für beide eine der grössten Freuden im Jahr.

Seit Beginn ihres Wirkens in Breiten sorgen sie dafür, dass der Ort seiner ländlichen und landwirtschaftlichen Abstammung treu bleiben kann, unter anderem durch die Schaffung von genügend Grünzonen in Form von saftigen Wiesen, Obstgärten und Gartenanlagen.

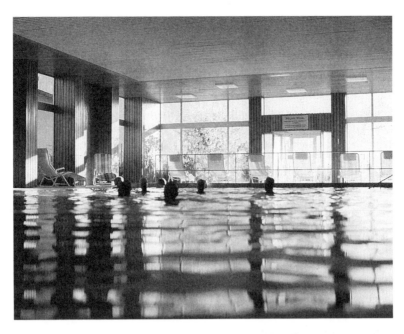

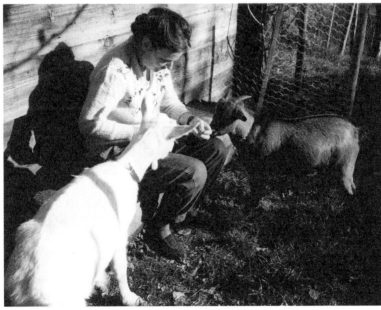

Das Wasser aus der
hauseigenen Quelle ist
mit Sole angereichert,
die per Tankwagen ange-
liefert wird.

Über Köbeli, den
dunklen, in die Direk-
torengattin Rita Naef
verliebten Geissbock,
gibt es unzählige lustige
Geschichten.

Zum stattlichen Gutsbetrieb mit eigener Käserei gesellte sich bald ein Alpwirtschaftsbetrieb im Weiler Niesch auf der gegenüberliegenden Tunetschalp. Seit einigen Jahren haben die Naefs von der Milchwirtschaft auf biologischen Landbau umgestellt. Rita Naef legte Fruchtbaum-, Gemüse- und Salatpflanzungen an und vergrössert jährlich die Anbaufläche, so dass der Anteil des eigenen Bio-Anbaus steigt – zum Wohle der Gäste.

Die Alpe Niesch, dieser verträumte Flecken Natur in den Alpen, ist nach wie vor ein Kernstück der naturbezogenen Philosophie von Breiten. Weiterhin verbringt eine grosse Herde von übermütigem Jungvieh die Sommer- und Herbstferien hier, vom Hirten von Tunetsch betreut. Zusätzlich können nun dort aber auch Seminarien und Tagungen, Ausflüge und Feste mit den Gästen aus Breiten stattfinden. In einer langfristigen Planung wurden und werden alle Gebäude renoviert, so dass der Alpweiler Niesch nicht zerfällt, sondern als Zeuge einer alten Bergsiedlung erhalten bleiben kann.

Fit und rank

Zunehmen ist leicht, abnehmen ist schwer. Doch in Breiten darf das Abnehmen ein Vergnügen sein, denn hinter dem zweiwöchigen Kursprogramm steht einer, der es wissen muss, als Lebensmittelfachmann und als Gourmet. Eugen Naef kennt sich aus in der Ernährungslehre und überzeugt in seinen Seminarien die zahlreichen Teilnehmer von der heilenden und schlankheitsfördernden Wirkung einer naturnahen, ethisch vertretbaren und doch schmackhaften Ernährung. Die Teilnehmer der zweiwöchigen «Fit und Rank»-Kurse, alle im Badehotel Salina untergebracht, stehen natürlich unter ärztlicher Betreuung. Im Mittel verliert man in Breiten innerhalb von vierzehn Tagen vier bis zwölf Pfund (Fett, nicht nur Wasser, wie Eugen Naef betont), ohne dass Herz und Kreislauf durch die «Hungerkur» belastet werden, und man ist am Ende der Kur so umfassend informiert, dass es –

falls noch nötig – zu Hause ohne weiteres gelingt, noch einige weitere Pfunde abzubauen. Ein wichtiger Bestandteil der Kur ist die frische Molke von den umliegenden Alpen und Weiden, wo sich die Tiere noch mit ungedüngter Nahrung aus Gras und Heu versorgen können. Saubere Milch ohne Umweltbelastung gibt auch eine herrliche Molke. Unbehandelte Naturmolke ist ein besonders feines Getränk, erfrischend und samtig, im Rahmen der Kur ein wirksamer Appetitzügler und eine natürliche Entschlackungshilfe. In diesem bei der Herstellung von hochwertigem vollfettem Walliser Bergkäse anfallenden Milchserum sind wichtige Vitalstoffe enthalten – hochwertiges Eiweiss, Vitamine, wie A, B_1, B_2 und C, sowie zahlreiche Mineralstoffe und Spurenelemente.

Keine Angst, auch ohne Hunger purzeln die Pfunde. Die hochwertige, aber leichte und faserreiche Ernährung lässt kaum einen knurrenden Magen aufkommen. Im Zentrum des wohlabgewogenen Ernährungsplans stehen, zwischen einem stimulierenden Morgen- und einem leichten Abendessen, kleine Zwischenmahlzeiten mit Obst und Nüssen. Ein Teil der verwendeten Lebensmittel, wie biologisches Obst, biologisches Gemüse und Nüsse, stammt je nach Saison aus eigenen Anpflanzungen und wird auch im Lebensmittel-Lädeli in Breiten angeboten. Und nach der Kur? Der gefürchtete Jo-Jo-Effekt, der nach Schlankheitskuren oft eintritt, bleibt nach der Breiten-Kur aus. Denn gestärkt durch das Gebotene – Solbäder, Massagen, Wassergymnastik, die zahlreichen Wanderungen, das Erfolgserlebnis der geglückten Kur – wird zu Hause der Alltag heller als vor der Kur. Die aufschlussreichen Ernährungsvorträge und das in Breiten erworbene wichtige Stück Gesundheitserziehung helfen entscheidend weiter.

Eine unheimlich starke Familie

Tochter Francesca, eine Juristin, und ihr Mann Markus Schmid, Jurist und Computerfachmann, sind in den Familienbetrieb einge-

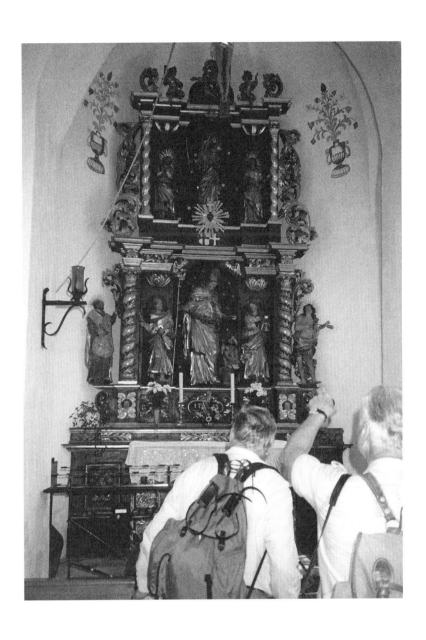

Das Oberwallis ist ein
lebendiges Kunstmu-
seum. Auf den Wande-
rungen sind wahre
Schätze zu entdecken.

stiegen, um Rita und Eugen Naef zu entlasten. Grosskind Nicolas Johannes ist auch schon mit von der Partie. Er will Bergführer werden und übt fleissig. Und Markus Schmid hat sich in Breiten zu einem ebenso begeisterten Wanderer entwickelt wie sein Schwiegervater. Auch er begleitet Gäste auf ihren Touren, leitet die Wanderwochen und sorgt mit dafür, dass in Breiten keine Woche ohne geführte Wanderungen bleibt. Und Markus Schmid hat mir versprochen, mich einmal dorthin mitzunehmen, wo Edelweiss wie Gänseblümchen wachsen... Die Familie hält eng zusammen. Das junge Paar wohnt im Hotel Garni Im Grünen. Das Gründer-Ehepaar hat sein Haus in der Mitte des Feriendorfes.

Der Garten von Rita Naef ist der schönste, den ich je gesehen habe. Und ich weiss, wovon ich rede. Als Gartenspezialistin habe ich lange für «Annabelle» die Gartenseiten geschrieben, und Gartenporträts waren meine Spezialität. Der Garten von Rita Naef ist kein «gepützelter» Millionärs-Garten. Sie «malt» mit Blumen, greift ein, wo es einzugreifen gilt, und lässt die Natur sich selber gestalten, vor sich hin phantasieren. Pergolen voller Kiwis, verholzende riesige Geraniensträucher mit Blüten in unwahrscheinlichem Rosa, die noch von der Mutter her stammen, Rittersporn in einem Meer weisser Kamillen. Der stufenförmig angelegte Garten führt hinunter bis zu Köbeli. Köbeli ist ein liebestoller Zwergziegenbock, der nur eine Liebe kennt, die zu seiner Rita Naef... Sie hat ihn 1988 auf der Alpe Niesch gefunden und vor dem Hungertod gerettet. Das hat er nie vergessen. Auch andere Tiere in Rita Naefs Reich sind Sozialfälle: ein Huhn mit einem Bein, zugelaufene, zerzauste Kätzchen. Rita Naef ist die Grünste in der Familie mit dem grünen Herzen. Sie verlegt sich immer mehr auf biologischen Landbau, auf biologisch gezüchtetes Gemüse und Obst. Und weil das Oberwallis klimatisch gesehen ein Glücksfall ist, mit südlicher Vegetation, gedeiht hier alles aufs Schönste.

Mit den Nachrichten von Breiten – die Zeitung, die einmal im Jahr erscheint und an alle

Ehemaligen verschickt wird – bleiben die «z'Breiten» in enger Verbindung mit ihren Gästen. Diese werden über alle Veränderungen informiert, aber auch über neue Angebote. Die Zeitung ist viel intimer als jeder Hochglanzprospekt, so fehlen auch nicht die letzten Fotos von Wanderungen, Bericht über den Nachwuchs der Tochter Fränzi oder die Kapriolen von Köbeli. Bestseller war lange Jahre das Schicksal der herrlichen Leitkuh Bonny, deren Porträt, von einer bekannten Tiermalerin gemalt, im Direktionszimmer hängt. Von allen geliebt, wurde sie zwanzig Jahre alt. Als sie im Alter nicht mehr imstande war, weite Wegstrecken zurückzulegen, fuhr man sie mit dem Viehtransporter auf ihre geliebte Alpe Niesch, wo sie zeit ihres Lebens die von ihrer Herde anerkannte Königin blieb.

In Breiten muss niemand müssen

In Breiten werden «Ferien und Kuren mit Vernunft» gross geschrieben. Was machen die Menschen mit den kostbarsten Wochen des Jahres, mit ihren Ferien? Sie schwanken zwischen Erlebnisferien, wo möglichst viel los sein soll, und totalem Abschalten. In Breiten kann jeder selig werden. Dank der zentralen Lage mitten in einer der schönsten Alpengegenden – von der Talstation Mörel aus ist man mit der Gondelbahn in zehn Minuten auf den Alpen des einmaligen Aletschgebietes – ist Breiten ein Paradies im Sommer und im Winter, wo unzählige Ferien- und Kurvarianten möglich sind. Kurlauben in heimeliger Atmosphäre ist eine davon, Fitness-Ferien mit intensivem Wandern und Muskeltraining und Sport eine andere.

Skiferien sind ein besonderes Erlebnis. Auf der nahen Riederalp hat Breiten sein eigenes Ski-Clubhaus. Zwischen Breiten und der Talstation der Riederalpbahn in Mörel zirkuliert im Winter täglich mehrmals der Breitenbus, und oben, auf der Alp, nahe der Bergstation, steht das Breitenhaus direkt bei den Trainerlifts und der Skischule. Hier bleibt die Skiausrüstung wohlversorgt über Nacht, und das Restaurant steht jung und alt für Speis und Trank zur Verfügung. Abends kann man im warmen Solbad den Muskelkater wegschwemmen...

Ein spezielles Sommerprogramm für Anspruchsvolle bieten die Wochenkurse über Kunst und Natur im Wallis, klassische Homöopathie, ganzheitliche Astrologie, Bach-Blüten-Therapie und die Singwochen, natürlich – wie könnte es in Breiten anders sein – immer mit zahlreichen Wanderungen und Exkursionen verbunden. Ein Teil dieser Sommerkurse findet jeweils auf der Hausalpe Niesch statt, wo Bergkäse, Raclette und ein einheimisches Getränk ebenso geschätzt sind wie die Vorträge und Diskussionen auf der herrlichen Aussichtsterrasse vor der Sennhütte oder in der heimelig eingerichteten alten Steinscheuer. Die nahe idyllische Quelle liefert nicht nur den Kühen angenehm kühle Erfrischung, sondern dient auch dem Menschen – gegen den Durst und als reines natürliches «rock water» den Teilnehmern der Bach-Blüten-Kurse für die Zubereitung ihrer Bach-Blüten-Mixturen.

Bei einer echten Badekur unter ärztlicher Aufsicht und liebevoller Betreuung durch Mitarbeiter und Gastgeber, mit heilkräftiger warmer Sole, Therapien, Wickel und Heilgymnastik stehen natürlich die eingeplanten Ruhepausen zur Erholung im Vordergrund. Aber zum Wandern und zu kulturellen Anlässen reicht es doch immer. Schlankheitswochen, Schönheitsferien, Familien- und Individual-Ferien – in Breiten ist vieles möglich. Nur Massentourismus nicht. Ich glaube, Jean-Jacques Rousseau hätte sich Breiten als Heilbad ausgesucht.

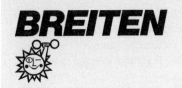

BREITEN

Lage

Der Ferien- und Badekurort Breiten liegt im deutschsprachigen Oberwallis, rund 150 m über Mörel, im Aletschgebiet.

Anreise

Auto: Ab Brig Richtung Mörel, rund 7 km. In Mörel Abzweigung nach links, Breiten 1 km. Autoverlad Kandersteg-Goppenstein oder rhoneaufwärts Oberwald–Realp (Furkatunnel).
Bahn: Lausanne–Brig oder Bern–Brig mit den SBB, Brig–Mörel mit der Furka-Oberalp-Bahn.

Klima

Gegen Süden orientierte Sonnenterrasse, 900 m ü. M. Mildes, trockenes, subalpines Klima mit leichten Reizfaktoren. Südliche Vegetation.

Auskunftsstellen und Adressen

Bade- und Ferienkurort, 3983 Breiten: Vier-Stern-Hotel Salina (Badehotel mit Solbad und Kurzentrum), Tel. 028/27 18 17. Drei-Stern-Hotel Im Grünen (Hotel garni), Tel. 028/ 27 26 62. Chaletvermietung, Tel. 028/27 13 45. Fax für alle: 028/27 30 15.

Ortsgebundene Heilwasser

Eigenes mineralisiertes Quellwasser, angereichert mit frischer Sole in Mittelmeerkonzentration (3% Salz- und Mineraliengehalt) aus der Saline Schweizerhalle.

Heilanzeigen

Erkrankungen des Stütz- und Bewegungsapparates: Rheumatischer Formenkreis von Arthrosen, Osteochondrosen bis Bechterew, mechanische Schädigungen nach Unfällen und Operationen. Erkrankungen von Herz-

und Kreislauforganen: Störungen der Blutdruckregulation, Stoffwechselkrankheiten (Fettsucht). Frauenkrankheiten: Menstruationsstörungen, Sterilität, klimakterische Beschwerden.

Kontraindikationen

Schwere körperliche Behinderung (nicht rollstuhlgängig), akute, fiebrige und ansteckende Krankheiten, nicht auskurierter Herzinfarkt.

Medizinische Betreuung

Kuren finden unter ärztlicher Leitung statt. Praxis und Arztzimmer im Hotel Salina. Kurarzt: Dr. med. Beat Imesch, FMH Allg. Medizin, Mörel. Stellvertreter: Dr. med. Andreas Guntern, FMH Allg. Medizin, Brig; Dr. med. Paul Heinzen, FMH Innere Medizin und Homöopathie, Brig.

Ärztlich verordnete Therapien

Heilgymnastik, Sole-Packungen (Wickel), Elektrotherapie, Inhalationen, Unterwasserstrahlmassage, Bewegungsbad.

Wellness in eigener Regie

Schwimmkurse, Sauna, Solarium, Sport- und Fussreflexzonenmassagen, Schönheits- und Gesichtspflege, Schlankheitskuren, Wassergymnastik.

Infrastruktur

72

Vier-Stern-Hotel Salina (70 Betten). Drei-Stern-Hotel Im Grünen (100 Betten). Achtzig mietbare Chalets (650 Betten). Restaurant Taverne.
Solebad mit Kurzentrum.
Öffnungszeiten Sole-Hallenbad: Mo–Fr 8–12, 15–21 Uhr; Sa–So 15–19 Uhr. Spezielle zusätzliche Öffnungzeiten für Gäste im Hotel Salina.
Offenes Schwimmbad mit Tennisplatz. Kegelbahn mit Snack-Restaurant. Ski-Klubhaus auf Riederalp.
Spezereiladen, in welchem auch Biogemüse und Obst aus eigenem Anbau angeboten wird. Kiosk. Eigene Guts- und Alpwirtschaft mit biologischem Landbau.

Drei grosse Autoeinstellhallen, zahlreiche Garagen und grosser Parkplatz.
Ausflugs- und Tagungszentrum Alpe Niesch (1600 m ü. M.).

Sport

Wandern, Schwimmen, Winterwandern, Skifahren und Skilanglauf, Tischtennis, Pétanque, Kegeln, Tennis, Golf (9-Loch-Platz auf Riederalp beim Breiten-Clubhaus).

Ausflüge

Riederalp, Bettmeralp, Kühboden – mit dem längsten Eisstrom Europas, dem grossen Aletschgletscher (24 km lang), Blausee, Bettmersee, Riederhorn, Bettmerhorn, Eggishorn.
Binntal, das Tal der Strahler (Mineraliensucher).
Goms, das Tal des Barock (sechzig Kirchen und Kapellen).
Brig, kleine historische Stadt, die zum «Lädelen» einlädt, mit Stockalper-Palast.
Prachtvolle Pässerundfahrten und Bergwanderungen über die Pässe Simplon, Nufenen, Furka, Grimsel.
Tunetschalp (Seilbahn) und Alpe Niesch.

Kulturelles Angebot

Das Oberwallis ist ein lebendiges Kunstmuseum. Durch Breiten organisierte kunst- und kulturgeschichtliche Wanderungen zwischen Oberwald im Goms und St-Maurice im Unterwallis.
Besuch der prachtvollen historischen Dörfer wie Ernen (früher Zendenhauptort des Goms und Umschlagplatz des Handels zwischen Italien und der Schweiz über den Albrunpass). Seine schönen Bürgerhäuser zeugen von ehemaligem Reichtum.
Musikfestwochen mit berühmten Dirigenten und Solisten. Musikwochen im Goms, in Brig, Visp und Sitten (Tibor Varga).

Das gibt es nur in Breiten

Eine eingeschworene Seilschaft zwischen Gastgeberfamilie und den Gästen, in Hunderten von Wanderungen erprobt.

Besonderes Merkmal: Herzen von natürlichem Grün; Naturverbundenheit, als Ehrfucht und Liebe zu Mensch, Tier und Pflanzenwelt verstanden.
Arrangements: «Fit und Rank»-Schlankheits- und Entschlackungskur (Dauer zwei Wochen, ganzjährig). Wanderwochen (Dauer eine Woche, Frühling bis Herbst). Skiwandern (Dauer eine oder zwei Wochen, Winter). Wochenkurse über moderne Ernährung, Homöopathie, ganzheitliche Astrologie, Bach-Blüten-Therapie, Kunst und Natur im Wallis (Frühling und Sommer).
Im Preis inbegriffen: Zimmer oder Appartement, Halb- oder Vollpension. Frühstück wird im Hotel Salina aufs Zimmer serviert, im Hotel Im Grünen Frühstücksbuffet.
Im Hotel Salina direkter Zugang zum Sole-Hallenbad. Gratiseintritt für alle Gäste. Wassergymnastik für Gäste Salina Mo/Mi/Fr um 7.30 Uhr. Gratiseintritt für alle Gäste ins offene Schwimmbad (Sommersaison). Kostenlose Benützung des Fitness-Studios. Freie Benützung der Autogarage. 20% Ermässigung auf den Preisen des Golfplatzes auf der Riederalp. Ermässigte Preise auf den Tennisplätzen von Breiten und Riederalp. Freier Eintritt zum Club Im Grünen (Kegelbahn). Freier Zutritt zum Breiten-Ski-Clubhaus (Restaurant Matterhorn) auf der Riederalp und freie Deponierung der Skiausrüstung über Nacht. Gratisbenützung Breiten-Skibus ab Hotel zur Talstation der Riederalpbahn bis Mörel und retour. Kinder bei Unterbringung im Elternzimmer im Hotel Salina zwischen Ende Juni und Ende August gratis, inkl. freier Eintritt ins offene und ins Sole-Hallenbad. In den Chalets Kinder bis fünf Jahre gratis, zwischen sechs und sechzehn Jahren 50% Ermässigung. Auch im Winter besondere Rabatte für Kinder.

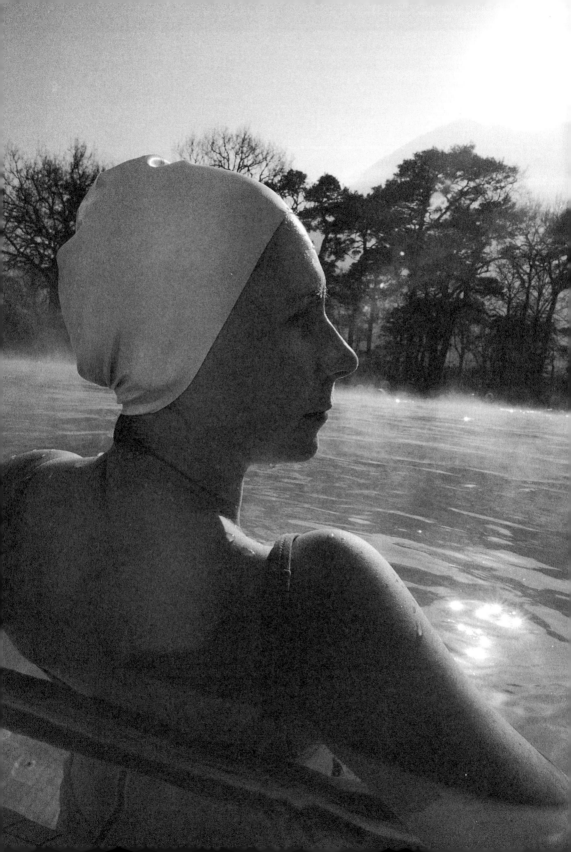

Lavey-les-Bains ist das einzige Heilbad, das einem Kanton gehört, nämlich der Waadt. Die Steuerzahler passen genau auf, was in «ihrem» Bad geschieht.

Lavey-les-Bains
Gut beobachtetes Heilbad

Lavey-les-Bains hat zwei unverwechselbare Merkmale: Erstens ist es das einzige anerkannte Heilbad der Schweiz, das einem Kanton gehört, nämlich dem Kanton Waadt. Das bringt viele Vorteile, so zum Beispiel eine enge Zusammenarbeit mit dem Universitätsspital CHUV und mit der Universität Lausanne. Kurzfristig können in Lavey auch komplizierte Krankheiten durch Zuziehen von Spezialisten abgeklärt werden. Zweitens hat Lavey-les-Bains die heisseste aller Quellen, eine mineralhaltige hyperthermale Schwefelquelle von 62 °C. Während in anderen Badekurorten das Heilwasser kostenaufwendig aufgeheizt werden muss, wird es in Lavey-les-Bains heruntergekühlt. Überschüssige Wärme wird übrigens in Heizwärme umgesetzt.

In Lavey gibt es zwei Arten von Gästen. Die einen sind Patienten der kantonalen Rheumaklinik, die neben dem Hotel liegt. Hier übernehmen die Krankenkassen und Versicherungen die Kosten, wie in einem Spital. Die anderen sind immer wiederkehrende, treue Hotelgäste, die sich im Vier-Stern-Grand-Hôtel des Bains in einer angenehmen Atmosphäre wohl fühlen und Reserven für das kommende Jahr sammeln. Viele Gäste buchen noch während der Kur bereits wieder für das nächste Jahr. Lavey-les-Bains ist eines der bestausgelasteten Hotels der Badekurorte.

Das liegt einerseits an der Ausstrahlung des langjährigen Direktors, Rolando Schrämmli. Der aus einer alten Hotelierdynastie stammende Direktor ist praktisch rund um die Uhr für seine Gäste da. Andererseits spielen aber auch die erstklassige ärztliche Betreuung und die vielseitigen Therapien eine Rolle. Die auf Balneologie und Rheumatologie spezialisierten drei Kurärzte und die Therapeuten sind dank ihrer Zusammenarbeit mit Lausanne immer auf dem neuesten Wissensstand.

Eine sinnliche Anreise

Wenn man, aus der herberen Deutschschweiz kommend, auf der Autobahn in grossem Bogen gegen Vevey hinunter fährt, findet man als Vis-à-vis duftig verblasen die Savoyer Alpen, die Freiheit des Genfersees, die Grafik der Weinberge, die strahlend weissen Dents-du-Midi, Traumberg meiner Kindheit, und das mächtige Massiv des Grand Murevan. Auf dem Weg Richtung Wallis durchfährt man eine Weinlandschaft. Aufgereiht wie Perlen liegen die Ortschaften da: Villeneuve, Yvorne, Aigle, wo sich im Schloss auch das Weinmuseum befindet.

Auch wer mit dem Zug nach St-Maurice fährt, von wo ein hoteleigener Privatbus die Gäste nach Lavey bringt, kann spätestens dann, wenn der Zug nach Puidoux-Chexbres Richtung Genfersee einbiegt, sein Entzücken über die herrliche Landschaft der Waadtländer Côte nicht unterdrücken. Als Kontrast wird es dann gegen St-Maurice zu eng. Der Durchschlupf zum sonnigen Wallis ist eine Strassenschlucht. Die Felsen beidseitig der Strasse rücken immer näher zusammen. Steil aufragend dominiert das Grand Défilé von St-Maurice. Hier liegt Lavey-les-Bains. Klimatogeographisch gehört es zur Vallis Poenina, hat also ein bevorzugtes mildes, sonniges Walliser Klima. Politisch aber ist es dem Kanton Waadt zugehörig.

Management by walking

Vom ersten Augenblick an fühlt sich der Gast hier nicht als Nummer. Er wird zum König. All jene, die der schweizerischen Hotellerie heute Indifferenz, Unfreundlichkeit und Bakschisch-Tourismus vorwerfen, müsste man nach Lavey schicken. Hier herrscht noch die Zuvorkommenheit und Freundlichkeit, die einstmals den schweizerischen Tourismus weltberühmt gemacht haben. Das Charisma des Direktors, Rolando Schrämmli, strahlt nicht nur auf die Gäste aus, sondern auch auf das Personal. Er selber stammt aus einer der bedeutendsten Hotelierdynastien der Schweiz. Sein Urgrossvater, Franz-Josef Bucher-Durrer, hat das Bürgenstock-Hotel erbaut. Er war auch Initiant der Drahtseilbahn.

Rolando Schrämmli ahnte nicht, dass er nach langen Lehr- und Wanderjahren in Italien und Frankreich, darunter drei Jahre im Motta in Italien, eines Tages in der Schweiz ein Bäderhotel und eine Klinik leiten würde. Er bewarb sich auf ein Inserat in der Hotelrevue hin um die Stelle. Das war Anfang der sechziger Jahre. Er geriet mitten in eine Umbau- und Renovationsperiode. Mit seinen Gästen verbindet ihn ein jahrzehntelanges Vertrauensverhältnis, eine ausgezeichnete, ja familiäre Beziehung. Er kennt jeden Gast mit Namen, kennt seine Lebensgeschichte. Er macht beim Essen von Tisch zu Tisch die Honneurs. Wenn er einmal für eine Woche in die Ferien verreisen will, was selten genug vorkommt, dann kündigt er das den Gästen vorsorglich zum voraus an. Sie können auf ihn zählen, rund um die Uhr, auf seine Diskretion, seine Menschlichkeit, sein Verständnis. Als ich ihn nach Prominenten fragte, die hier schon gekurt haben, winkte er freundlich ab.

Ich weiss aber, dass hier eine gutbetuchte «Gaschtig» verkehrt. Es sind vor allem Waadtländer und Genfer, aber auch Deutschschweizer, die Lavey jedem anderen Kurort vorziehen. Eines der Probleme, gegen welche Direktor Schrämmli kämpft, ist das Einzelgängertum. Kurgäste haben die Tendenz, sich abzukapseln. Sie sitzen lieber allein an einem Tisch als mit einer Zufallsbekanntschaft. Das ist eine Tatsache, die auch anderen Heilbädern zu schaffen macht. Man müsste vielleicht eines Tages einen Leitfaden herausgeben, wie man mit dem Kurschatten des eigenen Schicksals fertig wird, weil zu den Heilfaktoren durchaus auch die Kontakte zu den Mitmenschen gehören.

Wissenschaftliche Untersuchungen

Was bringt eine Kur überhaupt? Könnte man das gleiche Resultat nicht einfach in einfachem, aufgeheiztem Wasser erzielen? Die älteste Therapieform der Welt, das Baden, sucht erst in jüngster Zeit nach wissenschaftlich abgestützten «Beweisen». Immerhin, so stellt Dr. Pfister, leitender Chefarzt von Lavey-les-Bains, fest, ist die Tatsache unumstritten, dass ein Bad in Thermalwasser unendlich viel müder macht als ein Bad in gewöhnlichem warmem Wasser. Die Zusammensetzung des Wassers bewirkt innere Umstellungen und Entspannungen, die heute erst nach empirischen Werten (also Erfahrungswerten) beurteilt werden können. In Zusammenarbeit mit der Universität Lausanne und Lavey-les-Bains arbeiten zwei Doktoranden zu diesem Themenbereich, und zwar: Über die subjektive Entwicklung der Schmerzempfindung bei Patienten nach einer Hospitalisation in einer Rehabilitationsklinik und: Der chronische Rückenpatient während einer Hospitalisierung in einer Rehabilitationsklinik. Es sind wissenschaftliche Untersuchungen zu der Frage, inwieweit durch eine Kur Schmerzen gedämpft und krankhafte, chronische Zustände verbessert werden können.

Lavey-les-Bains ist eine gut beobachtete Klinik. Es untersteht direkt der Gesundheitsdirektion des Kantons Waadt. Aus diesem Grund hat der Steuerzahler die Möglichkeit, über das Schicksal des Bades mitzubestimmen. Im Engpass, in welchem sich das Gesundheitswesen heute befindet, ist diese Oberaufsicht eher hinderlich. Die Gefahr, genau am falschen Ort zu sparen, ist gerade im Gesundheitswesen fatal.

Damals, als der Glaube noch selig machte

In der Librairie A. Julien wurde 1906 eine Schrift über Lavey-les-Bains herausgegeben, in einer Auflage von zweihundert Stück. Da steht unter anderem: «Während unseres Aufenthaltes in Lavey waren wir Zeugen von mehreren Heilungen und einer grossen Zahl von Besserungen des Gesundheitszustandes. Viele Menschen, Damen und Herren, kom-

Kurz-Geschichte

Quellengeschichte Im Jahr 1831 war der spätere erste Direktor des Badebetriebes in Lavey-les-Bains damit beschäftigt, mit seinem Knecht die Fischnetze, die sie abends zuvor ausgelegt hatten, hereinzuholen. Da schrie der Knecht plötzlich: «Maître, je brûle» (Meister, ich verbrenne). Er war inmitten der eiskalten Fluten der Rhone auf eine heisse Quelle getreten. Die erste Supertherme, die damals entdeckt wurde, hatte «nur» 46 °C Grad. Die zweite, 1973 erschlossene Quelle mit grosser Schüttung und einer Temperatur von 62 °C macht heute den Ruhm von Lavey-les-Bains aus.

300 n. Chr. Die thebäischen Legionäre aus Ägypten, die vom römischen Kaiser Maximilian ausgesandt wurden, die Christen in Gallien zu töten, widersetzten sich unter dem Kommando ihres christlichen Hauptmanns Mauritius diesem Befehl. Alle wurden in der Nähe von St-Maurice niedergemetzelt. St-Maurice hat ihrem Schutzheiligen ein prächtiges Kloster gestiftet.

1831 Entdeckung der heissen Schwefelquelle (46 °C) mitten in der kalten Rhone.

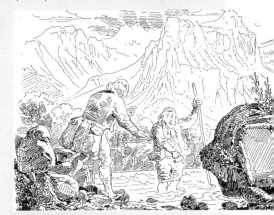

1831 entdeckte ein Fischer durch Zufall die heisseste Thermalquelle der Schweiz (61 Grad), mitten in der kalten Rhone.

1856 Eine gelehrte Schrift von G. Besencenet erscheint bei Ducoux in Lausanne, in welcher der Autor das Wasser von Lavey und die erfolgreiche Behandlung seines Rheumatismus rühmt.

1883 Der Kurarzt Dr. Suchard lässt quarzhaltigen Sand von der Rhonemündung holen und wird durch seine heissen Sandbäder berühmt.

1886 Ein stattliches Hotel wird in Betrieb genommen.

1928 Der Kanton Waadt erwirbt das nach dem Ersten Weltkrieg stark veraltete Bad und lässt die Anlagen renovieren.

1957 Die renovierte Rehabilitationsklinik wird in Betrieb genommen.

1973 Eine zweite Quelle mit grosser Schüttung, mit 62 °C die absolut heisseste Supertherme der Schweiz, wird erbohrt. Sie erlaubt den weiteren Ausbau des Bades.

1976 Die Waadtländer Regierung stimmt einem Ausbau, Neu- und Umbau des Bades mit einem Budget von siebenundzwanzig Millionen zu.

1978 Die neuen Anlagen mit Aussen- und Innen-Thermalschwimmbädern, Arztpraxis, Therapieräumen, elegantem Hotel und renoviertem kantonalem Reha-Spital werden eröffnet.

men nach Lavey mit nicht viel mehr als einem unbedeutenden Bobo, dem Bedürfnis nach Zerstreuung oder dem Wunsch nach einer perfekten Gesundheit. Sie kehren vollkommen geheilt nach vier oder fünf Kurwochen nach Hause zurück, manchmal bereits nach einer Woche. Andere Gäste mit schweren Magenleiden, mit Schmerzen, mit Wunden, verkrümmten Gliedern voller Rheumatismus, kehren schmerzfrei und auf gutem Weg zur Heilung nach Hause zurück. Einige sind in so gutem Zustand, dass sie ihre Krücke in die Rhone werfen.»

Vielleicht haben bei diesen Genesungen neben dem Thermalwasser und den Trinkkuren auch die heissen Sandbäder, die der Kurarzt Dr. Suchard 1883 eingeführt hat, eine Rolle gespielt. Der Quarzsand stammt aus der Rhonemündung, und ich wollte mir das Vergnügen nicht nehmen lassen, diese Exklusivität in Lavey auszuprobieren. Man legte mich in eine mit einem Leintuch ausgeschlagene Badewanne, und eine Badfrau deckte mich bis zum Hals mit heissem Sand zu. Delikate Körperstellen wurden sorgsam abgedeckt. Nach zwanzig Minuten war ich auf fünfzig Grad aufgeheizt. Die Wärme drang ganz tief in mich ein. Die schweissnassen Haare hingen in Strähnen. Nach dem Duschen schleppte ich mich auf mein Zimmer, um mich für eine Stunde auszuruhen. Ich wachte erst am anderen Morgen wieder auf, hatte Nachtessen und Diskussionen einfach verschlafen und fühlte mich nach dem Tiefschlaf wie neu geboren ... Vor dem Sandbad sollte man sich vom Arzt allerdings beraten lassen.

Impressionen

Wir – das heisst die Regisseurin der TV-Serie über die Heilbäder, Anne Voss, und ich – kamen reichlich abgekämpft nach Recherchen in Leukerbad, Breiten, Saillon und Dutzenden von Diskussionen und langen Fussmärschen gegen Abend in Lavey-les-Bains an. Als erstes wollten wir nur eines, ein warmes Bad im Aussenbecken. Wir stiegen ins

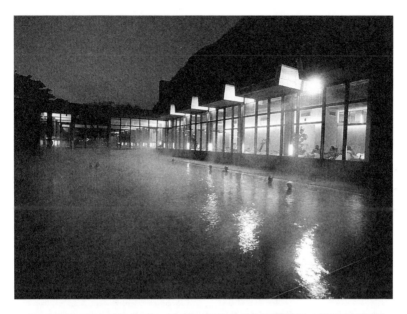

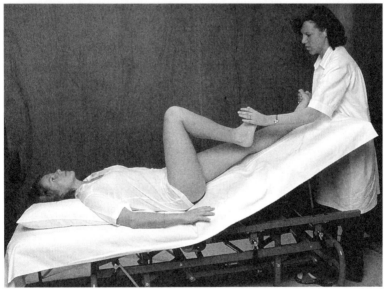

Das Thermalschwimmbad
ist bis abends 20 Uhr
geöffnet und hat dann,
bei leiser klassischer
Musik, eine ganz eigene
Atmosphäre in licht-
armen Monaten.

In Lavey-les-Bains
arbeiten Ärzte und The-
rapeuten eng mit dem
Universitätsspital CHUV
in Lausanne zusammen.

linde, warme Thermalwasser und ergaben uns einer tiefen Entspannung. Aus dem Lautsprecher erklang, angenehm leise, das Klavierkonzert von Edvard Grieg, Opus 16, mein Lieblingsstück. Über uns lag ein perlmutterfarbener Himmel und das mächtige Grand Defilé des Berges. Glück besteht aus kleinen Bruchstücken. Das hier war eines davon.

Nach einer Ruhepause auf dem Zimmer genossen wir ein herrliches Nachtessen. Dann besichtigten wir den riesigen Speisesaal mit einer Art Jugendstilbemalung bis unter die Decke, Erinnerung an die grosse Bäderzeit des letzten Jahrhunderts, als sich elegante Damen und Herren am Brunnenpavillon am Ende des Parkes zur mondänen Trinkkur trafen. Der Park mit herrlichen Sequoias, einem der ältesten Bäume der Weltgeschichte, führt entlang der gischtsprühenden Rhone. Welch ein Gegensatz zum kinderfreundlichen, lauten, sportlichen Saillon, aus welchem wir eben kamen. Lavey bot uns in diesem Moment genau das, was wir brauchten, Ruhe und Entspannung. Und abends zehn Uhr wurden auch im Grill-Restaurant – hier isst man fabelhaft – die Lichter gelöscht.

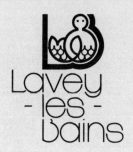

Lage

Lavey-les-Bains, Waadtland, liegt rund 20 km vom Genfersee entfernt direkt an der Rhone, in unmittelbarer Nachbarschaft von St-Maurice.

Anreise

Auto: Auf einer der schönsten Autobahnen, der Route du Soleil, entlang dem Genfersee bis St-Maurice, Ausfahrt Lavey-les-Bains.
Bahn: Gute Bahnverbindungen (Simplon-Linie) bis St-Maurice. Privater Gratisbus bis zum Badehotel in Lavey-les-Bains.

Klima

Lavey liegt 417 m ü. M. Dank einem leichten Wind ausgesprochen sonnig und stimulierend. Südliche Vegetation.

Auskunftsstellen und Adressen

Grand Hôtel des Bains, 1891 Lavey-les-Bains VD (Post: 1890 St-Maurice), Tel. 025/65 11 21, Rezeption geöffnet von 7–21 Uhr.

Ortsgebundene Heilwasser

Mineralhaltige hyperthermale Schwefelquelle von 62 °C. Die heisseste Thermalquelle der Schweiz.

Heilanzeigen

Rheumatische Erkrankungen wie Arthrose, Arthritis, Polyarthritis, Neuralgien, Ischias, chronische Gicht; traumatische Schäden am Bewegungsapparat; Wiedereingliederung nach orthopädischen Operationen und neurologischen Erkrankungen; periphere Gefässkrankheiten; Krankheiten der oberen Luftwege.

Kontraindikationen

Polyarthritis akuter Schub; alle akuten, fiebrigen Leiden und ansteckende Krankheiten.

Medizinische Betreuung

Die drei Ärzte von Lavey-les-Bains und die rund fünfzehn bis achtzehn Physiotherapeuten arbeiten eng mit dem CHUV (Universitätsspital) in Lausanne zusammen. Die Diagnosen und die Therapien sind auf wissenschaftlichem Höchststand.

Ärztlich verordnete Therapien

Krankengymnastik: Spezifische Krankengymnastik nach Bobath, Maitland, Sohier.
Massagen: Bindegewebsmassagen (Lymphdrainage); Narbenkontrakturenmassagen, Cyriax-Massagen; Unterwasser-Druck-Massagen; Pressotherapie Jobst.
Packungen: Parafango, Solewickel, Eispackungen, warme Sandbäder.
Elektrotherapien: Diadynamic Galvanisation, Ultraschall, Kurzwellen Diapuls, Microdyn, Iontophorese, Elektrostimulation, Elektrogymnastik.
Balneotherapie: Römisches Bad, Kohlensäurebad, Thermalbad (Wanne), Thermalbad mit Sole.

Wellness in eigener Regie

Heilturnen im Thermalbad, Sportmassagen, heisse Sandbäder im quarzhaltigen Rhonesand. Entspannende Spaziergänge der Rhone entlang.

Infrastruktur

Modernes Vier-Stern-Hotel mit vierundsiebzig Zimmern und prunkvollem, in Jugendstil bemaltem Speisesaal aus dem letzten Jahrhundert im alten Teil des Hotels. Spezialitäten und Grill-Restaurant Le Sequoia auch für Passanten. Bridge- und Lesesaal, Fernsehzimmer. Coiffeur, Kiosk, Bar Sequoia. Grosser Park direkt an der Rhone mit altem Brunnenpavillon. Ein Hallen- und ein Freiluft-Thermalschwimmbad. Arztpraxis und Therapieräume. Kantonales Rehabilitationsspital. Kleine Kapelle.

Öffnungszeiten der Thermalschwimmbäder: Mo–Sa 7–20 Uhr, So 9–20 Uhr. Jeden Morgen von 7–10 Uhr, So 9–10 Uhr stehen die Schwimmbäder ausschliesslich den Gästen zur Verfügung.

Sport

20 km von Lavey entfernt liegt der Genfersee für Wassersport. In unmittelbarer Nähe grosse Wintersportorte.

Ausflüge und kulturelles Angebot

Schloss Chillon bei Montreux. St-Maurice: berühmtes Kloster mit eindrucksvollem Klosterschatz.
Evian auf der französischen Seite des Genfersees. Grotte aux fées, unterirdische Tropfsteinhöhle.

Das gibt es nur in Lavey-les-Bains

Die heisseste Hyperthermalquelle der Schweiz von 62°C. Heisse Sandbäder mit Quarzsand von der Rhonenmündung. Ein Hoteldirektor, der rund um die Uhr für seine Gäste da ist.

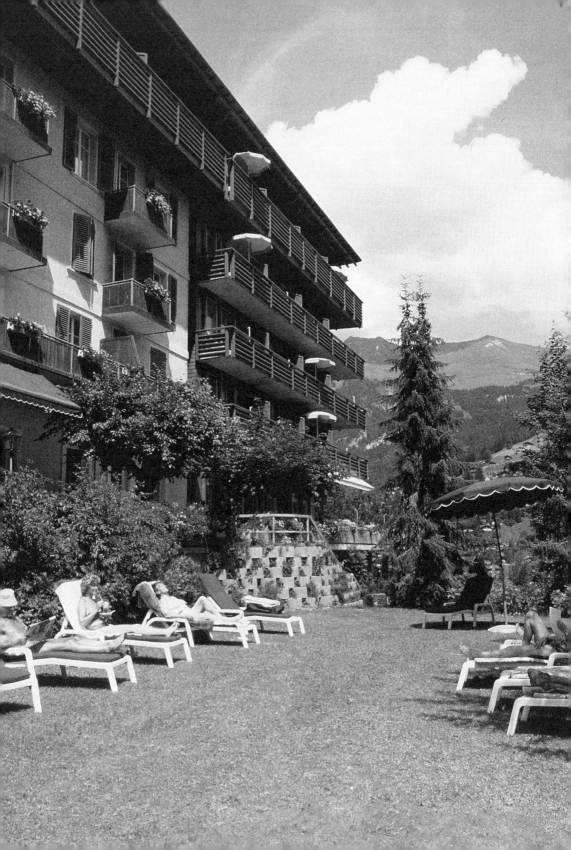

Das Vier-Stern–Hotel
Lenkerhof wurde 1992
umgebaut, die Zimmer
vergrössert und moder-
nisiert.

Lenk
Alles Leben kommt aus
dem Wasser

Bad Lenk feierte 1989 seinen 300jährigen
Geburtstag, denn 1689 erteilten «die Schult-
heys und Rath der Stadt Bern» erstmals Christian
Perreten die offizielle Badekonzession. Von den
sechsundneunzig «Bedli», die es im letzten Jahrhundert im Kanton Bern gab, überlebte neben
Schwefelberg-Bad nur noch der Badekurort Lenk.

Das Auf und Ab dieses Badekurortes mit der
schlossähnlichen Bäderanlage, der um die Jahrhundertwende einen absoluten Höhepunkt erlebt
hatte, mag jenem anderer Schweizer Badekurorte
ähnlich sein, und trotzdem ist die Lenk etwas
ganz Besonderes: Reine, aromatische und staubfreie Luft, angenehm kühle Temperaturen in den
Sommermonaten und verhältnismässig warme
im Winter, keine Verkehrslärmimmissionen – das
gewaltige Wildstrubelmassiv versperrt jeden
Durchgangsverkehr –, alles das, wovon
gestresste Städter und Bewohner der Agglome-
rationen träumen, hier ist es vorhanden.

Lenk ist jung, ist familienfreundlich und bietet
vor allem den Kindern viele Extras. Rund um Lenk
gibt es eine wahre Wander-Wunderwelt. Ob im
Sommer oder Winter, hier sind Ferien, Wochenenden und Kuren immer mit intensiven Natur-
erlebnissen verbunden. Und sollte einmal
schlechtes Wetter sein oder der Schnee auf sich
warten lassen, dann kann man sich im warmen
Thermalschwimmbad im Kurzentrum entspannen
und etwas für Gesundheit und gutes Aussehen
tun. Und weil Sport grossgeschrieben wird,
bedeutet Kuren hier viel mehr als Entspannen im
warmen Wasser, nämlich Ausdauer, Muskeltraining und Verbesserung der Geschicklichkeit. Das
Kurzentrum bietet beispielsweise nach Unfällen
und Operationen sogenannte «Warming up»-
Wochen an, um das Einsteigen in den Sport
behutsam, Schritt für Schritt, neu zu erlernen.
«Das Starke in uns stärken», das ist das Motto im
Badekurort Lenk. Ein Aufenthalt hier im Obersimmental (Berner Oberland) ist Prävention, vorbeugende Gesundheitspflege schlechthin.

Kinder willkommen

Anlaufstelle für Familien mit Kindern – aber natürlich auch für alle anderen Gäste – ist das Verkehrsbüro. Praktisch alle Wege führen zu ihm hin. Es liegt in der Nähe des Bahnhofs. Schlecht informiert riskiert man, vieles zu verpassen. Zum Beispiel hat jeder Gast, der sich in einem Hotel, in einer Ferienwohnung oder auf einem Campingplatz aufhält und sich ordnungsgemäss angemeldet hat (Ausfüllen des offiziellen Anmeldescheins), Anrecht auf eine Gästekarte. Das bedeutet Vergünstigung für Familien bei den Bergbahnen, Gratis-Desserts oder Apéros da und dort, Ermässigung auf Pferdeschlittenfahrten, Vergünstigungen beim Besuch kultureller Veranstaltungen und anderes mehr.

Es gibt an der Lenk nicht nur Skischulen für Kinder, sondern auch für Kleinkinder, sogar mit Babylifts. Besonderes Ereignis: die Kinderskirennen. Die Pony-Ranch organisiert Rundritte für kleine Kinder. Und auch eine Tenniswoche für Kinder wird hier durchgeführt. Für Bergwanderungen offeriert das Lenker Verkehrsbüro preiswerte Familienarrangements. Eine Radwanderung mit den Eltern von der Lenk aus über St. Stephan nach Zweisimmen ist ein grossartiges Erlebnis für Kinder. Der Weg führt ohne kraftraubende Steigungen fern der Hauptstrasse meistens der Simme entlang. Unterwegs gibt es verschiedene Feuerstellen zum «Bräteln» und sogar einen Kinderspielplatz.

Regentage – der Schrecken aller Eltern in den Ferien? Kein Problem: im Kino Lenk werden Kinderfilme gezeigt (Kinderfilmwoche), in der Bibliothek gibt es eine grosse Auswahl an Kinderbilderbüchern, und in der Ludothek werden Spielwaren ausgeliehen. Das Thermalschwimmbad beim Lenkerhof, Wassertemperatur 34 °C, ist öffentlich. Wenn die Eltern einmal allein eine Tour unternehmen wollen, können sie die Kinder im Gästekindergarten unterbringen. Gut organisiert ist auch das Babysitting. Kinderspielplätze mit vielen Plauschelementen finden sich beim idylli-schen Lenkersee, hinter dem Schulhaus und auf dem Kronenplatz.

Im wunderschön renovierten Lenkerhof, direkt mit dem Kurzentrum und mit dem Thermalschwimmbad verbunden, übernachten Kinder bis zwölf Jahre gratis im Zimmer der Eltern, und für ihre Halbpension (mit grossem Frühstücksbuffet und ausgezeichnetem Nachtessen) zahlen die Eltern für ein Kind bloss Fr. 30.–. Kindersitze und Kindermenüs gibt es übrigens in allen Restaurants.

Dass Lenk sehr kinderfreundlich ist, ja ein eigentlicher Spezialist für Familienferien, weiss man spätestens seit 1941, als hier das erste schweizerische Jugendskilager stattfand. Familienferien werden im neuen Reka-Zentrum an der Lenk angeboten (sechs Häuser mit neunundvierzig Ferienwohnungen und der ganzen Infrastruktur). Und im KUSPO (Kurs- und Sportzentrum mit total vierhundertdreissig Betten) können Jugendliche günstig übernachten, mit Gleichaltrigen den Plausch haben, eventuell sogar einen Sprachkurs besuchen und doch mit den Eltern, die vielleicht in einem Hotel wohnen, zusammensein.

Eine Gemeinde glaubt an seinen «Schwäfelbrunnen»

Hans Forrer ist schon seit über zwei Jahrzehnten Kurdirektor an der Lenk und hat alle Dramen, die sich rings um das Heilbad abspielten, mitbekommen. Der Verfall der einstmals stolzen Badeanlagen der Jahrhundertwende war ihm peinlich. Auf der einen Seite war da die Bevölkerung, Bauern, Handwerker, die fest an «ihr» Wasser glaubten, auf der anderen Seite war mit dem Vorhandenen wirklich kein Staat mehr zu machen, schon gar nicht damit zu werben.

Die Wende kam, als sich 1977 ein internationaler Ferienclub für die Quellen und den Wiederaufbau des Hotels ernsthaft zu interessieren begann. Aber davon wollte die Gemeinde, wollte vor allem die Bevölkerung nichts wissen. Man wehrte sich gegen die Idee. Eine Masseninvasion durch erlebnishungrige, internationale Club-Gäste war nicht nach dem Geschmack der Menschen im Obersimmental. Das Ziel war, einen natürlichen, familiennahen Bädertourismus zu entwickeln und nicht abgeschnitten zu werden vom eigenen, köstlichen Heilwasser. Man wurde sich klar darüber, dass zu einem modernen Badekurort erstens ein professionelles Management gehört, das sich in den sich wandelnden Bedürfnissen der Menschen auskennt, und zweitens ein erstklassiger Badearzt. Ohne guten Mediziner lässt sich tatsächlich heute kein Badekurort mehr «verkaufen». Denn das Vertrauensverhältnis zwischen Gast und Arzt muss stimmen. Nachdem dieses Leitbild erarbeitet worden war, ging man daran, das Kurzentrum und den Lenkerhof aufzubauen. Der Lenkerhof wurde übrigens nach einer beinahe einjährigen Renovation 1993 wieder eröffnet. Da die Nachfrage nach Vierstern-Komfort in den letzten Jahren stark zugenommen hatte, wurde die Erneuerung nötig. Immer mehr Gäste wollten, vor allem bei den Zimmern, zumindest den gleichen Komfort, den sie von zu Hause gewöhnt sind.

Heute hat Lenk wieder Boden unter den Füssen: jeder sechste Lenker Gast ist heute ein Kurgast. Und da achtzig Prozent der Bevölkerung an der Lenk direkt oder indirekt vom Tourismus leben, ist das entscheidend für die positive Haltung der Bevölkerung, für die Kurzentrum und Thermalbad ebenfalls eine Bereicherung sind. Hauptaktionär der Badeanlagen ist heute die Gemeinde Lenk selber.

Balmquelle und Hohliebquelle

Die Balmquelle ist die bedeutendste und stärkste Schwefelquelle Europas. Sie entspringt im Gebiet «Uf de Balme» auf einer Höhe von 1359 Metern und führt pro Minute vierzig bis fünfzig Liter kristallklares und stark nach faulen Eiern riechendes Wasser ans Tageslicht. Anhand der auch im Sommer gleichmässigen Wassertemperatur von nur 8,7 °C lässt sich leicht vorstellen, aus welchen Tiefen diese Quelle dem Berginnern entsteigen

Kurz-Geschichte

Quellengeschichte Die Menschen der Frühbronzezeit (von 1800–1550 v. Chr. lassen in Gutenbrunnen (Schwand) eine Randaxt liegen. Ein Lehrer aus Lenk findet 1904 auf 1430 m ü. M. diese bronzezeitliche Randaxt. Sie wird als Weihgabe an die Götter interpretiert, mit der für die heilsame Quelle gedankt worden war.

1650 v. Chr. Quellenfunde lassen vermuten, dass das Wasser bereits bronzezeitlichen Menschen bekannt war.

1370 n. Chr. Erstmals urkundliche Erwähnung des Namens Lenk in Berns Geschichtsquellen.

1473 Das Gericht «an der Längk» in Gutenbrunnen gelangt von den Herren von Raron an Adrian von Bubenberg, darauf in den Besitz des Landesvenner Heinrich Jenneli.

1502 Das Gericht geht in den Besitz Berns über.

1504/1505 Bau der ersten Kirche. Sie fiel dem Dorfbrand im Juli 1878 zum Opfer.

1530 Möglicher Zeitpunkt der Weiberschlacht auf der Langermatt (Sage).

1688 Christian Perreten stellt via Oberamtmann in Blankenburg das Konzessionsgesuch zur Errichtung eines Bades mit Tavernenrecht.

1689 «Die Schuldtheys und Rath der Statt Bern» erteilen Christian Perreten die erste Badekonzession an der Lenk.

1702 Die untersten Simmenfälle werden in den linksseitigen Hang des Müliwaldes umgelegt.

1769 Das Bad Lenk figuriert nicht mehr unter den zweiundsechzig bernischen Bädern. Offenbar ging die Konzession verloren.

1796 Der Apotheker Carl Friedrich Morell (1759–1816) führt eine erste (rudimentäre) Wasseranalyse durch.

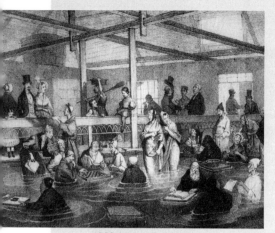

**1989 feierte Bad Lenk
seinen 300. Geburtstag.
Die Badesitten haben
sich seit den Anfängen
grundlegend verändert.**

1813 Johann Rieben stellt ein neues Gesuch für eine Wirtshauskonzession. Der Sanitätsrat des Kantons Bern veranlasst eine zweite Wasseranalyse.

1814 Das Gesuch Riebens wird abgewiesen.

1823 Auch das Gesuch Jakob Bächlers, Säumer an der Lenk, um eine Badewirtschaft wird mit dem Vermerk abgelehnt, dass die «Demoralisation der Gemeind Lenk die Eröffnung eines neuen Trunk-Gelags ganz unräthlich mache...»

1834 Alt Amtsrichter Christian Marggi kauft von A. Bächler die Hohliebquelle und das Badhäuschen sowie – mit vielen Umtrieben – von den nach Nordamerika ausgewanderten Grosssöhnen Pfarrer Lauterburgs die Balmquelle.

1840 Verbesserung der Badeverhältnisse durch einen Neubau, der aber nicht fertiggestellt wird.

1841 Ein Chorrichter reicht beim Chorgericht Lenk Beschwerde wegen drohenden Sittenzerfalls ein, weil im Chrummbachbedli Männlein und Weiblein in den gleichen Trögen baden.

muss. Der Weg des Wassers, woher es stammt, niemand weiss es genau.

Die Hohliebquelle ist eine etwas mildere Schwefelquelle mit grösserem Natrium- und Magnesiumgehalt und einer Wassertemperatur von 8,5 °C. Zusammen mit der Eisenquelle – diese Quellen entspringen unmittelbar hinter dem Lenkerhof – wurde auch sie seit jeher für Therapiezwecke genutzt.

Die Weiberschlacht auf der Langermatt

Die wohl berühmteste unter den zahlreichen Lenker Sagen berichtet von einem Streit mit den benachbarten Wallisern: Anno 1530, als die Männer talabwärts in den Glaubenskrieg zogen, nutzten die verfeindeten Walliser die Gelegenheit und raubten den Lenkern ihre prächtigen, glatten Simmentaler Kühe und führten sie über den Rawilpass weg.

Das war ein einzig Jammern und Wehklagen. Nur Gerda, die junge, rüstige Tochter des Ammanns, jammerte nicht. Sie forderte ihren Liebsten namens Siegfried auf, das Vieh zurückzuholen, ansonsten sie ihm lebenslänglich Hand und Kuss verweigern würde. Der verliebte Siegfried sammelte eine Schar der «kecksten» Knaben und traf jenseits des Rawilpasses die arglos feiernden Walliser. Leise lösten die Burschen Glocke um Glocke von den Hälsen der Kühe und trieben sie wieder dahin zurück, wo sie gestohlen worden waren. Nach einem bösen Erwachen beschlossen die Diebe aus dem Wallis, sich das Vieh wieder zu holen. Doch die Lenker Jungfrauen erwarteten sie mit Heugabeln, Spaten, Sensen und Äxten und trieben die Viehdiebe in die Flucht. Zum Andenken an diesen Sieg soll es auch heute noch in Lenk der Brauch sein, beim sonntäglichen Kirchenbesuch den Frauen den Vortritt zu lassen. Ein weiteres Andenken an die Weiberschlacht findet sich übrigens als Sujet im Lenker Wappen. Die Wanderung über den Rawilpass ins Wallis ist heute eine der schönsten Wanderungen, die die Lenk bietet.

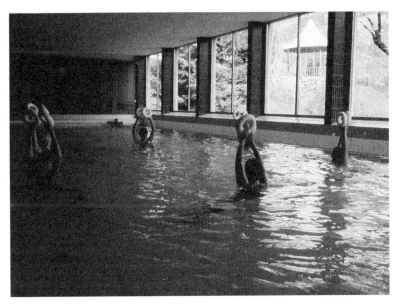

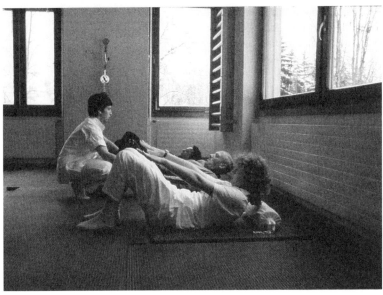

Das Mineralhallenbad
(34°C) ist für Gäste des
Lenkerhofs gratis, steht
aber auch allen anderen
Besuchern offen.

Im Kurzentrum legt man
grössten Wert auf das
Aktivieren eigener
Kräfte.

1843 Christian Marggi baut systematisch an der Kuranlage weiter, ohne aber das Gästehaus ganz zu vollenden.

1856 Erste quantitative Quellwasser-Analyse nach wissenschaftlichen Gesichtspunkten durch Professor Ludwig von Fellenberg (1809–1869).

1857 Gründung einer Aktiengesellschaft mit dem Zweck, den angefangenen Bau zu vollenden und eine «gehörige Kuranstalt» zu errichten.

1858 Übernahme der ganzen Anlage durch die neue Badegesellschaft Lenk.

1862 Neueröffnung des Kurbades mit zwei zusammenhängenden Gebäuden (achtzig Zimmer, «Konversationssalon», Billardzimmer und zwei gedeckte Kegelbahnen).

1864 Erstellung einer Galerie, die das Hauptgebäude mit dem Badhaus verbindet, und Einrichtung von mehreren Duschenzimmern. Der Mitaktionär Peter Vernier zahlt die zurücktretenden Gesellschafter aus. Er wird Leiter und Hauptaktionär des Kur- und Badebetriebes.

1876 Zweite wissenschaftliche Wasseranalyse durch die Herren Schwarzenbach und Müller.

1878 Ein grosser Dorfbrand äschert in Lenk fünfundzwanzig Häuser ein, darunter die Kirche.

1884 Dr. Georg Jonquière wird Badearzt. Pierre Vernier übernimmt die Betriebsleitung des Kurzentrums.

1885 Das Kurhotel kann bereits hundertfünfzig Gäste aufnehmen und wird stetig weiter modernisiert.

1897 Eine Bahnlinie führt die Gäste bereits bis Erlenbach.

1902 Bahnstreckenausbau bis Zweisimmen.

1903 Die Gästekapazität kann auf zweihundertfünfzig gesteigert werden.

In der ersten Septemberhälfte findet in St. Stephan die grosse Alpabfahrt statt. Sie ist echt, kein Publikumsgaudi, keine Show für die Touristen. Und die buntgeschmückten Simmentaler Kühe sind glatt und gesund wie zur Zeit der Weiberschlacht. Ein farbenfreudiges, heiteres Erlebnis, das man nicht verpassen sollte. Der Lenker Tourismus ist kein Bakschisch-Tourismus. Die einheimische Bevölkerung ist gesund strukturiert. Es gibt sie noch hier, die Bauern und die Handwerker. Wer an einer geführten Alpkäserei-Besichtigung teilnimmt, bekommt dieses Währschafte ganz besonders zu spüren.

Schon Hippokrates empfahl . . .

Der berühmteste Arzt des alten Griechenland, Hippokrates, empfahl als Mittel, «die Säfte wieder ins Gleichgewicht zu bringen»: «Umstellung der Lebensgewohnheiten, Spazieren, Diät, mehr Schlaf, Gymnastik, Massage, Wickel, Kompressen und Bäder.» In unsere Sprache übersetzt, bedeutet das ungefähr: Tapetenwechsel, weg vom Fernseh-Phlegmatismus, weniger, aber vollwertiger essen, etwas für die körperliche Fitness tun, mehr natürliche Heilmittel anwenden und zuviel Chemie meiden und die Naturkraft der heilenden Wasser nutzen.

Diese hippokratische Philosophie könnte vom leitenden Kurarzt des Kurzentrums erfunden worden sein. Er sagt: «Gerade heute im Zuge einer ganzheitlichen Betrachtungsweise des Lebens (Aufgabe des Dualismus Körper und Seele) und der Medizin hat die Badekur eine neue, besondere Bedeutung erlangt. Ausser den Ergänzungen der modernen wissenschaftlichen Medizin hat sich an den therapeutischen Grundsätzen bis heute nichts geändert. Im Gegenteil – man besinnt sich wieder auf sie.»

Das Kurzentrum hat hervorragende Therapeuten, die eng mit dem Kurarzt zusammenarbeiten. Der Cheftherapeut stammt aus Belgien. Dort werden sehr hohe Ausbildungsmassstäbe an den Beruf gestellt (Universitätsstudium). Dieser hohe Ausbildungsstand wirkt sich natürlich auf die gesamte Atmosphäre aus. Man fühlt sich aufgehoben. Neben traditionellen Methoden werden – in engem Kontakt mit internationalen Fachleuten – auch ganz neue Wege beschritten. Die Marschrichtung ist klar, neben passiven Entspannungstherapien wird vom «Kuranten» auch aktives Mitgehen und Arbeiten an sich selbst verlangt. Hier wird ein Konsumdenken klar durchbrochen. Der Patient wird in die Verantwortung genommen. Wer präventiv etwas für seine Gesundheit tun will, kann hier vom geballten medizinischen und therapeutischen Wissen für sein ganzes Leben etwas lernen.

Prof. Dr. Kurt Pahlen: ein Musikdenkmal

Professor Pahlen, 1907 in Wien geboren, hatte hohe und höchste Positionen im Musikleben inne. Er war unter anderem enger Mitarbeiter von Karajan, er hat in Argentinien das weltberühmte Opernhaus Teatro Colon in Buenos Aires geleitet. Dann kam er nach Bürgerkriegen und Militärdiktaturen in die Schweiz zurück und wurde Schweizer Bürger und Ehrenbürger von Lenk. Er initiierte in der Lenk zwei Kulturereignisse von internationalem Ansehen: 1971 das jeden Oktober stattfindende Forum für Musik und Bewegung und 1977 die Musikalische Sommer-Akademie.

Musik ist die internationale Sprache, die keinen Übersetzer braucht. Alle verstehen sie. Die Meisterkurse werden von starken Musikerpersönlichkeiten geleitet – Gesamtleitung Prof. Dr. Kurt Pahlen –, ebenso die Sparte Kammermusik und Orchester. Es sind zwei Dinge, die der Sommer-Akademie, die jeweils in der letzten Augustwoche beginnt, eine solch grosse Ausstrahlung verleihen. Täglich werden zwei öffentliche Konzerte veranstaltet, zu welchen die begabtesten Studentinnen und Studenten beigezogen werden. Wer jemals ganz junge, begabte Menschen miteinander musizieren gehört hat, weiss, wie das unter die Haut geht. Die Gäste von Lenk sind

1930 Nach heftigen Regenfällen überschwemmen Simme und Seitenbäche das Dorf. Tagelang steht das Wasser in den Strassen meterhoch.

1937 Einweihung der ersten Lenker Bergbahn. Das «Funi», eine seltsame Mischung von Schlitten und Seilbahn, kann innert sieben Minuten sechzehn Fahrgäste von der Lenk auf die Balmen befördern, wobei es dreihundertfünfzig Höhenmeter überwindet.

1941 Erstmals findet an der Lenk ein Jugendskilager statt.

1948 Eröffnung der Sesselbahn Lenk–Stoss. Sie ersetzt das «Funi».

1957 Eröffnung der Sesselbahn Stoss–Leiterli.

1961 Der Bühlberg wird mit einem Lift erschlossen.

1969 Gründung der heutigen Aktiengesellschaft der Kurhotel Lenkerhof AG.

1972 Einweihung der neuen Gondelbahn Lenk–Stoss–Leiterli als Ersatz für den Sessellift. Eröffnung der Metschbahnen.

1975 Grundsteinlegung für den Bau des Ferienzentrums Reka.

1977 Gründung der Sommer-Akademie. Diese Institution ermöglicht Meister- und Kammerkurse für Musikstudenten.

1978 Gründung einer neuen Badegesellschaft unter namhafter finanzieller Beteiligung der Gemeinde Lenk und vieler einheimischer und auswärtiger Aktionäre.

1984 Das Kur- und Sportzentrum KUSPO – ein Gemeinschaftswerk der Gemeinde Lenk und der Eidgenossenschaft – wird eröffnet.

1989 Das Bad Lenk feiert seinen dreihundertsten Geburtstag.

1993 Nach einer rund einjährigen Umbauzeit wird der Lenkerhof wieder eröffnet und strahlt in neuem Glanz.

(Dieser Rückblick stammt aus der Gedenkbroschüre 300 Jahre Bad Lenk, 1989 unter dem Titel «Alles Leben kommt aus dem Wasser» erschienen.)

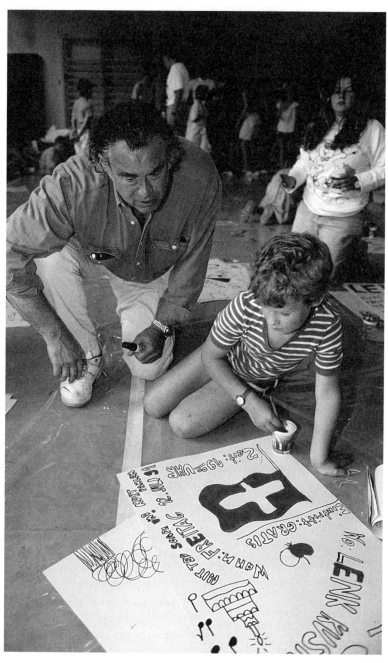

Lenk ist kinder-
freundlich. Spannende
Kurse lassen auch an
Regentagen keine
schlechte Stimmung auf-
kommen.

dazu jeweils herzlich eingeladen – Eintritt frei. Auch am Morgensingen können alle teilnehmen, die sich für Musik begeistern.

Wiederum sind Kinder miteinbezogen. Kurt Pahlen erteilt Kindern jeden Alters, die Freude am Musizieren haben, Unterricht, ob sie nun mit oder ohne Musikinstrumente kommen. Mehr noch – mit dem Cartoonisten Ted Scapa zusammen – wird gemeinsam ein Musical erarbeitet. Im Forum Musik und Bewegung, jeweils zweite/dritte Woche Oktober, gibt es ebenfalls, neben vielen hochinteressanten Vorträgen und Veranstaltungen, Kurse für Kinder: Bewegung und Malen beispielsweise oder Theater machen Spass.

Ohne Kultur wäre die Lenk eine körperliche Angelegenheit. Mit Kultur ist sie ein Ganzes, das Körper, Geist und Seele umfasst und die Kreativität fördert.

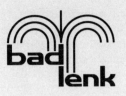

Lage

Lenk im Berner Oberland ist im Simmental gelegen, einem Hochtal inmitten subalpiner und alpiner Zone.

Anreise

Per Auto via Thun, Spiez. Vor Spiez Abzweigung Zweisimmen. In Zweisimmen gabelt sich die Strasse, die eine führt nach Gstaad, die andere über St. Stephan, Matten nach Lenk.
Per Bahn bis Lenk.

Klima

Kristallklare, staubfreie, aromatische Luft. Lenk liegt auf 1000 m Höhe. Die klimatischen Verhältnisse sind auch für Herzpatienten geeignet.

Auskunftsstellen und Adressen

Verkehrsbüro: 3775 Lenk, Tel. 030/3 15 95, Fax 030/3 20 27. Öffnungszeiten: Mo–Fr 8.30–12, 14–18 Uhr. Sa 8.30–12, *14–17 Uhr. So *10–12, *16–18 Uhr (* nur während der Hochsaison). Vier-Stern-Hotel Lenkerhof, direkt mit dem Kurzentrum verbunden: 3775 Lenk, Tel. 030/6 31 31, Fax 030/6 20 60. Ganzjahresbetrieb. Kurzentrum: 3775 Lenk, Tel. 030/6 31 41, Fax 030/3 20 60.

Ortsgebundene Heilwasser

Bedeutende Schwefelquelle, Balmenquelle (schwefelwasserstoffhaltige Gipsquelle). Vier weitere, eher schwächer mineralisierte Quellen.

Heilanzeigen

Rheumatischer Formenkreis: Abnützungsleiden der Gelenke und der Wirbelsäule, Gelenkentzündungen im chronischen Stadium, Mor-

bus Bechterew, Bandscheibenschäden, rheumatische Muskel- und Sehnenleiden.
Mechanische Schädigungen: Funktionsverbesserung nach Unfällen, orthopädischen und neurochirurgischen Operationen, z. B. Diskushernie.
Stoffwechselbedingte Störungen: Chronische Gelenkveränderungen bei Gicht, Kalkmangel der Knochen.
Neurologische Erkrankungen: Restlähmungen nach Hirnschlag, Nervenverletzungen und anderen Nervenkrankheiten, «Nervenentzündungen».
Erkrankungen der Atemorgane: Subakute und chronische Erkrankungen der oberen Luftwege (Nase, Nasennebenhöhlen, Rachen, Kehlkopf), der Ohrentrompete sowie der unteren Luftwege, insbesondere der Bronchien.

Kontraindikationen

Alle akuten, fiebrigen, ansteckenden Krankheiten. Frisch überstandener Herzinfarkt.

Medizinische Betreuung

Dr. med. dipl. chem. Ing. ETH Peter Gross ist leitender vollamtlicher Arzt des Kurzentrums. Er wird von einem geschulten Personal assistiert. Es gelangen fortschrittliche und wirksame Therapiemöglichkeiten und bewährte natürliche Heilmethoden zur Anwendung. Das Kurzentrum ist ganzjährig geöffnet. Gäste des Hotels Lenkerhof haben mit dem Lift direkten Zugang zum Thermalschwimmbad und den Therapieräumen. Das Kurzentrum steht aber auch anderen Feriengästen und vor allem der Bevölkerung zur Verfügung.

Ärztlich verordnete Therapien

Medizinische Bäder, Heilgymnastik, Atemgymnastik, Wassergymnastik, Heilmassage, Bindegewebsmassage, Unterwasserstrahlmassage, Lymphdrainage, Fango-, Heublumen-, Solewickel, Fangokneten, Kryotherapie, Inhalation, Elektrotherapie, Stangerbad.
Bei der Krankenkasse vor der Kur, direkt oder durch den einweisenden Arzt, eine Kostengutsprache verlangen.

Wellness in eigener Regie

Schwimmen im Thermalbad, Schwefelwannenbad, Moorbad, Heublumenbad, Fitnessturnen für Anfänger und Aerobic, Fitness im Freien, Schwangerschaftsgymnastik, Rückbildungsgymnastik, Sport- und Entspannungsmassage, Fussreflexzonenmassage, Vichydusche, Inhalation im Zerstäubersaal, Solarium, autogenes Training, Rückenschule.

Infrastruktur

Das Hotel Lenkerhof ist direkt mit dem Kurzentrum verbunden. Das Thermalbad (34 °C) steht den Gästen kostenlos zur Verfügung. Komfortable Zimmer mit grossen Balkonen. Neu, ein herrliches Panoramarestaurant mit breiten Fensterfronten, die den Blick auf den Wildstrubel freigeben. A-la-carte-Restaurant, Taverne und Bar. Freie Benutzung des Tennisplatzes. Gratis-Velos, Gratis-Transfer von und zum Bahnhof, Gratis-Busverkehr am Ort. Schönes Terrassenrestaurant. Park.
Kurzentrum: Grosses Thermalschwimmbad mit Unterwasserdüsen, Arztpraxis, Therapieräume, Ruheräume, Inhalationssaal. Täglich um 16.30 Uhr Wassergymnastik (gratis). Studio für Kosmetik und Pediküre, Solarium, Diätberatung.
Öffnungszeiten Kurzentrum: Mo–Sa 8–20 Uhr (durchgehend, Kassenschliessung 19 Uhr). So 10–18 Uhr.
Therapieabteilung: Mo–Fr 8–12, 14–18 Uhr (Kassenschliessung 17 Uhr). Sa 8–12 Uhr.
Inhalation: Mo–Fr und Samstagvormittag.
Andere Unterkunftsmöglichkeiten an der Lenk: An der Lenk stehen rund zwanzig Hotels mit neunhundert Schlafstellen, vom Vier-Stern-Haus bis zur einfachen Pension zur Verfügung, achthundert Ferienwohnungen mit ungefähr viertausend Betten, Gruppenunterkünfte sowie Camping.

Sport

Sommer: 200 km Spazier- und Wanderwege, acht Tennisplätze (Tennisschule Lenk), öffentliches Hallen- und Freibad, Fischen in Flüssen und Seen, Riverrafting auf der Simme, Mountain-Biking, Minigolf, Pony-Ranch für Kinder, Vita-Parcours in St. Stephan.

Winter: Fünfzig Bahnen und Lifte in einem Abonnement (hundertachtzig Bahnen zusammen mit «Gstaad Super Skiregion» und «Alpes vaudoises»), 42 km markierte Langlaufloipen, Schweizer Skischule (alpin und nordisch), Natureisbahn für Eislauf und Curling, Schlittelweg.

Ausflüge

Mit der Gondelbahn aufs Leiterli (2001 m ü. M.). Per Luftseilbahn nach Metsch (1470 m ü. M.). Mit dem Autobus ab Bahnhof nach Bühlberg, Iffigenalp oder Simmenfälle. Alpenblumenweg mit über hundert markierten Pflanzen.

Täglich Panoramic-Express nach Montreux. Lenk ab 9.10 Uhr. In Zweisimmen umsteigen.

Geführte Alpkäserei-Besichtigung, jeweils Mitte Juli bis August.

Besuch im «Kultur-Egge» in Matten (kleines Dorf etwa 5 km von Lenk), schöne kunsthandwerkliche Arbeiten. Geöffnet Mo–Sa 15–21 Uhr.

Obersimmentaler Heimatmuseum in Zweisimmen. Öffnungszeiten Juni bis Oktober Mi, Sa, So 10–12, 14–16.30 Uhr.

Kulturelles Angebot

Internationale Musikalische Sommer-Akademie: Sie wurde 1977 gegründet und steht unter der Leitung von Professor Dr. Kurt Pahlen. Sie findet jeweils in der letzten Woche August bis Anfang September statt. Die Meisterkurse werden von international anerkannten Musikern geleitet. Zu den kulturellen Vorträgen und zum Morgensingen haben die Gäste von Lenk freien Eintritt.

Während dieser Tage veranstaltet die Akademie täglich ein bis zwei Konzerte, zu deren Teilnahme die fortschrittlichsten Schüler eingeladen werden. Die Konzerte sind unentgeltlich.

Forum für Musik und Bewegung Lenk: Jeweils Mitte Oktober findet das ebenfalls von Professor Kurt Pahlen initiierte Forum für Musik und Bewegung statt, mit einer Serie interessanter Vorträge von «Körperbewusstsein» über «Singen und Swingen im Chor», von «Atem-Tonus-Ton» bis elementare Rhythmuserfahrung. Programme sind im Verkehrsverein erhältlich.

Das gibt es nur an der Lenk

Ein Wander-Wunderland mit vielen Höhenwegen und Weitsichten – in jeder Beziehung –, die einen die privaten Sorgen vergessen lassen. Ein präventiv-medizinischer Ort erster Güte.

Spezialarrangements: Schönheitswoche «Beauty Case». 14 Tage Schlankheitsaufenthalt, 14 Tage Gesundheitsaufenthalt, Familienferien. Kinder unter zwölf Jahren übernachten gratis im Zimmer der Eltern. Für Halbpension (Frühstücksbuffet und Abendessen mit Auswahlmöglichkeiten) wird nur Fr. 30.– berechnet. Freier Eintritt in das 34 °C warme Mineral-Hallenbad. «Warming-up-Weekends» und «Adventure-Wochen». Kontrollierte Gesundheits-Sportwoche (nach Krankheit, Unfall oder Operation).

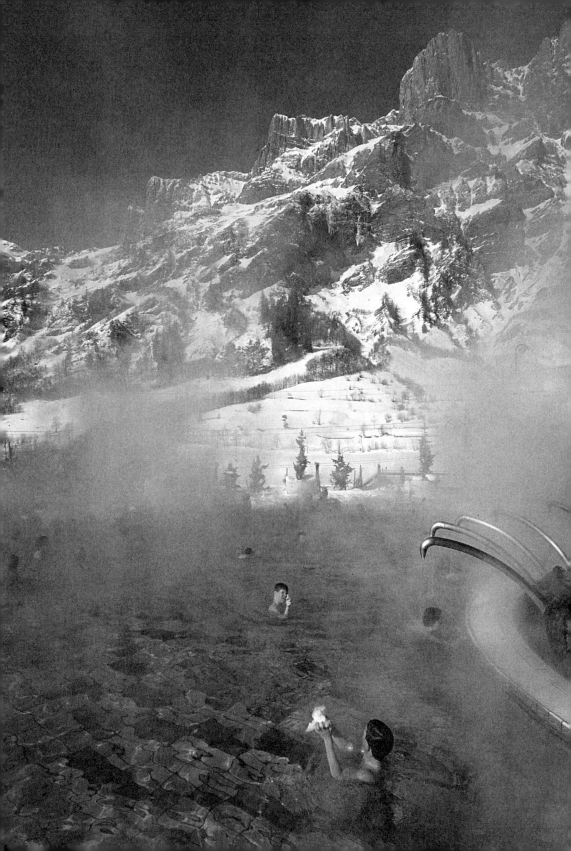

In keinem anderen Bade-
kurort der Schweiz gibt
es so viele offene Ther-
malschwimmbassins wie
in Leukerbad.

Leukerbad
Der Opinion-leader

*Vieles, was später in anderen schweizerischen
Badekurorten nachvollzogen wurde, geschah
erstmals in Leukerbad im Oberwallis. In den letzten zehn Jahren hat sich der Ort zu Füssen der
Gemmiwand zuhinterst im Dalatal um Generationen verjüngt. Er hat resolut das Bild des isolierten
Kurgasts abgeschüttelt, der sich in tristen Ritua-
len um seine Gesundheit abmüht. Heute sprudelt
Leukerbad über vor Jugend, Sport und Lebensfreude. Die Wende kam 1982 mit der Eröffnung
des Burgerbades, der grössten alpinen Badelandschaft Europas.*

*In Leukerbad wurde ein Parkverbot innerhalb
des Ortes durchgesetzt und ein Nachtfahrverbot.
Dafür wird den Gästen ein praktischer Ringbus
gratis angeboten. Leukerbad hat ein lokales
TV-Programm auf die Beine gestellt, damit sich
der Gast Tag für Tag auf Kanal 19 über alle Angebote informieren kann. 1990 wurde von Leukerbad aus ein Forschungsprogramm unter dem
Titel «Gesundheit, Mensch und Umwelt» (Projekt
des Nationalfonds) gestartet. Aus Leukerbad
kommt die Verbindung von Sport und Therapie.
Denn hier lassen sich prominente Sportler nicht
nur kurieren, sondern sie können das ganze Jahr
über unter besten Bedingungen trainieren. 1990
ist eine gedeckte, wetter- und wintersichere
Sportarena eröffnet worden. Dem immer
anspruchsvolleren Gast steht seit Ende 1993 eine
Alpentherme mit Römisch-Irischem Bad, mit
Badespass auf drei Etagen, mit Medizinzentrum
und Ladenstrasse zur Verfügung. Und last, but
not least: Leukerbad schöpft aus dem vollen:
Drei Millionen Liter Heilwasser spenden täglich
die fluorhaltigen Kalzium-Sulfat-Quellen zu
Füssen der Gemmiwand, in einer Traumtempe-
ratur von 42 bis 51 °C. Als Kurort nimmt Leukerbad
in der Hitliste den achten Platz ein. Unter den
Schweizer Badekurorten ist er die Nummer eins.*

In des Teufels Küche

Er zieht sich, der Weg von Leuk im Oberwallis bis zuhinterst ins Dalatal nach Leukerbad, wo sich die Gemmiwand jedem Weiterkommen widersetzt. Als ich um die letzte Wegbiegung fuhr, wo die Felsen ihre dicken Bäuche bis weit auf die schmale Strasse hinausstrekken, da war mir, als käme ich in Teufels Küche. Das Wetter war kühl, und aus elf der offenen Thermalschwimmbäder stieg der Dampf schwadenweise auf und vernebelte buchstäblich den ersten Eindruck. Und das war gut so. Denn schön ist Leukerbad nicht. Die steinernen Häuser haben Flachdächer, die abweisend die Ankömmlinge erwarten. Damals, als der grosse Kur- und Bäderboom einsetzte, ausgelöst durch die Eröffnung der Rheuma- und Rehabilitationsklinik im Jahre 1962, kümmerte man sich wenig um Schönheit oder Ortsbild-Kultur. Es galt ganz einfach, rasch, nützlich und zweckmässig zu bauen, um den Anschluss nicht zu verpassen. Im Rückblick würden viele gern alles etwas anders haben. Der eigentliche schöne, alte Dorfkern findet sich oberhalb der frisch renovierten Kirche Richtung Dorfplatz. In Leukerbad haben die Strassen keine Namen, nur die Häuser, mit einer Ausnahme, der steilen Kirchgasse. Sie ist auch im Winter schnee- und eisfrei. Ich dachte, daran sei die kostbare, warme Rossquelle schuld, die sich oben beim Maison Blanche unter einer unscheinbaren Quellfassung verbirgt. Aber nein, die Gemeinde hat ins Kopfsteinpflaster Heizdrähte verlegen lassen, damit die Gäste unfallfrei flanieren können.

Dem romantischen Hotel Maison Blanche hat man vor seine aristokratische Front nun die neue, spektakuläre Alpentherme gepflanzt, mit Badeplausch auf drei Stockwerken, mit Arztpraxen und Therapieräumen und einem Römisch-Irischen Bad. Denn das Burgerbad, die grösste Thermalbadlandschaft der Alpen, quillt aus allen Nähten. Im Sommer stehen die Menschen – beinahe wie in Japan – Kopf an Kopf in den mit vielen Plauschelementen ausgestatteten Aussen- und Innenbädern. Unter sich sind die rund tausendfünfhundert Einwohner von Leukerbad eigentlich nur noch im November bis Anfang Dezember. Im Jahr 1992 zählte Leukerbad nicht weniger als 1 121 353 Übernachtungen. Die meisten Gäste kamen aus der Schweiz. In den letzten Jahren zog es immer mehr junge Menschen, Breiten- und Spitzensportler nach Leukerbad. Starke Impulse gehen von den sportorientierten Therapien der Rheuma- und Rehabilitationsklinik aus, aber auch von der gedeckten Sportarena, die das ganze Jahr über mit ihrer Kunsteisbahn und ihren Tennisplätzen und Trainingsräumen ideale Voraussetzungen bietet, sich fit zu halten. Hier trainiert neben Herr und Frau Jedermann die Crème de la crème der Spitzensportler von Werner Günthör bis Vreni Schneider. Für Curler ist Leukerbad das ganze Jahr über ein Mekka. Hier werden Meisterschaften ausgetragen.

Go statt stop

Dr. med. Hans Spring, der Chefarzt der Rheuma- und Rehabilitationsklinik, war früher Mannschaftsarzt der Ski-Nationalmannschaft. Seine Spezialität ist Sportmedizin und physikalische Medizin. Er ist Präsident der Schweizerischen Gesellschaft für Sportmedizin und machte als einer der ersten den Link zwischen Sportmedizin und Rehabilitationsmedizin. Die Erkenntnisse aus der Sportmedizin, mit deren Hilfe die Sportler manchmal in unglaublich kurzer Zeit schwere Verletzungen überwinden, überträgt er auf die Behandlung des Normalpatienten, mit grossem Erfolg. Von diesem Wissen profitiert jeder Gast, ob er hier Gesundheitsferien macht oder präventiv etwas für seine Gesundheit tun will. Springs Devise «Go statt stop» bedeutet ständiges Training von Kraft, Ausdauer und Beweglichkeit, anstatt mutloses Sich-Ergeben. Er benützt die gleichen Therapien für Sportverletzungen und Sportschäden wie für die Rehabilitation nach Unfällen oder operativen Eingriffen und bei rheumatischen Erkrankungen: Isokinetische Kraftmessung (Lybex) für Rücken und Gelenke; Conconi-Test (Velo, Laufen, Intervall) zur Beurteilung der Ausdauerfähigkeit; Muskelfunktionsdiagnostik; Messung des Fettanteils an der Gesamtkörpermasse usw. Im Interview sagt er mir, dass sich beispielsweise Rückenschmerzen, eine «Volkskrankheit», die länger als drei Monate nicht behandelt werden, zu einem chronischen, unter Umständen lebenslänglichen Übel auswachsen. Ein Übel, welches das Gesundheitswesen jährlich mit Milliarden belastet.

Zusammen mit zwei anderen Schweizern, Dr. Werner Schneider, Kreuzlingen, sowie Thomas Tritschler, Leiter der Physiotherapieschule am Kantonsspital Schaffhausen, hat Dr. Hans Spring ein sogenanntes R-Gym-Programm entwickelt. An achtzehn verschiedenen Orten der Schweiz werden den Medizinern Kurse angeboten unter Stichworten wie «Beweglichkeit», «Kraft», «Ausdauer» und «Ergonomische Massnahmen mit Physikalischer Therapie». Die Schweizer Ärzte sollen lernen, den Rheuma- und Rückenpatienten das richtige Turnen, die richtige Haltung beizubringen, also neue Wege zur Heilung gehen lernen, weg von der reinen Pillenversorgung und von orthopädischen Eingriffen.

Der Begriff «Muskuläre Dysbalance» (Ungleichgewicht) ist ein zentraler Begriff. Er kommt ursprünglich aus dem Leistungssport und war Auslöser der «Stretching-Welle». Diese hat aber heute innerhalb der Prävention und Rehabilitation einen festen Platz. Die muskuläre Dysbalance ist ein Zustand, in dem durch eine Fehl- oder Überbelastung ein Ungleichgewicht zwischen den Anteilen der tonischen und phasischen Muskulatur, im Volksmund ganz einfach Verspannungen genannt, entsteht. Durch Schonen ist hier nichts zu erreichen, nur durch die Stärkung der Muskeln.

Die Burger von Leukerbad

Wer sich in Leukerbad umsieht, stösst automatisch auf zwei Namen: Loretan und Grichting. Sie gehören zu den ewigen Burgern. Die Loretan sollen von Dogen aus Venedig ab-

Kurz-Geschichte

Quellengeschichte Eine eigentliche Quellensage scheint nicht zu existieren. Wie viele Funde beweisen, war die Gegend schon im 4. Jahrhundert v. Chr. besiedelt.

Als Einzugsgebiet der Thermen gilt das Becken zwischen Mayinghorn, Restirothorn, Weisssee und Torrenthorn. Die Quellen entstammen einer Tiefe von rund 2200 bis 2500 m, was ihre grosse Wärme erklärt. 1543 schrieb dazu Johannes Stumpf: «Das Bad liegt an einem schönen lustigen ort in lieblichen matten, doch an dreyen orten mit hohen gebirgen umgeben. Sein wasser ist so heiss, dass man Hüner darin bruehen und Eyer sieden mag...»

5. Jh. n. Chr. Burgunder besetzen das Dalatal.

1229 Erste Erwähnung von Leukerbad unter dem Namen «Boez», in Leukerbad sprach man damals französisch.

1315 Älteste Urkunde im Gemeindearchiv Leukerbad; eigenständige Gemeinde, Erwähnung der Bäder (viaqua itur balnea).

1449/1460 Bau eines Saumweges von Leuk nach Leukerbad.

1478 Heilquellen und Bäder fallen an die bischöfliche Tafel in Sitten (Jost von Silenen), die Familien Oggier de Cabanis und Herthenstein (LU). Erste Gasthäuser entstehen. Neuer Ortsname, «Balnea leucensia» oder ganz einfach «Baden».

1479 Paracelsus beschreibt die Quellen von Leukerbad.

1484 Baubeginn für eine Pfarrkirche.

1501 Bischof und Kardinal Schiner erwirbt Bäderrechte, propagiert den Kurort auf seinen Reisen. Der Badetourismus blüht. Die deutsche Sprache gewinnt die Oberhand.

1518 Eine Lawine zerstört Leukerbad (einundsechzig Tote). Wiederaufbau innert kurzer Zeit, zahlreiche Beschreibungen der Quellen.

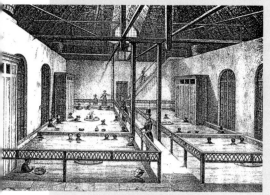

Bis zu acht Stunden am Tag harrten die Kurenden früher im heissen Wasser aus.

1556 Bau des Armenbades (heute Volksbad).

Ende 16. Jh. Sieben Lawinen zerstören Leukerbad. Mutlosigkeit im Dorf. Besucher bleiben aus. Eigentum der Bäder geht an die Familie Werra, Leuk («Werrabad»). Bau des Weissen Hauses/Maison Blanche.

1682 Die Gemeinde wird Eigentümerin des Bades.

1719 Eine Staublawine zerstört das Dorf abermals. Neuaufbau auf der rechten Dalaseite (Zur Gasse) und unterhalb der Kirche. Geologische Publikation des russischen Wissenschaftlers Mazomousky über Leukerbad.

1739–1741 Stephan Matter baut neue Gasthöfe und zusammen mit Landvogt Ballet einen neuen Gemmiweg (heutige Strecke).

1797 Johann Wolfgang Goethe in Leukerbad.

1829 Bau der Lawinenmauer auf der Dorfallmend. Weitere Schutzmauern unter Ingenieur Zenruffinen, Rolet Loretan. (Das Dorf bleibt seither verschont.)

1830–1845 Bau der Hotels Croix d'Or, De France, Des Alpes und Bellevue.

1850 Eröffnung der Strasse nach Leukerbad (577 Einwohner im Dorf).

1865–1875 Bau eines Armenspitals.

stammen. 1957 zelebrierte der weitverzweigte Stamm seine 650-Jahr-Feier. Die Grichting ihrerseits waren ursprünglich Savoyarden.

Nicht nur Kurgäste kamen im 19. Jahrhundert nach Leukerbad, sondern auch sogenannte «Heimatlose», die im Trubel der Verfassungsänderungen und wegen Nachlässigkeit ihrer Heimatorte keine amtlichen Herkunftspapiere hatten. Die Einbürgerung dieser Zuzüger ging in Leukerbad nicht ohne Zähneknirschen vor sich. Mit Widerwillen fügten sich die alteingesessenen «ewigen» Burger den eidgenössischen und kantonalen Befehlen. Man gewährte (1871) achtzehn Familien und elf ausserehelich geborenen Einzelpersonen das Burgerrecht. Die Burger sind die eigentlichen Könige der Quellen. Sie steuern umsichtig und verantwortungsvoll die Geschicke des Ortes. Sie sind alleinige Besitzer der Rossquelle.

Von den rund achthundert Stimmbürgern der tausendfünfhundert Einwohner zählenden Gemeinde kennen die einflussreichen Burger selbstverständlich jeden einzelnen. Ein Volksentscheid wird erst dann aktuell, wenn durch Dialoge vorsondiert worden ist, dass eine Vorlage auch angenommen wird. So wurde beispielsweise beschlossen, vorerst auf den Bau eines Thermalbades zu verzichten, um der Rheumaklinik (Eröffnung 1962) den Vorrang zu geben. Es war ein kluger Entscheid.

Das Burgerbad, die grösste Thermalbäderlandschaft der Alpen, untersteht der Burgergemeinde. Es wurde 1968 eröffnet anstelle des früheren, bescheidenen Fussbades. Das stolze Wappen der Burger zeigt einen geflügelten, gekrönten Adler, der aus einem Becher das heilende Wasser rinnen lässt. Im Burgerbad können übrigens die Kinder von Leukerbad gratis baden. Das Burgerbad war nicht unumstritten. Alt Bundesräte beschuldigten die Gemeinde, hier «Management by holidays» einzuführen, einen Bädertourismus. Damals waren die Strukturen der Heilbäder in der ganzen Schweiz veraltet, hatten das gebrechliche Image von Krankheit und Vergänglichkeit. Ärzte zeterten über den Ausverkauf der Medizin. Denn für sie war die Kur eine anstrengende Angelegenheit und sinnliche Freuden am Wasser ins Mittelalter verbannt. In Leukerbad wurde vorweggenommen, was heute in allen Heilbädern nach enormen Investitionen Wirklichkeit geworden ist. Was erwirtschaftet wird, stecken die Burger von Leukerbad nicht in die eigene Tasche, sondern sie investieren laufend in die Zukunft. Der Gemeindepräsident, der Jurist Otto Loretan, erinnert sich noch an die bösen Zeiten, wo es praktisch keine Verdienstmöglichkeiten zuhinterst im Dalatal gab. Die Kinder sahen den Vater, der sich saisonweise nach Montreux oder St. Moritz «verdingte», um seine Familie zu ernähren, oftmals nur wenige Tage im Jahr. Heute gibt es Brot und Arbeit in Leukerbad. Und die Menschen wissen, wem sie den Segen zu verdanken haben, seinen Heilquellen und seinen innovativen Burgern.

Die Gemmiwand

Es war morgens um sieben Uhr. Ich liess mich im Thermalbad des Maison Blanche im Whirlpool vom warmen Wasser umperlen. Die schräg einfallenden Sonnenstrahlen hauchten die strenge Gemmiwand rosarot an, jede kleine Runzel trat plötzlich plastisch hervor. Und da sah ich ihn auch, den Weg, der in unendlichem Zickzack die Steilwand durchquert bis auf die Höhe des Gemmipasses (2350 m).

Über diesen schmalen, gefährlichen Weg sind die Badegäste in den vergangenen Jahrhunderten auf Maultieren und zu Fuss gekommen, um in den Genuss der Heilkraft der Thermen zu gelangen. Der Alpenübergang an der Gemmi fand Eingang in jedes ernstzunehmende Reisehandbuch des 18. und 19. Jahrhunderts. Zahllose Reisende beschrieben den ungewohnten, schwindelerregenden Abstieg ins Dalatal. Einen anderen Weg nach Leukerbad gab es noch nicht. Marc Theodor Bourrit schildert den Gemmiabstieg in seiner «Beschreibung der Pennischen und Rhätischen Alpen» aus dem Jahr 1781: «Denke man sich

1877 Guy de Maupassant in Leukerbad.

1878 Mark Twain in Leukerbad.

1889 Einweihung des Kraftwerkes (das erste im Wallis).

1895 Pferd bis Kandersteg Fr. 20.–, Gepäckträger bis Kandersteg Fr. 10.–, Gemmipass Fr. 4.–.

1896 Gründung der Hotel- und Bädergesellschaft als erste Hotel AG der Schweiz.

1908 Gründung der Compagnie de chemin de fer électrique de Loèche-les-Bains (619 Einwohner).

1909 Inbetriebnahme des Kraftwerkes im Dalaloch.

1915 Erste Fahrt der elektrischen Bahn nach Leukerbad (1915 56 244 Passagiere). Gründung des Kur- und Verkehrsvereins.

1933 Pablo Picasso und Paul Valéry übernachten im Schwarenbach.

1940 35 544 Logiernächte, 514 Einwohner im Dorf.

1948 Bau des ersten Skiliftes.

1950 53 684 Logiernächte, 505 Einwohner.

1957 Bau der Gemmibahnen (Ausbau 1974).

1958 Die Burger verzichten auf den Bau eines eigenen Bades zugunsten der Rheumaklinik.

1959–1961 Bau der Rheuma- und Rehabilitationsklinik.

1960 206 018 Logiernächte, 619 Einwohner.

1962 Bau des Lähmungsinstitutes (heute Klinik SKV für neurologische Rehabilitation).

1967 Letzte Fahrt der Eisenbahn, Umstellung auf Busbetrieb.

1968 Die Ortsplanung Leukerbad wird angenommen. Eröffnung der Freiluftbäder der Burgergemeinde.

1970 650 186 Logiernächte, 1056 Einwohner.

1970–1972 Gründung und Bau der Torrentbahnen.

1979–1980 Ganzjährige Strassenverbindung mit Albinen (Tunnel). Bau der Kläranlage.

1980 Eröffnung des Thermal-Badecenters der Burgergemeinde.

1981 1 033 318 Übernachtungen, 1100 Einwohner.

1982 Die Burgergemeinde wird Mehrheitsaktionär der Hotel- und Bädergesellschaft und der LLB. Eröffnung des neuen Verkehrsvereins.

1984 Neues Verkehrsreglement mit Nachtfahrverbot.

1985 Einführung des Gratisbusses «Ring Jet».

1987 Ersatz der beiden Skilifte in den Oberen Maressen durch eine abkuppelbare Vierer-Sesselbahn. Drei Weltcuprennen der Damen.

1990 Eröffnung . der neuen gedeckten und wintersicheren Sport-Arena. 75 Jahre Kur- und Verkehrsverein. 1 094 531 Übernachtungen.

1993 Eröffnung der Alpentherme St. Lorenz mit einer Bäderlandschaft auf drei Etagen.

die Schneckentreppe eines alten Turms, von welchem die äusseren Mauern verfallen sind, so dass die Treppe bloss steht; und stelle sich vor, es gingen dreissig Personen nacheinander hinauf, wovon eine die andern wie auf einem Balkon über sich sehen kann. Mit Ferngläsern sieht man die Reisenden von den Bädern aus.» Behinderte und Gebrechliche wurden auf diesem Weg angeschleppt. Man band sie auf den Maultieren fest, damit sie nicht abstürzten. Auch Goethe, der in seinem Leben über tausend Tage in Heilbädern verbracht haben soll, kam 1779 diesen Weg geritten.

Der Gebirgspass hatte über Hunderte von Jahren hinweg halb Europa als Zugang zu den Bädern gedient, bis 1850 die Fahrstrasse für zwei- bis vierspännige Wagen ins Rhonetal hinunter gebaut wurde. Das Hoheitsrecht über den Gemmipass liessen sich die Walliser übrigens noch lange nicht nehmen, obwohl dieses schöne Stück Alpenlandschaft bis weit in die Berner Alpen reicht. Heute kommt der Gast gefahrlos mit der Luftseilbahn auf den Gemmipass und findet sich hier Auge in Auge mit den weissen Riesen: Dufourspitze, Monte Rosa, Dom, Matterhorn und die Berner Alpen.

Badesitten einst und jetzt

Ein Kurgast schrieb im 19. Jahrhundert: «Die Badeeinrichtungen zu Leuk (Leukerbad) sind noch etwas patriarchalisch: beide Geschlechter baden nämlich meistens in grossen Geviertbädern gemeinschaftlich; weite, wollene Gewänder verhüllen indessen die Kurgäste, welche Blicken zahlreicher Zuschauer ausgesetzt sind, die auf den Galerien lustwandeln. Die Badenden vernügen sich unbefangen durch Lektüre, Gespräche, Spiele, Essen und Trinken, und mancher findet hier ganz natürlich, was ihm zu Hause vielleicht unpassend vorkäme.» Im Maison Blanche serviert man als Reminiszenz an alte Zeiten auch heute noch das Frühstück einmal in der Woche auf Wunsch im offenen Thermalbad.

Heute werden in Leukerbad Kuren und Präventivbehandlungen durchgeführt in der

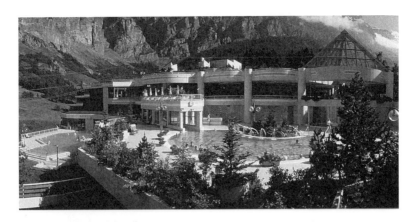

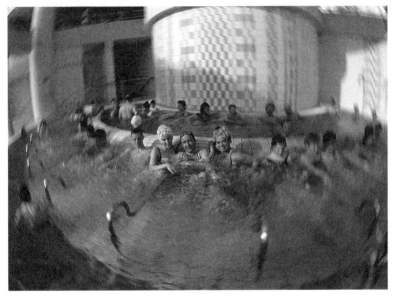

Das Burgerbad, die
grösste Thermalbäder-
landschaft der Alpen,
untersteht der Burgerge-
meinde Leukerbad.

Trotz seiner zehn Aus-
sen- und Innenbassins
platzt das Burgerbad
heute aus allen Nähten.

Rheumaklinik, im Therapiezentrum Alpentherme der Hotel- und Bädergesellschaft, im Lähmungsinstitut und im Volksheilbad. Einige Hotels haben einen eigenen Arzt und eigene Therapieräume. Nur ist es schwierig, für Kuren in Hotels von den Krankenkassen die Rückvergütung der Kosten zu erhalten. Es kommt auf Zusatzversicherungen und Kassen an. Darum sind Kostengutsprachen mit dem einweisenden Arzt und den Kassen vor den Kuren zu besprechen. Der Gast von heute ist nicht mehr mit jenem von gestern und vorgestern zu vergleichen. Der Wunderglaube, dass Thermalwasser alles heilen kann, ist geschwunden. Zum empirischen Wissen (Erfahrungen aus Jahrtausenden) sind neue medizinische, therapeutische, psychologische und ernährungswissenschaftliche, aber auch gesellschaftspolitische Erkenntnisse gestossen. Ich möchte behaupten, dass vernünftige Menschen heute in Leukerbad Gesundheit tanken können, wie es bisher zu keiner Zeit vorher möglich gewesen ist.

Drei Millionen pro Tag

In der Fusssohle des Dalatales lassen sich heute bis gegen zwanzig Quellen feststellen. Die vier wichtigsten davon sind heute gefasst und dienen dem grossen Badebetrieb, die übrigen fliessen noch ungenutzt in die Dala. Die wasserreichste und wärmste Quelle in Leukerbad (48–51 °C) ist die St.-Lorenz-Quelle. Sie entspringt am Rande des Dorfplatzes und speist die umliegenden Bäder und das Lorenzbad, versorgt aber auch das Lähmungsinstitut und das Spital- und Volksheilbad. Im Gegensatz zur Rossquelle, die volkstümlich «Rossgillu» genannt wird, fördert sie nur wenig erdiges Material. Mit der Rossquelle wird das Burgerbad und werden die Badeanlagen der Rheumaklinik gespeist. Die Quelle liegt unmittelbar oberhalb des ehemaligen Fussbädli, zirka zwei Meter vom Strassenrand entfernt. Unter den anderen gefassten Quellen finden wir die Heilbad- und die Armenbadquelle, deren sich auch das Nobelhotel

Source des Alpes bedient. Vor vielen hundert Jahren, nämlich 1556, floss es noch unter der Bruderschaft des Heiligen Geistes in das Bad für Aussätzige. Beide Quellen entspringen nördlich des Dorfplatzes auf dem Weg zum Wasserfall. Der neueste Quellenfund ist jung. 1978 wurde die Quelle weit hinten im Dalabachbett beim Blischesgraben erschlossen. Die Wunderquellen kommen aus einer Tiefe von 2000 bis 2500 Metern, was ihre grosse Wärme erklärt.

Täglich drei Millionen Liter Heilwasser – das ist der Rohstoff, aus welchem auch Träume gemacht sind. Lange war in Leukerbad die Rede davon, ob man nicht mit diesem heissen Thermalwasser einen ganzen See (wie es sie in Ungarn gibt) füllen könnte. Ein Thermalsee in den Alpen? In Leukerbad ist alles möglich. Das grösste Bedenken war, dass durch einen Thermalsee der Massen-Tagestourismus angeheizt würde.

Parahotellerie und Fünf-Stern-Hotel

Nachdem 1719 alle Gaststätten in Leukerbad durch Lawinen zerstört worden sind, bietet heute die Gesundheitsoase Unterkünfte für jeden Geldbeutel. Achtundzwanzig Hotels aller Kategorien bis hinauf zum Luxushotel Source des Alpes, das mit fünf Sternen gekrönt ist. Die Parahotellerie offeriert tausendsiebenhundert Chalets und Ferienwohnungen. Die Listen sind im Verkehrsverein zu bekommen. In der Parahotellerie gibt es für Familien Angebote zu erschwinglichen Preisen.

Im Source des Alpes hätte ich das Sprichwort «Geld macht nicht glücklich» gern auf den Kopf gestellt. Es ist das Paradestück der Luxusklasse. Die zweiundzwanzig Zimmer und acht Suiten sind jedes für sich allein eine eigene Komposition aus Stoffen, Farben, Mustern, Düften, Licht und Schatten. Die Zimmer tragen Namen wie Miel, Belle de Jour, Marjolaine, Muscat... Balkone und Fenster öffnen Wohn-, Schlaf- und Badezimmer gegen aussen, nichts, was das Raumgefühl einschränkt.

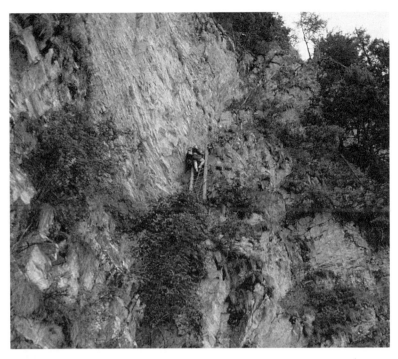

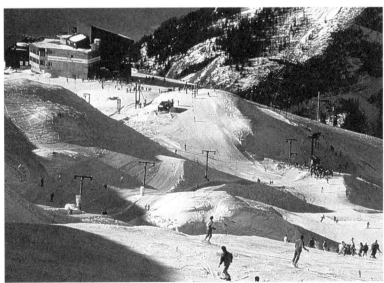

Das Bergdorf Albinen
war früher nur über Lei-
tern zu erreichen.

Dank dem «Link», den
Leukerbad in den letzten
Jahren zum Spitzensport
entwickelt hat, werden
die Gäste jedes Jahr
jünger. Ski alpin auf dem
Torrent.

Im Beauty-Center werden exklusive Pflege-programme bis hin zur Körpermodellage angeboten. Und im Therapiebereich sieht es aus wie in einer Hollywood-Schönheitsfarm – vermutlich nur viel geschmackvoller. Ein grosses Thermal-Aussenbad, wo man zu jeder Tages- und Nachtzeit das vorgewärmte Badetuch findet. Die Küche schliesslich bietet alles vom Feinsten. Hier würde mich Geld wirklich glücklich machen und mein innerstes Gefühl befriedigen, mich einmal wie eine Millionärin verwöhnen zu lassen, nur eine Woche lang ...

Am gleichen Strick ziehen

Eine einzige optimistische Generation hat Leukerbad zur Nummer eins werden lassen. Unbeirrt von allen Rückschlägen hat sie vom ersten Skilift mit Holzmasten aus dem Jahr 1945 bis zur FIS-Piste und den Weltcuprennen in den Jahren 1988/89, von der Rheumaklinik im Jahr 1962 bis zur avantgardistischen Alpentherme 1993, vom Bau des Dala-Kraftwerkes bis zur Erschliessung des Skigebietes Torrent (2340 m), wo es vom Torrenthorn aus den schönsten Sonnenaufgang der Welt, der zweitausend Spitzen der Bergriesen zum Glühen bringt, zu erleben gibt, eine gewaltige Pionierleistung vollbracht.

Otto Loretan, der Gemeindepräsident, führt mit den Burgern die touristische Gemeinde Leukerbad wie ein Unternehmen. Neben jeder Planung läuft die Information der Bevölkerung parallel. Und Vorlagen, die Hand und Fuss haben, finden schliesslich die Zustimmung der Stimmbürger/innen. Der Erfolg von Leukerbad ruht auf vielen Säulen. Das Dach über dem Ganzen heisst «am gleichen Strick ziehen». Ein guter Beweis dafür ist der Zusammenschluss von Verkehrsverein, Burgerbad und Alpentherme, Sportarena und Gemeinde zum gemeinsamen Marketing. Ein Novum im schweizerischen Tourismus. Damit soll das Verwirrspiel um verschiedene Logos, verschiedene Slogans aufhören. Das vielfältige Angebot wird so vom ersten Tag an für den Gast überschaubar. Das Signet: eine mit kraft-

vollem Schwung gepinselte Springquelle. Zum ersten Mal wurde das neue Logo bei der Eröffnung der Alpentherme im November 1993 eingesetzt. Die ältere Generation in Leukerbad erinnert sich noch allzugut an die Härten der Vergangenheit. Und die Jungen wissen den Arbeitsplatz vor der Haustüre zu schätzen. Sie haben Vertrauen in ihre grossartige Seilschaft.

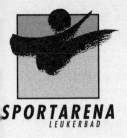

SPORTARENA *LEUKERBAD*

Lage

Leukerbad liegt im hintersten Teil des Dalatals im Bezirk Leuk, im deutschsprachigen Oberwallis. Die steil aufragende Gemmiwand umgibt Leukerbad wie eine schützende Hand.

Anreise

Auto: Autoverlad Kandersteg–Goppenstein, dann Rhonetal abwärts bis Susten. In Susten rechts abbiegen Richtung Leuk–Leukerbad. Von Lausanne aus Rhonetal aufwärts bis Sion – und in Susten links abbiegen nach Leuk und Leukerbad. Jeden Samstag und Sonntag direkte Busverbindung der LLB zwischen der Verladestation Goppenstein und Leukerbad ohne Zuschlag auf dem SBB-Billett.
Bahn: Bern–Brig–Leuk, Lausanne–Sion–Leuk. Ab Leuk Busverbindung bis Leukerbad.
Flugzeug: Nächstgelegener Flugplatz: Sion.

Klima

Auf 1411 m ü. M. gelegen, hat Leukerbad ein anregendes Klima mit mässigen bis kräftigen Reizfaktoren und einem starken Windschutz durch die Gemmiwand als Schonfaktor (Toleranzgrenze liegt klimatologisch bei 1600 m).

Auskunftsstellen und Adressen

Kur- und Verkehrsverein, 3954 Leukerbad. Er ist wichtigste Anlaufstelle für Kurgäste, für Sportler und für Ausflügler. Grosses Angebot an interessanten Pauschalen. Familien können von günstigen Arrangements profitieren. Tel. 027/62 11 11, Fax 027/61 13 15. Öffnungszeiten: Mo–Fr 9–11.45, 14–18 Uhr, Sa 9–11.45 Uhr. Hochsaison (Sommer) auch am Sonntag von 9–11.30 Uhr.
Hotel- und Bädergesellschaft: Ihr sind unter anderem auch das Fünf-Stern-Hotel Les Sour-

ces des Alpes und die Vier-Stern-Hotels Maison Blanche und France angeschlossen.
Zentralbüro: Tel. 027/62 11 55.
Centre médical: Tel. 027/61 13 45. Öffnungszeiten: Mo–Fr 7.30–11.30, 14–17.30. Sa 8.30–11.30 Uhr.
Rheuma- und Rehabilitationsklinik: Tel. 027/62 51 11.

Ortsgebundene Heilwasser

Hyperthermale fluoridhaltige Calcium-Sulfat-Quellen von 44,2 °C bis 51 °C Wärme.

Heilanzeigen

Akute und chronisch entzündliche rheumatische Erkrankungen, degenerative rheumatische Erkrankungen, Weichteilrheumatismus, Kollagenkrankheiten (Rheuma- und Rehaklinik), Stoffwechselkrankheiten und hormonelle Störungen, Rehabilitation nach Operationen und Unfällen, Zirkulationsstörungen, allgemeine Erholung nach Krankheiten und Operationen.
Eine typische Leukerbader Spezialität: Sportmedizin der Spitzenklasse.

Kontraindikationen

Venenthrombosen, die weniger als sechs Monate zurückliegen, Ulcus cruris, ausgedehnte Hauterkrankungen, Cerebralsklerose.

Medizinische Betreuung

Einfluss und Stellenwert der Ärzte in Leukerbad sind sehr hoch. Den ortsspezifischen Heilfaktoren stehen in der Kurbehandlung sämtliche Mittel einer modernen physikalischen Medizin zur Seite. Wichtige Impulse gehen von der Rheumaklinik aus: Leitender Arzt: Dr. med. Hans Spring. Leitender Arzt des Therapiezentrums Alpentherme: Dr. med. Wolfgang Kapp. Badeberatung: Dr. med. Antonin Dutek.

Ärztlich verordnete Therapien

Sie sind mit der Krankenkasse oder der Versicherung abzurechnen. Vorher Kostengutsprache einholen durch den einweisenden Hausarzt.

Bewegungsbäder, spezifische Krankengymnastik, manuelle Therapien, Bobathkonzept, Sporttherapie, Wärme- und Kälteapplikationen (Fango, Heissluft, Wickel, Dampfduschen, Hochfrequenztherapie), Unterwasserstrahlmassage, Bindegewebsmassagen, Elektrotherapie, medizinische Bäder, Inhalationen, Ergotherapie (funktionelle und ablenkende Behandlungen, Selbsthilfetraining).

Wellness in eigener Regie

Schönheits-, Fitness-, Schlankheitswochen, Fitnesstraining, Schwimmen, Wandern, Sport, Saunas und Solarien, erstklassige Sportmassagen.

Infrastruktur

Leukerbad steht von A bis Z im Zeichen der Heilwasser und des Sports. Die Infrastruktur ist vollkommen darauf ausgerichtet:
Achtundzwanzig Hotels aller Kategorien, tausendfünfhundert Chalets und Ferienwohnungen, drei Kuranstalten, zwölf Hallen- und zehn Freiluft-Thermalbäder, dreizehn Skilifte, ein Campingplatz, ein Gratis-Ringbus, eine wetter- und wintersichere Sportanlage.
Das öffentliche Burgerbad, die grösste und schönste alpine Thermal-Badeanlage Europas, umfasst ein Plauschbad (36–37°C), ein Kurbad (36–37°C), ein Hallenbad (36°C), ein Sprudelbecken (36–37°C), ein Sprudelbad (36–37°C), ein Freibad (36°C), ein Sportbecken (28°C) – und ein Kinderplanschbecken, daneben Restaurants, Cafeterias, Liegeräume und Fitnessräume, Saunas und Solarien. Bis jetzt ist der Aufenthalt nicht beschränkt wie in den Zentren anderer Badekurorte, wo man nach anderthalb bis zwei Stunden einen Aufpreis zu bezahlen hat. An Regentagen ist der «Ganztägige» in das Burgerbad ein Familienplausch.
Alpentherme: Auf 1100 m² Angebote für Aktiv- und Passivtherapien: zwei Arztpraxen mit Rheumatologen, eine Arztpraxis mit Erfahrungsmedizinern, ein Innenthermalbad

(36°C), ein Aussenthermalbad (36°C), Sportbad (25 × 12,5 m), Römisch-Irisches Bad.

Sport

Sommer: Rund 60 km Wanderwege – für alle etwas: für die geruhsame Promenade, für den Fitnessbewussten, für stille Geniesser, manches für die ganze Familie und noch mehr für Bergfexen.
Die Bahnen führen bequem in Höhen, wo man Natur pur erlebt: Bergfrühling, Sommerwiesen, Rundblicke.
Von Squash über Tennis und Schwimmen findet sich in Leukerbad jede Sommersportart. Das 1990 eröffnete gedeckte Sportzentrum lässt den Lieblingssport auch an Regentagen zu.
Winter: 60 km Skipisten und Loipen, zehn gepfadete Winterwanderwege, eine Kunsteisbahn, vier Hallen- und zwei Freiluftcurlingrinks (in Leukerbad finden Curling-Turniere und -Meisterschaften statt), Tennishalle, Skifahren und Langlauf, Schlitteln, Eislaufen und sich Entspannen in den Open-air-Thermalbädern, auch wenn es einem auf den Kopf schneit.

Ausflüge

Mit der Torrentbahn zur Bergstation Rinderhütte (2350 m) in eines der imposantesten Wandergebiete der Schweizer Alpen (2350 m) mit einzigartiger Alpenflora. Im Winter grandioses Skigebiet. Mit der Gemmibahn hoch zum Gemmipass und dem Daubensee (2150 m). Mit dem Bus talabwärts zur Besichtigung des interessanten Dorfes Leuk.

Kulturelles Angebot

Konzerte in der Pfarrkirche, Theateraufführungen, Folkloreabend auf dem Dorfplatz, im Winter im Theatersaal, Schäferfest auf der Gemmi. Nicht verpassen: Die Besichtigung der sehr schönen, frisch renovierten Pfarrkirche, die, wie es sich gehört, mitten im Dorf steht.

Das gibt es nur in Leukerbad

Brandneu: die Alpentherme St. Lorenz, direkt beim Maison Blanche, mit einer Bäderland-

schaft über drei Etagen, mit Innen- und Aus-
senthermalbad (36 °C), 25-m-Sportbecken mit
Normalwasser (28°C), Römisch-Irischem
Dampfbad, ärztlicher Abteilung mit drei Arzt-
praxen für Rheumatologie und allgemeine
Medizin, moderner Therapieabteilung von
900 m² mit umfassenden Aktiv- und Passivthe-
rapien, einem Bistro, einem Klub sowie einer
attraktiven, gedeckten Ladenstrasse.
Die Arrangements: In Leukerbad kann man im
Sommer und Winter eine Reihe von interessanten Arrangements buchen:
Sommer: Sommerplausch-Pass von Anfang
Juni bis Ende Oktober. Inbegriffen zu einem
günstigen Pauschalpreis: Torrentbahnen,
Gemmibahn, Burgerbad (ein Eintritt pro Tag),
Minigolf, Kino Rex, Fitness-Programm, Bus
nach Flaschen/Albinen/Inden.
Tennis-Fit-Wochen, Varner Weinwoche, Tou-
ristorama mit Empfang und Ortsbesichtigung,
geführte Wanderungen, Waldbesichtigung.

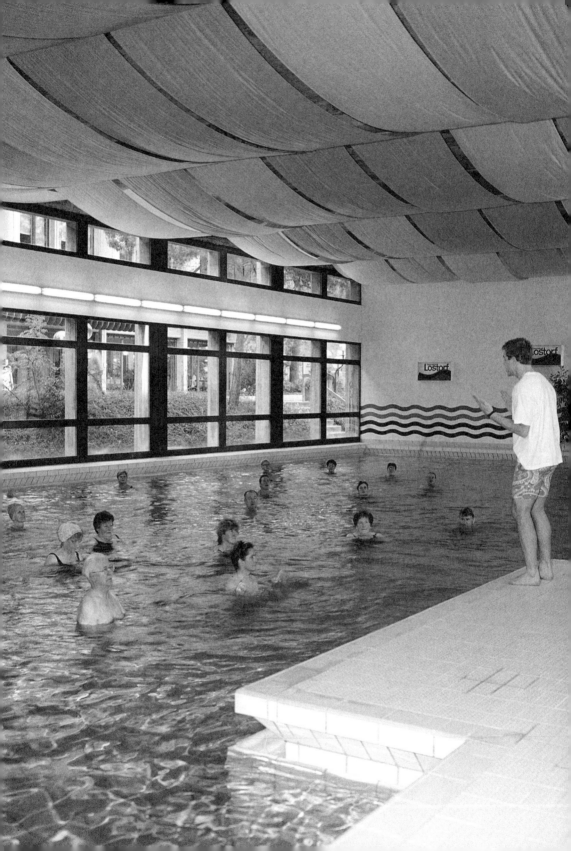

Erst wenn die Madonna zurückkehrt, wird es mit dem Bad wieder bergauf gehen», das sagen die Orakel des Ortes Lostorf. Lostorf liegt am Fusse des Hauensteins, zwischen Olten und Aarau. Doch die seinerzeit gestohlene wunderhübsche Madonna mit Kind aus der kleinen Badkapelle steht seit ihrer Entführung im Historischen Museum in Basel, im ehemaligen Barfüsserkloster.

Auf das Wunder der Rückkehr mochte indessen der neuste Besitzer, die Mineralquelle Lostorf AG, die der Mineralquelle Eptingen gehört und das Bad 1992 kaufte, nicht warten. Nach Jahrzehnten der Misserfolge und roten Zahlen begann im Februar 1993 nach der gründlichen Renovation die Zukunft. Das neue Konzept stützt sich auf vier Grundpfeiler: Bad, Therapie, Fitness und Restaurant. Als Gegensatz zu den Grossbädern versteht sich Lostorf als kleiner, überschaubarer Betrieb mit familiärer Atmosphäre.

Lostorf-Bad
Zukunft im Griff

Die vier heilenden Wasser

Die Jahrhunderte hindurch, von 1422 an, als die erste Quelle, die die Römer bereits kannten, wiederentdeckt wurde, bis heute, haben die heilenden Wasser von Lostorf nie ihren guten Ruf verloren. Mochten die Badwirte vergangener Jahrhunderte noch so liederlich sein, die «Betreiber» des 20. Jahrhunderts noch so inkompetent, die Kraft dieser Heilquellen bot sich immer wieder für einen optimistischen Neuanfang an. Einer, der immer an das Wunder der heilenden Wasser geglaubt hat, ist Josef Peier, im Kurverein Lostorf verantwortlich für das Kulturelle. Sein Vater hatte sich während der Arbeit die Finger abgefräst. Sie wurden vom Arzt wieder angenäht, aber die Durchblutung stockte, die Finger wurden schwarz. Da holte der Sohn Tag für Tag von der alten, kalten Schwefelquelle im «Schwefelloch» das heilende Wasser, wärmte es zu Hause auf, und der Vater badete darin seine Finger. Nach wenigen Wochen waren die Hände wieder rosig durchblutet und blieben bis ins hohe Alter von weit über achtzig Jahren gesund. Seither badet der Sohn, mittlerweilen auch bereits ein älterer Herr, seit vierzehn Jahren jede Woche ein- bis zweimal vorbeugend gegen Arthrose im Lostorfer Schwefelwasser. Neuerdings wagt er sich auch an die modernen Kraftmaschinen. «Es ist unwahrscheinlich, was man auch im fortgeschrittenen Alter noch alles an Fitness erreichen kann», frohlockt er.

Otto Frey, der umsichtige neue Geschäftsführer von Bad Lostorf, der hier seine jahrelangen Erfahrungen mit Bad Ramsach, jenseits des Hauensteins, nur fünfundzwanzig Autominuten von Lostorf entfernt, einsetzt, möchte inskünftig vermehrt in der Therapie wieder hochkonzentrierte Schwefelwasser-Wannenbäder einführen. Sie sind noch wirksamer als das Wasser im gedeckten Schwimmbad. Im geschädigten Knorpel des Rheumatikers besteht ein Schwefeldefizit. Durch das auf 36 °C erwärmte Schwefelwasser im warmen Wannenbad dringen heilungsbringende Substanzen direkt über die Haut in den Körper ein und werden via Stoffwechsel zu den geschädigten Knorpeln transportiert. Was Empiriker (Erfahrungsmediziner) schon immer wussten und Heilungssuchende seit der Bronzezeit ahnten, ist neuerdings durch wissenschaftliche Untersuchungen (Forschungsinstitute in Zürich und München, Prof. Böni, Zürich) bewiesen worden: Der Glaube an die Heilwirkung von Schwefel-Heilwasser ist berechtigt.

Von den vier Quellen werden heute deren zwei für das Bad genutzt. Quelle 1 kannten bereits die Römer. Sie dient heute hauptsächlich der Mineralquelle Eptingen und Lostorf AG. Die konzentrierte Schwefelquelle 2 aus dem «Schwefelloch» hat vom Mittelalter an bis Anfang des 20. Jahrhunderts den Ruhm von Lostorf ausgemacht. Sie gilt heute als Reserve. Heilquelle 3 ist ein stark mineralhaltiges Wasser, das für das Hallenbad und die Wassertherapien Verwendung findet. Heilquelle 4 wurde durch Neubohrungen in 580 m Tiefe in den siebziger Jahren entdeckt. Das schwefel- und gipshaltige Wasser gilt als die stärkste Schwefelquelle Europas. Sie baut ihre Heilkraft auf ihrem langen, unterirdischen Weg durch Bitum führende Schichten der Alpen bis Lostorf auf.

Die Guldimann-Dynastie

Was für Amerika der Dallas- und Denver-Clan ist, das ist für Lostorf die Guldimann-Dynastie. Während sage und schreibe dreihundertsiebenundsiebzig Jahren bestimmten die Guldimanns das Schicksal von Bad Lostorf, von 1534 bis 1911. Das Bad und das Schloss Wartenfels gehörten ursprünglich der Stadt Solothurn. Zuerst waren die Guldimanns jahrhundertelang Lehensherren, ab 1814 stolze Besitzer. Starb der Badwirt, wurde automatisch sein ältester Sohn sein Nachfolger. Jahrhundertelang bezahlten die Guldimanns an Solothurn den gleichen Bodenzins, nämlich vierzig Pfund pro Jahr.

Es gab innovative Badwirte Guldimanns, die im Respekt vor den heilenden Wassern ihr Bestes für ihre Gäste taten und den Besitz mehrten; und es gab überaus liederliche. Solothurn wachte sorgfältig über das, was in seinem Bad geschah. Der Vogt auf Wartenfels schaute nach dem Rechten. Es galt, die Badkapelle in Ehren zu halten, das Badwasser nicht mit Materialien zu verändern (verschmutzen) und ordentlich für die Gäste zu sorgen, die mit Kutschen und Wagen aus Solothurn anreisten. So berichtete der Vogt auf Schloss Wartenfels 1605 dem Rat in Solothurn empört, der liederliche Joggi Guldimann gleiche eher einem «unvernünftigen Vieh» denn einem Menschen. Der Ruin des Bades sei zu befürchten. Der Badwirt traktiere die Gäste schlecht und verlange zuviel Geld für den sauren Wein. Alles sei unsauber. Das Regime eines anderen üblen Badwirts, Lorenz Guldimann, dauerte immerhin dreissig Jahre. Seine Nachkommen verwalteten die heilenden Quellen auch nicht viel besser. Die Gemächer und Zimmer verfaulten immer mehr. Dass die Besucher immer noch eintrafen, war nur dem Ruhm der heilenden Lostorf-Quellen zu verdanken.

Erst unter der Leitung von Urs Josef Guldimann erlebte das Bad ab 1743 einen neuen Aufschwung. Da der dreizehnjährige Urs Josef nach dem Tod des Vaters noch nicht volljährig war, verlieh der Rat in Solothurn der Mutter, der Witwe Maria Ursula, das Lehensrecht. Unterstützt durch acht Knechte und vier Mägde, begann dank dieser tüchtigen Frau Lostorfs Blütezeit. Der Sohn legte später die ersten Spuren für ein neues Kur-Konzept. Er sorgte für Geselligkeit und Unterhaltung der Gäste. Er ersuchte die Regierung um die Bewilligung zu einem Freischiessen und zum Kegelspielen. Aber nicht nur vornehme und wohlhabende Leute durften das Bad aufsuchen, es stand auch Ärmeren und Hilfsbedürftigeren offen. Damals kannte man noch keine Krankenkassen. Aber die Regierung war bereit, an Kuren für weniger Bemittelte finanzielle Beihilfe zu leisten.

Johann Carl Josef Guldimann erhielt seinen Lehensbrief im Oktober 1803. Die Guldimanns gehörten nun zu den angesehensten Leuten

Kurz-Geschichte

Quellengeschichte Seit 1534 ist die wundertätige, starke Schwefelquelle von Lostorf bekannt und hat über Jahrhunderte hinweg nichts von ihrer Anziehungskraft eingebüsst.

Römerzeit Anfang dieses Jahrhunderts wurde die Strasse oberhalb des Bades aufgerissen. Dabei wurden Mauerreste (rudera) eines alten Bades entdeckt, unzweideutig die Ruinen eines alten Römerbades.

1422 Neuentdeckung der Quelle.

1465 Die Stadt Solothurn erwirbt das Bad.

1469 Der erste namentlich bekannte Badwirt heisst Christian Weber. Er bezahlt als Lehenszins jährlich vierzig Pfund an den Vogt im Schloss Wartenfels.

1484 Meister Laurenz fasst die Quellen.

1490 Erstmals bestätigt der Rat, dass dem Bad das Asylrecht zugestanden wird (wie Klöstern und Kirchen).

1494 Die Lehensurkunde für Rudolf Zumbach wird ausgestellt. Auch er darf Asylrecht ausüben.

1521 Sohn Adam Zumbach verlangt vom Rat in Solothurn, dass die Berge und Matten, die zu Schloss Wartenfels gehören, ihm als Erblehen zuerkannt werden.

1534 Die Ära Guldimann mit Badwirt Wernli Guldimann beginnt. Das Bad bleibt zuerst im Lehen, später als Besitz – bis 1912 – ununterbrochen in der Familie.

1542 Laurenz Guldimann beginnt mit dem Bau eines neuen Badehauses. Die Regierung schenkt ihm zwei Badkästen und einundzwanzig Pfund Beisteuer.

1605 Unter dem liederlichen Badwirt Lorenz Guldimann, der einheimische und ausländische Gäste schlecht «traktiert» und den Wein zu teuer verkauft, erleidet das Bad mit den renommierten Heilquellen einen Rückschlag.

Auch Lorenz Guldimanns Nachfolger sind nicht viel tüchtiger.

1743 Unter der Leitung von Urs Josef Guldimann erlebt das Bad einen grossen Aufschwung. Solange der Sohn noch minderjährig ist, regiert die tüchtige Witfrau Maria Ursula, seine Mutter. Das Bad und das Gästehaus wird modernisiert. Acht Knechte und vier Mägde stehen für die Bedienung der Gäste bereit.

1814 Als erster in der langen Ahnenreihe der Guldimann übernimmt Markus Jakob Josef Guldimann Bad Lostorf nicht mehr als Lehen, sondern als Besitz. Die Guldimann werden so reich, dass sie auch das Schloss Wartenfels kaufen können.

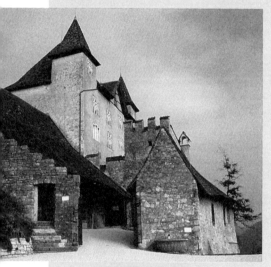

Jahrhundertelang war Bad Lostorf im Besitz einer Familie, der Guldimanns. Ihnen gehörte zwischen 1814 und 1911 auch das stolze Schloss Wartenfels.

1858–1911 Der letzte Guldimann, Josef, ist Solothurner Kantons- und Verfassungsrat und Gemeinderat in Lostorf. Vor lauter Politisieren und Diskutieren vernachlässigt er den grossen Besitz (Badbetrieb, Schloss, Fuhrhaltung, Wälder, Felder).

Lostorfs. Als Badwirt und Besitzer eines grossen landwirtschaftlichen Gutes bekam dieser Guldimann, der Gerichtssäss von Lostorf und Kantonsrat von Solothurn war, immer grösseres politisches Gewicht. Die Bauern fanden in den unruhigen Zeiten vor der Gründung des Bundesstaates Schweiz im Bad einen Ort, wo sie offen über ihre Sorgen sprechen und Klagen vorbringen konnten. Von der eidgenössischen Post erhielt Guldimann die Postkutschen-Konzession. Er tat auch den Schritt vom Lehensherr zum Besitzer: Er bezahlte für die Ablösung des Badlehens 1233 Franken. Ein neues, schönes Wohngebäude entstand, das Badhaus wurde vergrössert und umfasste jetzt sechsundfünfzig Badekasten, deren immer zwei in einem verschlossenen Zimmer untergebracht wurden. Als stolzer Besitzer von Bad, von Feld und Wald und schliesslich sogar von Schloss Wartenfels, von wo aus in früheren Jahrhunderten die strengen Vögte das Leben und Treiben im Bad beobachtet hatten, übernahm der Sohn Markus Jakob Josef die Nachfolge des tüchtigen Vaters. Auch ihn lockte die Politik. Er wurde Gemeindeammann von Lostorf und später solothurnischer Kantonsrat.

Mit dem Tod von Josef Guldimann (1858–1911) starb die fruchtbare Dynastie aus. Der letzte Guldimann, Josef, war zwar ein hochangesehener Mann, aber die Politik frass zuviel Zeit weg. Da er lieber debattierte als verwaltete, verliess er sich auf seine Angestellten. Es fehlte ihm die Zeit, für seine Badeanlagen und Schloss Wartenfels zu sorgen. Das Schloss, das der Vater 1876 erworben hatte, musste wegen Geldmangels verkauft werden. Die Gäste blieben aus. Die Bessergestellten von Solothurn und Luzern gingen nicht mehr ins Bad zur Erholung. Die Lebensgewohnheiten änderten sich. Man zog lieber in die Alpen. So fand eine fast vierhundertjährige Familien-Dynastie 1911 ihr bitteres Ende. Der ganze Besitz musste verkauft werden.

Das Asylrecht

Bad Lostorf besass seit 1490 das Asylrecht wie die Kirchen und Klöster. Auch die Dynastie Guldimann liess es sich bei jedem neuen Lehensabschluss neu bestätigen. Im ausgehenden Mittelalter hatten die staatlichen Gewalten vor allem im Kaisertum ihre Kraft eingebüsst. Es herrschte Gewalt, Willkür, Rechtslosigkeit. Manch einer musste fliehen, der verzweifelt vergeblich um sein Recht und seinen Besitz gekämpft hatte. Zur Hauptsache waren diese Asylanten Flüchtlinge und Bedürftige aus den von Kriegen verheerten Gegenden. Viele Asylanten nahm Bad Lostorf während des Dreissigjährigen Krieges und während der Französischen Revolution auf. Gemäss Asylrecht durften nicht einmal Verbrecher festgenommen werden, sobald sie sich unter dem schützenden Dach des Badgebäudes befanden. Das Bad als Staat im Staat, das verschaffte Ansehen.

Kriegsbeil begraben

Zwischen den Betreibern und Besitzern des Bades und den Lostorfer Bauern kam es immer wieder zu Auseinandersetzungen. Sie hatten einen «Spahn» miteinander. Meist ging es um die Nutzungsrechte der Wälder. Die Lostorfer waren beispielsweise verpflichtet, für das Bad Holz zu schlagen, das zur Erwärmung des kalten Quellwassers benötigt wurde. Dafür, so wurde der Badmeister angehalten, durften die Lostorfer und ihr Gesinde, ob jung oder alt, gratis baden – ausgenommen im Mai. Da die Maienbäder als besonders gesund galten, waren die Badstuben dann alle besetzt. Die Lostorfer, schon immer ein hitziges, rebellisches Volk, wehrten sich gegen diese Bevormundung. Unter den Herren von Schloss Wartenfels waren die Bauern gewohnt, aus den Wäldern, die zum Bad gehörten, für den Eigengebrauch Holz zu holen. Es war ein Gewohnheitsrecht. In einer Urkunde von 1542 wurde den Bauern plötzlich untersagt, Holz im Wald um Wartenfels zu

1955 Nach Jahren der Vergessenheit wird die Gründung der Kurhaus und Bad Lostorf AG beschlossen. Man beginnt mit der Renovation der alten Gebäude.

1966 Ein verheerender Grossbrand legt den schönen, fast klassizistischen Bau in Schutt und Asche.

1973 Bad Lostorf feiert als modernes Thermalbad mit grossem Thermal-Innenbassin und neuen Therapieräumen Auferstehung.

1980 Lostorf ist in den roten Zahlen und geht an Gläubiger über.

1984 Das Bad rentiert nicht. Es wird von der Firma Kündig AG aufgekauft. Es fehlt den Betreibern am «Badverstand». Die Anerkennung durch die Krankenkassen wird dem Bad abgesprochen. Es fehlen einige Voraussetzungen (ärztlich verordnete und überwachte Therapien).

1990/91 Die Betriebsgesellschaft Lobag AG geht Konkurs.

1992 Die Mineralquelle Eptingen und Lostorf kauft das Bad. Sie ist auch die Nutzerin der Mineralquelle 1. Der Geschäftsführer der Mineralquelle, J. Buchhorner, wird Verwaltungsratspräsident der Bad AG. Als Geschäftsführer des Bades Lostorf wird O. Frey verpflichtet, der sich durch jahrelange Erfahrung in Bad Ramsach ausgezeichnet hat.

113

schlagen. Nur Rebstecken durften sie holen und Bau- und Sagholz. Als Gegenrecht wurde dem Badwirt aber gestattet, dass er sich in den Allmenden, also in den der Gemeinde gehörenden Wäldern, Bauholz beschaffen durfte. Der Kampf um die Wälder wurde zäh und bös geführt.

Spuren dieses uralten Misstrauens sind heute noch in Lostorf vorhanden. Die Lostorfer beäugen scharf, was sich im Bad weitab vom Dorfkern alles tut. Zur Einweihung des nach dem Brand neuaufgebauten Kurzentrums, 1973, erschienen die Lostorfer Offiziellen nicht. Die Lostorfer fanden die neuen Badbetreiber überheblich. Sie beklagten schlechte und unfreundliche Bedienung. Doch Lostorf ohne Bad kann sich nicht Kurort nennen, und das Bad ohne Rückhalt in Lostorf ist nur halb so werbewirksam. Ganz abgesehen davon, dass das Bad auch Arbeitsstellen für Lostorfer bereitstellt.

Der Neuanfang, der im Februar 1993 begann, ist vielversprechend und versöhnlich. Denn Besitzer ist nun nicht mehr eine ortsfremde Aktiengesellschaft, sondern einer der Ihren, die Mineralquellen Lostorf AG, einer der grössten Arbeitgeber am Platz. Und der neue Geschäftsführer, Otto Frey, hat den Badeverstand, den es braucht, um ein Badhotel und Kurzentrum professionell zu führen. Auf freundliche, zuvorkommende Bedienung in den Restaurants, aber auch im Kurzentrum wird grosser Wert gelegt. Eine Lostorferin, diplomierte Therapeutin, führt die Therapieabteilung. Und dass man in Lostorf-Bad hervorragend essen kann, hat sich auch herumgesprochen. Das Kriegsbeil zwischen den Lostorfern und ihrem Bad ist endgültig begraben.

Lostorf – Lustdorf

Ein romantischer Schwärmer beschrieb 1819 die Landschaft um Lostorf folgendermassen: «Von Südost führt der Weg dahin durch eine offene Bergschlucht mit verwitterten Höhen. Kahle Felswände, da und dort über üppige Wiesen und Weiden emporragend, bilden einen ergreifenden Contrast, und der im Rücken des Badhauses bergan steigende Wald erhebt, die Rippen des Juras schwärzend, das anziehende Naturgemälde ... Lostorfs Umgebung ist in einem hohen Grade anziehend, üppige Weiden und Felder, welche sich über weite Ebenen erstrecken, anmuthige Hügel, die links und rechts sich allmählich über die Fläche abheben und neue Aussichten sich dem lüsternen Auge darstellen ...»

Nur Spuren der alten Naturschönheit bieten sich heute noch dem «lüsternen» Auge. Um Lostorf breitet sich ein Industriequartier aus. Bauern gibt es nur noch wenige. Und die Aussicht auf das Mittelland wird verstellt vom Atomkühlturm Gösgen mit seiner wie eine Skulptur festgefrorenen Wolke. Es ist besser, auf diese Realität vorbereitet zu sein, wenn man sich für Lostorf entscheidet.

In alten Archiven in Solothurn wird Lostorf als Lustdorf geführt. Und Lustdorf kann es für alle werden, die die Vorzüge dieses Ortes und seines Bades zu schätzen wissen. Lostorf-Bad ist ausgesprochen kinderfreundlich. Die Appartements mit eigener Kochnische sind gross. Da Kinder nichts von Kurruhe halten, dürfen sie samstags und sonntags jeweils von 14–16 Uhr nach Herzenslust Plauschbaden. Familienfreundlich, gesund, kostengünstig ist auch das Essen im Selbstbedienungsrestaurant. Das Badhotel mit seinen vielen Restaurants bis hin zum Feinsten, seinen Seminarräumen und Sälen eignet sich auch für Familienfeste – eine Trauung in der Badkapelle vergisst niemand so rasch. Tagungen, bei welchen man auch etwas für seine eigene Gesundheit tun kann, hier wird es möglich. In enger Zusammenarbeit mit dem Verkehrsverein finden im Bad Kunstvernissagen und Konzerte, Jam Sessions und Dichterlesungen statt. Wer hier eine ärztlich verordnete Kur absolviert, gerät nicht ins graue Kur-Abseits, sondern bleibt trotzdem mitten im Leben.

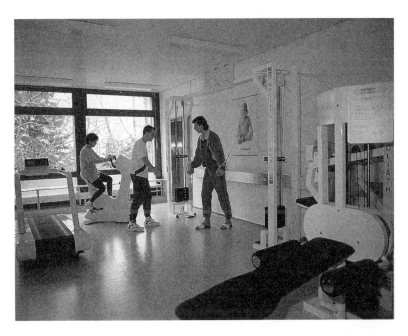

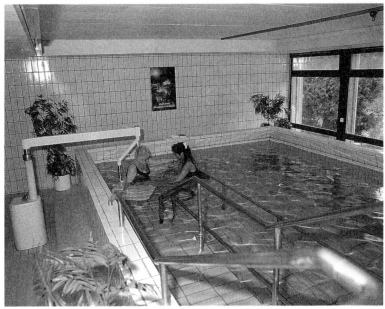

Der neu eingerichtete Fitnessraum mit modernsten Geräten zieht immer mehr Menschen an, die vorbeugend etwas für ihre Gesundheit tun wollen.

Für behinderte Rehabilitationspatienten steht eine Hebeplattform zur Verfügung.

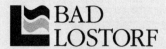
BAD LOSTORF

Lage
Bad Lostorf liegt zwischen Olten und Aarau am Jurasüdhang in waldreicher Umgebung.

Anreise
Bad Lostorf ist zu jeder Jahreszeit schnell und bequem erreichbar: über die National-strasse N 1 (Zürich–Bern), N 2 (Basel–Luzern), Ausfahrt Olten. Mit den SBB bis Olten (Eisen-bahnknotenpunkt und Schnellzugshalte-stelle). Zum Bad Lostorf mit dem fahrplan-mässig verkehrenden Autobus alle 18 Minu-ten. Für ausländische Gäste, welche mit dem Flugzeug anreisen, betragen die Anfahrtszei-ten ab den Flughäfen Zürich-Kloten bzw. Ba-sel-Mulhouse je eine Stunde, ab Bern-Belp etwa 40 Minuten.

Klima
Auf 530 m ü. M. gelegen, hat Lostorf ein Schonklima, das nicht durch zusätzliche Kli-mareize eine Kur belastet.

Auskunftsstellen und Adressen
Hotel Lostorf, 4654 Lostorf-Bad,
Tel. 062/48 24 24, Fax 062/48 24 40.
Verkehrsbüro, Rössligasse 5, Lostorf-Bad, Tel. 062/48 17 94.

Ortsgebundene Heilwasser
Mineralquelle 1: Wurde bereits von den Rö-mern genutzt, Badewasser des «alten» Bades.
Mineralquelle 2: Die Schwefelquelle im «Schwefelloch», entdeckt 1820, wird heute nicht mehr benützt, dient aber als Reserve.
Heilquelle 3: Gilt als die stärkste subthermale Schwefelquelle Europas (entdeckt 1912). Das Wasser kommt aus Bitum führenden Schich-ten, die von den Alpen stammen, und wird für heilende Wannenbäder verwendet.

Heilquelle 4: Ein stark mineralhaltiges Was-ser, das für das Hallenbad und die Wasser-therapien benützt wird.

Heilanzeigen
Degenerative Erkrankungen des Bewegungs-apparates, Arthrose, Weichteilrheumatismus, Polyarthritis, Morbus Bechterew.

Kontraindikationen
Venenleiden, offene Wunden, überstandener Herzinfarkt.

Ärztlich verordnete Therapien
Die Therapien werden auf jeden Gast indivi-duell zugeschnitten. Da in Lostorf heute eine diplomierte Therapeutin vollzeitlich arbeitet und die Therapien unter ärztlicher Überwa-chung stehen, ist Lostorf neu auch wieder von Krankenkassen anerkannt. Dringend: Vor ei-ner Kur oder einer ambulanten Behandlung mit der Kasse eine Kostenzusicherung be-sprechen.

Wellness in eigener Regie
Wassertherapien, Turnen, Kraft- und Ausdau-ertraining mit modernsten Maschinen, Sola-rien, Sauna, Sportmassagen.

Infrastruktur
Apparthotel mit vierundsechzig 1½- und sechs 2½-Zimmer-Wohnungen. Preislich günstiges Selbstbedienungsrestaurant mit 100 Sitzplät-zen. Elegante Badstube im 1. Stock mit 150 Sitzplätzen. Schlossstube mit rustikaler Ambi-ance für 50 Personen. Grosser, unterteilbarer Bankettsaal für 300 Personen. Verschiedene Seminarräume. Thermal-Hallenschwimmbad 25 × 12,5 m mit Liegehallen und Nebenräu-men.
Therapietrakt mit Arztpraxis, Wannenbädern, Bewegungsbädern, Fango, Labor, Gardero-ben, Sekretariat, Kiosk.

Sport
Grosses Netz von Wanderwegen, Reiten, Squash, Tennis, Vitaparcours.

Ausflüge

Spaziergang zum Schloss Wartenfels oberhalb des Bades Lostorf.
Besichtigung der Ortschaft Lostorf.
Per Bus oder Auto in die nahegelegenen Städte Olten, Aarau, Solothurn. Alle mit wunderschönem Altstadtkern, viel Anregung und gepflegten Läden.

Kulturelles Angebot

Die Kulturstädte Solothurn und Basel und Aarau sind leicht zu erreichen. Olten ist der Verkehrsknotenpunkt Nord–Süd, Ost–West. Konzerte (klassisch und Jazz), Ausstellungen, Dichterlesungen im Hotel Bad Lostorf. Wer sich für Lostorfer Lokalkolorit interessiert, dem stehen eine Fülle von Möglichkeiten offen: vom Musikverein bis zum Jodlerclub und den Wartenfelsschützen und ihren Festen.

Das gibt es nur in Lostorf

Otto Frey, der langjährige Geschäftsführer von Bad Ramsach und neuerdings Geschäftsführer von Bad Lostorf, hat ein Abonnement eingeführt, das jedem Gast erlaubt, nach Belieben einmal in Lostorf, am Südhang des Hauensteins, oder auf der Nordseite, in Bad Ramsach, zu kuren oder vorbeugend etwas für die Gesundheit zu tun. Die beiden Bäder liegen nur knapp fünfundzwanzig Autominuten voneinander entfernt.

117

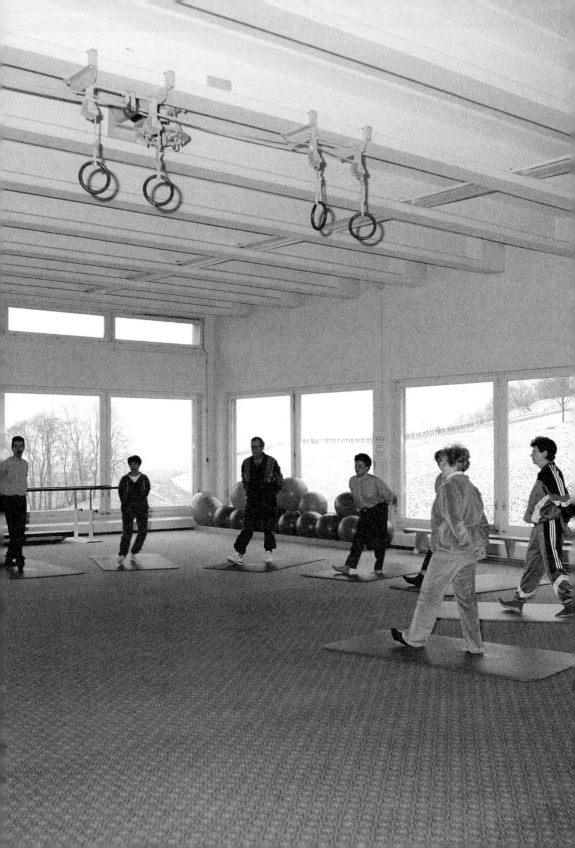

Seit der ehemalige
Nationalturner und Bau-
meister Erhard Leuthardt
1960 Bad Ramsach
erwarb, hat Turnen und
körperliche Ertüchtigung
hier Tradition.

Nein, sündig geht es in Bad Ramsach im Oberbaselbiet nicht mehr zu, wie der Obervogt
Oswald Wachter das 1611 beklagte. Er wollte das
Bad schliessen, «weil unter dem Schein des
Badens viel Mutwillen, mit Spielen und Unzucht
und anderem unordentlichem Leben, getrieben
wird.» Damals badeten Männlein und Weiblein
nackt zusammen, weit entfernt von den Augen
der Obrigkeit.

Heute ist Ramsach eine solide, währschafte,
ärztlich geführte und anerkannte Kuranstalt. Es ist
eines der wenigen schweizerischen Heilbäder in
Privatbesitz. Jubel, Trubel findet man dort nicht,
sehr wohl aber Heiterkeit. Jene Heiterkeit, die
sich nach innen richtet und das Starke in uns
stärkt. Daran ist nicht nur das eigene Quellwasser, sind nicht nur die Therapien, nicht nur die
warmherzige Betreuung schuld. Hier heilt die
unversehrte Landschaft mit, eine der schönsten
im ganzen Oberbaselbiet.

Ramsach-Bad
Die Natur heilt mit

Hier «ramselt» es noch

Während der Kirschbaumblüte, die alle Hänge vor den dunklen Wäldern verzaubert, leuchtet auch der goldgelbe Löwenzahn aus den satten Matten, und vor dem «Heuet» findet sich in Wiesen und Feldern jene Blumenvielfalt, wie wir sie noch von unserer Kinderzeit her kennen. Und es «ramselt»: An den Böschungen wächst wilder Rams, wie man früher den Bärlauch bezeichnete, Allium ursinum. Der milde Knoblauchduft, der von den Pflanzen aufsteigt, regt den Appetit deutlich an... Die Bezeichnung Ramsach findet vermutlich hier ihren Ursprung.

Ob man von Rümlingen her unter dem Viadukt hindurch über Häfelfingen in die Höhe fährt oder von Läufelfingen aus, nach jeder Kurve, mit der sich die schmale Strasse in die Höhe schraubt, kommt einem die Welt lichter und heiterer vor. Der Blick über das Baselland hin bis zum badischen Bölchen öffnet sich.

Das Kurhaus selber ist ein viereckiger Zweckbau, der etwas befremdend in der Landschaft steht. Es hat nicht den Charme der Oberbaselbieter Häuser, wie man sie etwa in Häfelfingen sieht. Dafür merkt man sofort, dass hier eine andere lebenswichtige Qualität angeboten wird, Freundlichkeit und Zuwendung.

Eine dreissigjährige Volkskundlerin berichtet mir, dass sie sich hier nach einer schweren Magen-Darm-Operation wieder ihren Lebensmut aufbauen könne. Sie bespricht jeden Tag mit der Ernährungsberaterin, was sie essen kann. «Im Spital fühlte ich mich einfach im Stich gelassen. Kein Mensch gab mir Hinweise, auf was ich beim Essen in Zukunft zu achten hätte», erzählt sie mir. Und zwei Freundinnen, die hierherkamen, um Gewicht zu verlieren, stiegen schon nach zwei Tagen von der Schlankheitsdiät auf das normale Menu um, weil das Essen auf dem Teller der anderen Gäste viel zu verlockend aussah. Sie verloren zwar keine Kilos, sie brachten nach der Kur sogar ein paar Pfund mehr auf die Waage, waren aber doch wesentlich vitaler und be-

weglicher, dank der Wassergymnastik, dem täglichen Turnen, den Massagen und den ausgedehnten Spaziergängen. Vom Kasteien während der Kur halte auch ich persönlich nichts – ausser es seien vom Arzt vorgeschriebene Diäten einzuhalten. Essen gehört zu den sinnlichen Genüssen, die das Gemüt polstern.

Einem älteren Herrn mit Nackenstütze wird mit Unterwasser-Extension geholfen; ein etwa fünfzigjähriges sportlich aussehendes Ehepaar entdeckt jeden Tag neue Schönheiten am Wisenberg; ein Computerfachmann freut sich jeden Tag über die Fortschritte nach seiner Hüftoperation; die Tochter, die ihre rheumageplagte Mutter begleitet, entdeckt, wie gut ihr selbst richtiges Atmen und Rückenturnen tun. Sie alle erleben, dass es nach einem Unfall, einer Operation, einer chronischen Erkrankung nicht unweigerlich bergab gehen muss, sondern dass der Weg sehr wohl wieder aufwärts führen kann. Die mittäglichen Ruhezeiten und die Nachtruhe abends nach 22 Uhr werden strikt eingehalten. Und die Ramsacher Stille hat es in sich: Man kann sie fühlen und «hören».

Turnvater Leuthardt

Als ich mit den Recherchen begann, habe ich ihn in Ramsach angetroffen. Um niemanden zu stören, sassen wir bis weit über Mitternacht am grossen Tisch in der modernen Küche. Erhard Leuthardt, damals achtzigjährig, war ein Bild von einem Mann, gross, weissgelocktes Haar und unternehmungslustige Augen. Aus kleinsten Verhältnissen stammend, hatte sich der Schreiner und Zimmermann zum grossen Bauunternehmer und Besitzer des Kurhotels Ramsach hinaufgearbeitet. In jungen Jahren war er Nationalturner, in dieser Mischung von Leichtathletik (Sprüngen) und Kampfsport (Schwingen und Ringen) war er in den dreissiger Jahren Schweizer Meister, das heisst Turnfestsieger am Eidgenössischen Turnfest, geworden. Und so gab es dann auch viel Königsbesuch auf Ramsach, denn für Schwinger- und Ringerkönige wurde Ramsach zur Stammbeiz.

Leuthardt, der immer auch etwas für die «Umsässen» tun wollte, für die Menschen des Oberbaselbiets, führte populäre Turnstunden ein am Dienstagabend und Samstagmorgen, wo sich Männer und Frauen des nahen Umkreises zu den Kurgästen gesellen. Für ihn bedeutete Kuren vor allem Bewegung, nicht bloss Sitzen im warmen Wasser. In Ramsach wird denn auch heute noch grosses Gewicht auf professionell geführte Turnstunden gelegt. Als Turnvater Leuthardt im Frühling 1993 starb, gab ihm das halbe Baselbiet das Geleit. Heute führt seine tüchtige, humorvolle Tochter, Vreni Kälin, das Kurhaus. In der Geschäftsführung sitzt mit ihr der umsichtige Otto Frey. Er hat im Februar 1993 auch im krisengeschüttelten, aber traditionsreichen Bad Lostorf (SO) jenseits des Hauensteins, nur fünfundzwanzig Autominuten von Ramsach entfernt, als Direktor die Hefte in die Hand genommen.

Die Badegerechtigkeit

Wer früher nicht jedes Jahr eine Badekur absolvierte, war nicht «gesellschaftsfähig». Wer es vermochte, fuhr zur Sommerzeit nach Leuk, Ragaz, Baden, St. Moritz. Die weniger Bemittelten und nicht Reisefähigen aus Basel und dem nahen Elsass gaben sich mit den Landbädern der Region zufrieden. Diese besassen das Baderecht über ein heilendes Wasser und das Wirtsrecht. Die Regierung erteilte den Badewirten allerdings die «Badegerechtigkeit» nur dann, wenn das Wasser der Mineralquelle ärztlich untersucht und als heilsam befunden wurde.

Alle diese Dutzenden von Landbädern im Baselland sind verschwunden. Man kennt sie aber heute immer noch als beliebte Fressbeizli. Nur Bad Ramsach konnte sich halten. «Das äusserst kalte Wasser galt einst als Wundermittel bei Hautkrankheiten, Katarrhen und Nervenschwäche», las ich in alten Dokumenten. «Das Bad wurde aufgesucht von heilungssuchenden Menschen, die an innerer Verstopfung und Schwachheit der Nerven und Glieder litten, die den Magen und die Gebär-

Kurz-Geschichte

Quellengeschichte Die Heilquelle von Ramsach-Bad im oberen Baselbiet wurde 1611 erstmals urkundlich genannt.

1530 Mitte des 16. Jahrhunderts haben die Brüder Hans und Michael Nebiker das «Badhus zu Ramsen erbuwen».

1611 Obervogt Oswald Wachter verweigert die erforderliche Bewilligung, das Bad für den kommenden Sommer wieder zu eröffnen, mit der Begründung, das Heizen der Bäder brauche zuviel Holz, an dem es andernorts mangle. Zudem geschehe «unter dem Schein des Badens viel Mutwillen, mit Spielen und Unzucht und anderem unordentlichem Leben».

1752 Der neue Besitzer, Franz Le Grand aus Basel, baut das Bad vollkommen um. Als Erbauer des Goldenen Löwen in der Aeschenvorstadt in Basel hatte er Freude am Bauen gefunden. Ramsach wurde ein herrschaftlicher Sitz mit französischem Garten.

1836 Das fünfundsechzig Jucharten umfassende Landgut ging in das Eigentum von Rudolf Jenny-Schmutz von Langenbruck über. Es folgte während hundert Jahren eine Zeit der Prosperität und des Friedens.

1960 Der Baumeister Erhard Leuthardt übernimmt das Bad und unterzieht das Kurhaus einer umfassenden Umgestaltung.

1966 Am 22. März fällt das umgebaute Ramsach einem Grossbrand zum Opfer.

1967 Bereits am 10. Dezember 1967 wird das Kurhaus wieder eröffnet. Es bietet jetzt ein Hallenbad, Therapieräume, Sauna und Gymnastikhalle.

1992 Zusätzlich zur Mitgliedschaft im Verband Schweizer Badekurorte wird Ramsach als ärztlich geleitetes Kurhaus – Kategorie A – vom Verband Schweizer Kurorte anerkannt. Heute wird Ramsach von der Tochter von Erhard Leuthardt, Vreni Kälin, und dem innovativen Geschäftsführer Otto Frey geleitet.

mutter stärken und zähe, schleimige Feuchtigkeiten, Schmerzen und ‹Bläste› und allerhand Geschwulsten vertreiben wollten.»

Seit 1530 die Gebrüder Hans und Michael Nebiker aus Häfelfingen das «Badhus zu Ramsen» erbauten, gab es zwischen den Badewirten und der Obrigkeit immer wieder Konflikte. Das Bad blühte, mehr als den Vertretern der Kirche recht war. Denn bei einer Visitation im Jahre 1572 wurde festgestellt: «Im Bad Ramsen wird uf Johannis abend und nacht sonderlich von unseren leuten, welche die tags halb dem bad grosse Krafft zuschriben, neben grossem muthwillen superstition (Hexenzauber) und aberglauben getriben.» Historiker vermuten, dass das Treiben in der Johannisnacht (24. Juni) Rückschlüsse darauf zulässt, dass die Heilquelle schon in heidnischer Zeit bekannt gewesen sein dürfte. 1611 wollte der Obervogt Oswald Wachter von Schloss Homburg dem Badewirt von Ramsach die Bewilligung verweigern, im künftigen Sommer «weiter Bad zu halten». Denn zum Aufwärmen des kalten Quellwassers benötigte man viel Holz, drei Ster für ein Bad für zwei bis drei Leute, das nach Meinung der Obrigkeit andernorts nötiger gebraucht wurde. Als Franz Le Grand 1741 das Bad Ramsach kaufte und es zu einem herrschaftlichen Sitz mit französischem Garten umbauen liess, entstand ein Streit wegen der kirchlichen Zugehörigkeit von Bad Ramsach. Der Pfarrer von Läufelfingen, Jakob Christoph Ramspeck, weigerte sich, Kinder, die in Ramsach geboren wurden, zu taufen. Der Pfarrer Friedrich Merian von Rümlingen wollte mit Ramsach auch nichts zu tun haben. Der Grund, warum die beiden Pfarrer Ramsach nicht zu ihrer Gemeinde zählen wollten, waren «das Tanzen und andere Ausschreitungen, die entgegen aller Ordnung und guter Sitte im Ramsach sich bemerkbar machten». Im Streit spielte mit Bestimmtheit der Umstand eine Rolle, dass der Berner Pächter Täufer war. Erst als Le Grand ihn durch einen Baselbieter Pächter ersetzte, kehrte Frieden ein. Im 18. Jahrhundert waren mit dem Wasser von Ramsach allerlei Versuche gemacht worden,

um seine Heilkraft festzustellen. Man war zum Schluss gekommen: «Es scheinet also, dies Badewasser innerlich und äusserlich gebrauchet, dienlich und nützlich zu seyn, zu stärken, zu verteilen, aufzulösen, die Glieder zu erleichtern und was dergl. mehr.» Einmal blühend, dann vernachlässigt, einmal bekannt, dann verfemt, das Ramsach-Bad hat einiges auf dem Buckel, ist durch viele Hände gegangen, bis es seinen heutigen, weiterum respektierten Status erreicht hat.

Der Wisenberg –
Baselbiets Hausberg

Was anderen Badekurorten eine interessante Altstadt ist, das ist Ramsach, das ja nur aus zwei Gebäuden besteht, der Wisenberg. Der Baselbieter Dichter und Schriftsteller Traugott Meyer (1895–1959), s Bottebrächts Miggel, schreibt in einer landschaftlichen Betrachtung: «I mag zruggoh, se wyt i will, i gwahr dr Wyseberg vor mer. Nit numme, wil er e Mocke ischt wie chuum ein zringsetum.» Für Traugott Vogel war der Wisenberg «dr Wäg ins Ähnedra», ein Wächter für diesen Weg. Heute ist der Wisenberg der schönste Aussichtspunkt im Gebiet des Hauensteins. Nach Nordwesten entdeckt man den Blauen, die Gempenfluh, das Untere Ergolztal, das Homburgertal und in dunstiger Entfernung den Schwarzwald und die Vogesen. Auf der anderen Seite schweift der Blick über die Wisenfluh, die Froburg, den Unteren Hauenstein und weit über das Mittelland bis zu den Glarner, Urner und Berner Alpen.

Der Wisenbergkopf hat von alters her eine Hochwacht besessen. Diese Hochwacht diente in unsicheren Zeiten der raschen Mobilisierung des Hinterlandes. Mit Lichtzeichen diesseits und jenseits des Hauensteins, bei Nebel und Regen durch Böllerschüsse wurden die Warnungen vor feindlichem Angriff in kürzester Zeit durchgegeben, vom Rhein bis nach Bern. Das Alarm- und Verteidigungssystem mit den Hochwachten erreicht in der Zeit der Alten Eidgenossenschaft nach dem Dreis-

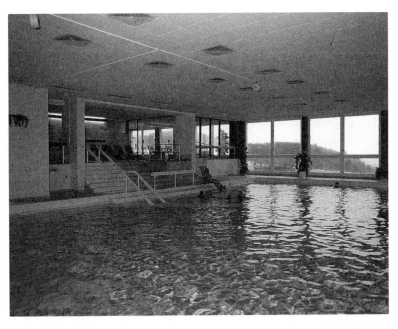

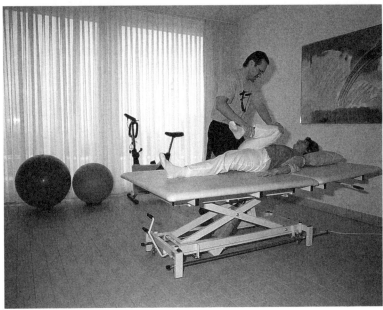

Im Thermalschwimmbad,
im Morgenmantel vom
Zimmer aus leicht zu
erreichen, findet der
Gast wohlige Entspan-
nung.

Das Haus steht unter
ärztlicher Leitung. Die
Therapien sind «mass-
geschneidert».

sigjährigen Krieg im 17. und 18. Jahrhundert seinen Höhepunkt. Denn in den Auseinandersetzungen zwischen Spanien, Frankreich, den deutschen Fürsten und den Habsburgern erstreckte sich die heikle Gefahrenzone für das Alte Bern und die übrige Eidgenossenschaft vom Elsass her dem Rhein entlang.

1832 war der Scheitel des Wisenberges glatzköpfig, die Bäume von den Kühen, die die Bauern aus Häfelfingen frei im Wald wildern liessen, kahlgefressen. Erst nach und nach wuchs durch sorgsames Aufforsten der Wald zur neuen, stattlichen Höhe empor. Zwischen 1926 und 1987 musste der Aussichtsturm von 9 Meter auf 24,60 Meter aufgestockt werden, damit man über die Wipfel hinweg die Aussicht weiter bewundern konnte. Der Wisenberg, der Wächter «ins Ähnedra», viele Ruhebänklein versüssen sein Erwandern durch den prächtigen Naturwald, ist nicht zuletzt eine Reise in die Vergangenheit.

Kleine machen grosse Sprünge

Um fünfzehn Prozent nahmen die Logiernächte in Bad Ramsach 1992 zu. Verglichen mit den anderen Heilbädern der Schweiz war das absolute Spitze. Hinter diesem Erfolg steht weder ein aufwendiges PR-Konzept noch ein luxuriöser Neubau, sondern einfach der gesunde Menschenverstand. In der reichen Bäderlandschaft der Schweiz findet heute jeder, was er sucht: das Luxuriöse und Mondäne, die Kultur und den Badespass, den Sport und die Wellness. Wer nach Bad Ramsach fährt, findet die familiäre Geborgenheit in einem überschaubaren Rahmen und die Ruhe, die er braucht, um gesund zu werden.

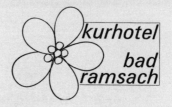

Lage

Den Kurort Ramsach gibt es nicht. Das Ramsach-Bad, in Familienbesitz, besteht nur aus dem Kurhotel und dem Nebengebäude Haus Silva. Die beiden Häuser stehen allein auf weiter Flur zu Füssen des Wisenberges, dem Hausberg der Basellandschäftler.

Anreise

Von Basel aus mit dem Auto über Liestal und Sissach bis Rümlingen, unter dem berühmten Viadukt hindurch nach Häfelfingen. Von da aus windet sich die staubfreie Strasse zum Bad Ramsach empor. Von Olten über den Hauenstein zum alten Dorf Läufelfingen, beschilderten Weg nach Ramsach nicht verpassen. Anfahrt via Autobahn: bei Sissach die Autobahn verlassen und Richtung Hauenstein fahren.

Klima

Auf 720 m ü. M. gelegen, gilt das Ramsacher Klima als schonend und «schlaffördernd».

Auskunftsstellen und Adressen

Verkehrsverein: Er ist im Hotel Bad-Ramsach selber untergebracht. Adresse: Ramsach-Bad, Post 4448 Läufelfingen BL, Kurhotel, Tel. 062/69 23 23, Fax 062/69 18 39.

Ortsgebundene Heilwasser

Calcium-Sulfat-Quelle mit deutlichem Hydrogencarbonat-Gehalt. Erdiges Wasser (Gipswasser). Die hauseigene Quelle liegt am Westhang des nördlichen Ausläufers des Wisenberges (Hasenmatt), etwa 760 Meter östlich des Kurhauses.

Heilanzeigen

Erkrankungen des Bewegungsapparates (rheumatischer Formenkreis), mechanische

Störungen, Bewegungsstörungen nach Unfällen, orthopädischen und neurochirurgischen Operationen, stoffwechselbedingte Störungen (Fettsucht), neurologische Erkrankungen (Restlähmungen).

Kontraindikationen

Akute, fieberhafte Entzündungen, kürzlich überstandener Herzinfarkt.

Ärztlich verordnete Therapien

Alle aktiven und passiven Anwendungen der modernen Physio- und Hydrotherapie durch diplomiertes Personal. Arztsprechstunde: zweimal wöchentlich. Spezielle Diät für Diabetiker. Ramsach ist von den Krankenkassen und der Suva anerkannt. Spezialität: Unterwasser-Extension mit einem neuzeitlichen, aus Norwegen stammenden Aquamobilex-Gerät. Vor der Kur Kostenabsprache mit der Kasse organisieren. Keine eigene Krankenschwester im Haus.

Wellness in eigener Regie

Schlankheits- und Fitnesswochen, Ernährungsberatung (auf Wunsch Hay'sche Trennkost), Sauna, Massagen, Fussreflexzonenmassagen, Lymphdrainage, Einzelwannenbäder, Fusspflege, Kosmetik.

Infrastruktur

Kurhotel und Haus Silva. Kurhotel mit hundert Betten. Grosse Zimmer, praktisch alle mit eigenem Balkon. Grosses Thermal-Schwimmbecken von 10 x 20 m im Hotel. Einstieg über Treppen. Wärme: zwischen 35 und 36 °C. Grosse, helle Turnhalle, 300 m² gross. Therapieräume, Kiosk. Restaurant für die Kurgäste. Restaurant für Ausflügler, grosse Terrasse. Haus Silva: achtzehn Einzel- und fünf Doppelzimmer. Konferenzräume.

Sport

Schöne Spazierwege durch den Kurwald, bestückt mit vielen Ruhebänklein. Individuelles oder organisiertes Wandern am Wisenberg. Turnen (eine Ramsacher Spezialität). Zum Tur-nen am Dienstagabend und Samstagmorgen kommen auch viele Baselbieter.

Ausflüge und kulturelles Angebot

Die kulturell anregende Stadt Basel ist in einer knappen halben Autostunde zu erreichen: Dreiländereck mit Welthafen und Regio-Ambiance. Liestal, die Hauptstadt des Halbkantons Baselland, eignet sich für einen interessanten Halbtagesausflug. Im ganzen Baselbiet gibt es zahlreiche natur- und heimatkundliche Museen.

Das gibt es nur im Ramsach

Göttliche Ruhe, intakte Landschaft und vom Aussichtsturm auf dem Wisenberg aus einen Fernblick bis zum nördlichen Schwarzwald, an föhnigen Tagen über das Mittelland bis zu den Alpen hin.

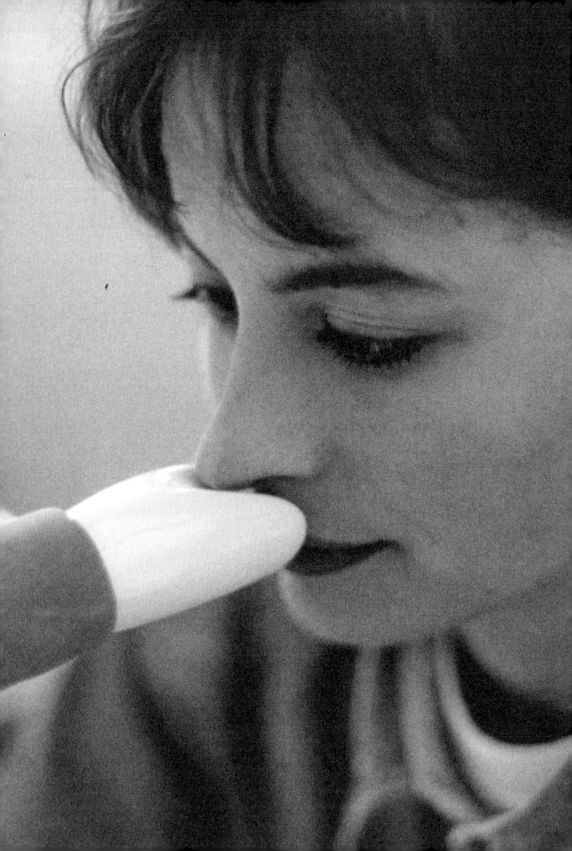

Im Kurzentrum im Park
am Rhein arbeiten rund
50 diplomierte Thera-
peuten. Eine wichtige
Therapie: Natursole-
Inhalation.

Seinen Aufstieg zum berühmten, anerkannten
Badekurort verdankt Rheinfelden, die älteste
Zähringerstadt der Schweiz, der Entdeckung der
mächtigen Fricktaler Salzlager im Jahre 1844.
1846 erhielt der Wirt Zum Schützen als erster eine
staatliche Konzession zum Solebezug zu Heil-
zwecken für zwei Badewannen für Fr. 8.50 pro
Wanne und Jahr...

Interessanterweise erschien aber der erste
Badeprospekt in Rheinfelden, verfasst von Canonicus Leonhardus Egg, bereits 1644, als noch niemand etwas vom 210 Millionen Jahre alten Jura-
Meer, nur zweihundert Meter unter der Ober-
fläche, ahnte. Im Prospekt preist er die Wunder
der heilkräftigen Quellen... Die starke Natursole
wird heute mit alkalischem, calcium- und magne-
siumreichem Rheinfelder Quellwasser auf 9%
(Mittelmeerkonzentration) verdünnt und entfaltet,
erwärmt auf 33 °C, die einzigartige, für Wohlbefinden und Heilerfolg bekannte Wirkung.

Rheinfelden
Salz des Lebens

127

Ein 210 Millionen Jahre altes Jura-Meer

Bei meiner kleinen Mineraliensammlung zu Hause liegt eine kreisrunde, etwa zwei Finger dicke Scheibe Steinsalz. Alter: 210 Millionen Jahre. Erbohrt aus 140 bis 200 Meter Tiefe bei der Saline Riburg (Gemeindebann Rheinfelden). Ich erhielt sie einmal während einer Pressefahrt und halte sie hoch in Ehren. Diese Scheibe ist für mich ein Stück Lebensphilosophie geworden: in Sekundenschnelle vermag sie meine Probleme auf das zu reduzieren, was sie sind – bedeutungslos im unendlichen Strom der Zeit.

Aus diesem Urmeer-Steinsalz wird in Rheinfelden aus einer Tiefe von 200 Metern die Sole herausgewaschen. Bei der Solegewinnung werden ähnliche Bohrapparaturen und Bohrtechniken wie beim Erdöl angewendet. Einer der alten, braunen Bohrtürme aus dem Jahr 1912 steht – nachdem er fünfzig Jahre lang treue Dienste geleistet hat –, als kleines Salzmuseum eingerichtet, im Stadtpark, ganz in der Nähe des Kurzentrums. Die Natursole, eine der stärksten Europas, wird durch Pipelines direkt vom Bohrloch der Schweizerischen Rheinsaline Riburg ins Kurzentrum, in die Sole-Bäder-Hotels und in die Reha-Klinik geleitet.

Mehr als ein Storchenbad

Es hat mich besonders berührt, dass aus dem tiefsten Schoss der Mutter Erde, aus einem 210 Millionen Jahre alten versteinerten Meer, ausgerechnet jene Heilkraft kommt, die Frauen nach Jahren der Kinderlosigkeit den ersehnten Nachwuchs schenken kann. Nicht umsonst nannte man die Bäder von Rheinfelden von jeher Storchenbäder, und der Volksmund dichtete: «Das Weib zog hin auf des Mannes Rath / Weiss nicht, wie es ging, gut war die Stund: / Schwanger ward das Weib, die Magd und der Hund.» Der wohl bekannteste Kurarzt von Rheinfelden, Dr. Hermann Keller (1857–1930), riet den Eltern heiratsfähiger

Töchter, ihren Mädchen als Mitgift lieber eine Badekur in Rheinfelden zu stiften, statt ihnen sechzig Leintücher in die Ehe mitzugeben.

Die stärkende Rheinfelder Natursole kann aber noch viel mehr: Sie kräftigt die strapazierten Nerven der Manager/innen mit nervösen und funktionellen Störungen der inneren Organe (Managerkrankheit). Sehr gross sind die Erfolge auch bei Hautkrankheiten, die wie Psoriasis (Schuppenflechte) besonders «diskriminierend» und schmerzhaft für die Betroffenen sind und deswegen zusätzlich Depressionen zur Folge haben können. Blutdruckkranke (hoher und tiefer Blutdruck) finden dank massgeschneiderter Therapien Heilung. Und da die Erkrankungen der oberen Atemwege immer stärker zunehmen, sind die Soleinhalationen (speziell der Solenebel) eine grosse Chance, hier am Rhein diese Belastung loszuwerden. Und natürlich finden Rheumatiker, durch Operation oder Unfall Geschädigte, neurologisch Erkrankte oder Menschen mit stoffwechselbedingten Störungen Linderung und Heilung.

Nur die bestqualifizierten Schüler Aesculaps

Badearzt, Kurarzt sind schlecht besetzte Begriffe, vergleichbar mit jenem des Schiffsarztes. Für viele sind das Mediziner, die es ganz einfach nicht weitergebracht haben. Auf meiner Schweizer Reise durch die Badekurorte habe ich Dutzende von ihnen getroffen und gesprochen. Für mich sind diese Badeärzte die idealen Ganzheitsmediziner, wie wir moderne Menschen mit verändertem Gesundheitsverständnis sie uns wünschen: Ganzheitsmediziner, die uns nicht nur als reparaturanfällige Maschinen behandeln, sondern als Einheit von Körper, Seele, Geist und – Sinnen begreifen. Nach ihrer schulmedizinischen Ausbildung zum Doktor med. haben sie sich zusätzlich spezialisiert auf die Balneologie, die als Mutter der Rheumatologie gilt. Baden und Kuren ist die älteste Form der Heilmedizin und lässt sich weit über die Römerzeit hinaus bis zum Bronzezeitalter verfolgen, wie Quellenfunde beweisen. Aber erstaunlicherweise gibt es darüber nur wenige «wissenschaftlich» abgestützte Arbeiten. Empirische Erfahrungen, also Erfahrungsmedizin, ist immer noch etwas suspekt.

Etwas vom «Feu sacré», das den Rheinfelder Pionier-Kurarzt Dr. H. Keller beflügelte, haben die meisten Kurärzte auch heute noch. Dr. H. Keller liess nur die bestqualifizierten Schüler Aesculaps als Badeärzte gelten. Er gab bereits 1892 eine balneologische Studie über das Solbad Rheinfelden heraus. Er reiste immer wieder nach Paris, um für das Solbad zu werben, mit dem Erfolg, dass man am Gare de l'Est in Paris das Zugsbillett nach Rheinfelden lösen konnte. Der Zug hielt damals nicht in Basel, sondern nach Mulhouse direkt in Rheinfelden. Dr. Keller war einer der ersten, der den Zusammenhang zwischen Krankheit und falscher Ernährung erkannte, und führte mit grösster Unerbittlichkeit das Grahambrot ein. Vor allem aber, für ihn war eine Kur nur dann wirksam, wenn sie auf den Heilungssuchenden ganz individuell zugeschnitten war.

Pionier Josef Viktor Dietschy

Man kann nicht über den Badekurort Rheinfelden schreiben, ohne den bedeutendsten Bäder-Hotelier zu erwähnen, der das Hotel Salines au Parc weltberühmt gemacht hat. In seinen Glanzzeiten glich das direkt am Rhein gelegene Hotel einer fürstlichen Residenz. Die Liegenschaft umfasste 125 000 Quadratmeter. Die «Kuranstalt» verfügte über zweihundertzwanzig komfortable Fremdenzimmer und Suiten. Alle hatten ihr eigenes Badezimmer mit Soleanschluss (eine Weltsensation). Viele der ausländischen Gäste waren von Adel. Es wimmelte von Freiherren, Freifrauen, Freifräuleins aus Deutschland, Comtessen aus Belgien, zobelbehangenen Prinzessinnen aus Russland. Es gab private Salons und prunkvolle Gesellschaftsräume. Man spielte Lawn Tennis und Croquet. Es gab Turnplätze für Kinder und Erwachsene.

Kurz-Geschichte

Quellengeschichte Das Jura-Meer, das Rheinfelden heute die heilende Sole liefert, ist zwar schon 210 Millionen Jahre alt. Aber während das Heilwasser, mit welchem sie aufgemischt wird, bereits 1644 bekannt war, erhielt der erste Badewirt in Rheinfelden die staatliche Konzession zum Solebezug für zwei Badewannen erst 1846.

1130 Rheinfelden wird von Graf Berchtold II., Herzog von Zähringen, zur Stadt erhoben.

1218 Die Zähringer sterben aus.

1225 Kaiser Friedrich II. und Heinrich IV. erklären Rheinfelden zur freien Reichsstadt.

1330 König Ludwig von Bayern, in ewigen Geldnöten, verpfändet Rheinfelden an die Habsburger.

1545–1624 Sechzig Frauen und zwei Männer werden als Hexen verbrannt.

1618–1648 Während des Dreissigjährigen Krieges wird die Stadt dreimal schwer belagert, beschossen, geplündert und ausgehungert.

1644 Der erste Rheinfelder Prospekt, von Canonicus Leonhardus Egg, erscheint. Darin

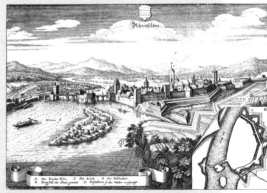

Die älteste Zähringerstadt der Schweiz war jahrhundertelang Spielball der Mächtigen.

wird von der wundersamen Heilwirkung der Rheinfelder Quellen berichtet.

1678 Die Österreicher erstellen auf «dem Stein» mitten im Rhein ein Artillerie-Kastell.

1678 Der französische Marschall Créqui lässt die Stadt beschiessen.

1744 Die Franzosen nehmen die Stadt ein.

1802 Rheinfelden wird die Hauptstadt des Fricktals.

1803 Rheinfelden verliert seinen Status als Hauptstadt und kommt zum Kanton Aargau.

1844 Die mächtigen Fricktaler Salzlager werden entdeckt.

1846 Der Wirt Zum Schützen erhält die staatliche Konzession zum Solebezug für zwei Badewannen.

1847 Der Bäderpionier Heinrich Dressler legt den Grundstock für das später weltbekannte Grand Hotel des Salines au Parc.

1862 Viktor Dietschy kauft die stark vernachlässigte Badeanlage.

1882 Dietschy lässt an die Zimmer angrenzende Badezimmer bauen, die direkt mit Sole beliefert werden.

1933 Nach Dietschys Tod floriert die Anlage noch einige Jahrzehnte.

1963 Die letzten Badegäste verlassen das Hotel, das mehr und mehr verkommt.

1970 Die konstituierende Versammlung der Kurzentrum AG findet statt.

1973 Das Kurzentrum mit dem grössten Soleschwimmbad der Schweiz wird eröffnet.

1978 Aus dem ehemaligen Hotel des Salines au Parc entsteht nach einer ersten Umbauetappe das Parkhotel als Hotel garni.

1981 Nach einer weiteren Umbauphase wird das Parkhotel als komfortables Vier-Stern-Hotel mit direktem Zugang zum Kurzentrum eröffnet.

Der Aufstieg war einem eingespielten avantgardistischen Team zu verdanken: dem erfindungsreichen, begeisterungsfähigen Arzt Dr. Hermann Keller, der durch seine wissenschaftlichen und fachlichen Fähigkeiten wertvolle Beziehungen zu bedeutenden und berühmten Ärzten – besonders in Paris – schaffte und sie veranlassen konnte, zahlreiche Patienten (natürlich beste Klientel) nach Rheinfelden zur Kur zu schicken, auf der anderen Seite der risikofreudige Hotelier, der auf seinem Gebiet hervorragend dafür sorgte, dass den Gästen in seinen Häusern auch geboten wurde, was sie an Unterkunft, Kureinrichtungen, Komfort, Pflege und Verpflegung erwarten durften. Als die beiden Protagonisten starben, Josef Viktor Dietschy 1922, Dr. Hermann Keller 1930, ging es langsam bergab mit dem schönsten Luxushotel Rheinfeldens. 1963 kam das Aus für das prachtvolle Hotel Salines au Parc. Die letzten Gäste verliessen das Haus. Das Geld für die notwendigen umfangreichen Renovationen fehlte. Mit blinden Augen trauerte ein glanzvolles Hotel der Vergangenheit nach. Erst 1979 wurde am alten Platz das Vier-Stern-Parkhotel eröffnet. Ganz so prunkvoll wie früher ist es nicht mehr. Dafür können sich heute Herr und Frau Jedermann das leisten, was früher nur den Privilegierten zugänglich war.

Kuren – bevor man kuren muss

Mitten in einer der prächtigsten Parkanlagen der Schweiz gelegen, in unmittelbarer Nähe des Rheins, in «walking distance» zur verkehrsfreien und geschichtsträchtigen Altstadt Rheinfeldens wird hier buchstäblich Gesundheit à la carte angeboten: ambulante Diagnostik durch Spezialärzte FMH und Behandlung durch diplomierte Therapeuten. Zur Abklärung und Behandlung durch die Ärzte der Diagnostik-Abteilung kann man sich im medizinischen Sekretariat anmelden, wenn man nicht direkt vom Hausarzt eingewiesen worden ist. Es stehen moderne Labors und neuzeitliche medizinische Apparate zur Verfügung.

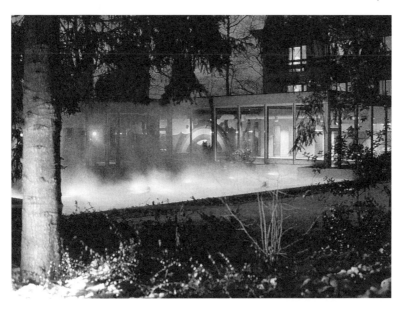

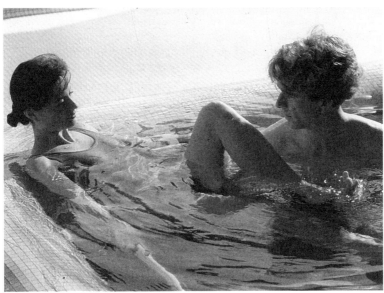

«Diesseits von Eden», im gemütlichen Familien-Solbadhotel Eden hat jeder Gast das Gefühl, hier endlich bei sich selbst angelangt zu sein. Rheinfelden ist nicht nur das Mittelmeer der Basler, sondern wird immer mehr zu eigentlichen Gesundheitsoase.

Immer grösser aber wird die Anzahl jener Männer und Frauen, die vorbeugend etwas für ihre Gesundheit tun wollen. Sie möchten kuren, bevor sie kuren müssen. Sobald sich erste Anzeichen ankündigen, geben sie ihrem Körper Hilfestellungen. Prävention, für das schweizerische Gesundheitswesen leider immer noch ein Fremdwort (nur 2% der Gesamtkosten werden für die eigenverantwortliche Vorsorge aufgewendet), ist in einem Kurzentrum wie Rheinfelden besonders interessant, weil hier zu den erstklassigen natürlichen Heilmitteln ein geballtes medizinisches und therapeutisches Wissen zum Tragen kommt, von welchem jeder Besucher, jede Besucherin profitiert...

Noch viel intensiver als ein Bad im offenen und gedeckten Bassin wirkt beispielsweise ein konzentriertes Sole-Wannenbad oder ein Sole-Kohlensäurebad: stärkend, vitalisierend, schmerzstillend. Ich liess mir einen Solewickel verpassen und anschliessend eine Fussreflexzonenmassage, die beste, die ich auf der ganzen Bäderreise erlebte.

Das Mittelmeer der Basler

Für die Basler liegt das Mittelmeer vor der Türe, in nur 17 Kilometer Entfernung. Die Sole von Rheinfelden hat die gleiche Konsistenz wie jene des Mittelmeeres, mit dem Vorteil, dass man sich nicht durch lange Anfahrtszeit ermüdet, nicht auf verschmutzte Strände und Algen trifft, keine Magenverstimmung mit nach Hause zurückschleppt. Nach dem Feierabend, am Wochenende, an schulfreien Tagen lässt sich von diesem Basler Mittelmeer profitieren. Mit 360 000 Eintritten pro Jahr ist Rheinfelden rekordverdächtig. Zu allen Jahreszeiten sieht man Menschen jeden Alters sich entspannt im 33 °C warmen Sole-Innen- und -Aussenbad tummeln.

Dass darüber hinaus – vor allem von Frauen, in zunehmendem Mass aber auch von Männern – das Kurzentrum als Gesundheits- und Schönheitsoase entdeckt worden ist, ist dem vielseitigen Angebot in der unterirdi-

schen Belsola-Galerie (Belsola Beauty- und Fitness-Center) zu verdanken, die das Parkhotel mit dem Kurzentrum verbindet. Hier findet sich alles, was ein fitnessbedürftiges Herz begehrt: Die finnische Sauna mit einem Freiluftfrischwasserbecken, eine Biosauna (50 °C Wärme und 50% Luftfeuchtigkeit), in der man es gelassen bis zu 45 Minuten aushalten darf, Ganzkörper-Solarien, Fitness-Center mit Testcomputern, der Kosmetiksalon, Massageräume und Coiffeur. Eine Rheinfelder Spezialität: die Cellutron-Behandlung gegen Cellulitis. Eine Reihe von individuell abgestimmten Behandlungen, ein Arrangement, unter Umständen kombiniert mit einer Ferienwoche im Parkhotel, wirken verjüngender als zwei Wochen gestresste Mittelmeerferien.

Diesseits von Eden

Jenseits von Eden mit James Dean, die Geschichte eines jungen Menschen, der sich ausgeschlossen fühlt... nun, im Solbad Hotel Eden, in der Nähe des Feldschlösschens am Kapuzinerberg in Rheinfelden, fühlt man sich diesseits, das heisst sofort heimisch. Das Eden mit eigenem Anschluss an die Sole-Pipeline ist schon seit über achtzig Jahren in Familienbesitz und wird seit Jahren von einer engagierten Frau geleitet: Elisabeth Wiki-Rupprecht. Vermutlich ist sie ihrer Grossmutter väterlicherseits nicht unähnlich, die resolut das bescheidene Eden bauen liess und für ihre Handvoll Gäste, die mit Ross und Fuhrwerk vorfuhren, selber kochte. Unter der Leitung der Eltern Rupprecht-Kottmann, die Mutter eine herzensgute, grosszügige Person, die vom Solbad Hotel Schützen ins Eden geheiratet hatte, und der Vater, selbst ein begabter Maler, begann man mit dem Aufbau einer sehenswerten Bildersammlung. Nach dem Ersten Weltkrieg fing eine eigentliche Blütezeit im Eden an. Die rund fünfundsechzig Betten reichten nicht mehr aus, alle Gäste zu beherbergen. So logierte man sie damals bei Privaten am Kapuzinerberg ein, und die Wickelfrauen machten mit ihren heissen Solewickeln jeden Tag ihre Runde bei den kurenden Gästen.

Heute, nach mehreren grosszügigen Umbauten, kann sich das Eden mit den schönsten Bäderhotels messen. Inmitten eines herrlichen, über 10000 m² umfassenden Parks mit altem Baumbestand gelegen, stehen den Gästen ein wunderschönes Sole-Innen- und ein durch eine Schwimmpassage zu erreichendes Sole-Aussenbad zur Verfügung. Beide Bäder sind auf 33 °C geheizt und enthalten einen Mittelmeer-Salzgehalt von 3%. Die Kuren werden ärztlich verordnet. Dr. Markus Klemm ist für die ärztliche Leitung verantwortlich, nachdem sein Vater die Gäste während dreissig Jahren betreute; Konstanz also auch im medizinischen Bereich.

Kuren bedeutet immer auch ein wenig Einsamkeit, Anstrengung und Müdigkeit. Wenn die zwischenmenschlichen Kontakte stimmen, dann schlägt eine Kur doppelt so gut an. Frau Elisabeth Wiki-Rupprecht veranstaltet zwanglose Dichterlesungen, Maja Beutler, Kathrin Rüegg und Arnold Weintraub waren schon hier. Bei Kathrin Rüegg konnte man sich sogar für einen Spinnkurs einschreiben. Vortragsabende über Psychologie, Parapsychologie, Ernährung führen die Menschen zusammen und geben ihnen anregenden Gesprächsstoff.

Frau Elisabeth Wiki-Rupprecht begrüsst und verabschiedet jeden Gast persönlich. Sie und ihre langjährigen Mitarbeiter arbeiten in einem eingespielten Team und dies zum Wohle des Gastes. Menschen sind Gäste und keine Nummern. Symbolisch, dass auch die schönen Zimmer keine Nummern, sondern Namen tragen. Es herrscht heitere Gelassenheit, keine Klinikstimmung, keine Morgenröcke und Pantoffeln oder unbestrumpfte Beine im Speisesaal. Dafür wunderschöne Bilder an den Wänden, die vom Leben des Fricktals erzählen. Der Eden-Frieden ist ein Geschenk, das die Gäste zu Wiederholungsaufenthalten bewegt.

Eine Stadt wie ein Bilderbuch

Als ich durch die verkehrsfreie Altstadt Rheinfeldens spazierte, kam mir alles unbeschreiblich idyllisch vor. Ganz und gar heile Welt. Dabei ist die Geschichte dieser ältesten aller Zähringer Städte der Schweiz aus dem Stoff gemacht, aus welchem die ganz grossen Kriegs- und Abenteuerfilme sind. Seit im Jahr 930 eine Grafenfamilie aus dem burgundischen Hochadel – die späteren Grafen von Rheinfelden – hier ihre beiden Burgen erbauten, war diese mittelalterliche Siedlung in eine unendliche Kette von Kriegen und Katastrophen verwickelt. Sie wurde beschossen, ausgeraubt, ausgehungert, geschleift. Die Pest hielt reiche Ernte, und zwischen 1545 und 1624 erlitten sechzig Frauen und zwei Männer als Hexen den Feuertod.

Rheinfelden war jahrhundertelang Spielball der Bourbonen einerseits und der Habsburger andererseits. Von einem Zähringer zur Stadt erhoben (1130), bekam Rheinfelden von Kaiser Friedrich II. und Heinrich IV. 1212 sogar den Status einer freien Reichsstadt. 1330 wurde sie von König Ludwig von Bayern, der in ständigen Geldnöten steckte, schnöde an die Habsburger verpfändet (1330). Bitter waren die Jahre des Dreissigjährigen Krieges, in welchen die Stadt dreimal belagert und ausgehungert wurde (1618–1648). Der französische Marschall Créqui liess die Stadt samt Rheinbrücke durch seine 30000 Soldaten total zerstören. Hinter der heutigen Idylle Rheinfeldens liegt ein Stück blutrünstiger Geschichte, die ihresgleichen sucht. Spuren dieser Machtkämpfe sind heute noch sichtbar. Rheinfelden ist ein lebendig gewordenes Geschichtsbuch.

Das 1531 erbaute Rathaus mit seiner Barockfassade gegen die Marktgasse zu zeigt am Giebel die Wappen von Österreich. Im historischen Rathaussaal findet sich das Bildnis der österreichischen Kaiserin Maria Theresia. Die Schelmengasse, die quer zur Marktgasse verläuft, trägt auf dem Strassenbogen ein Stadtwappen aus dem 15. Jahrhundert. Die Sage erzählt, dass ein Schelm, der sich in den

Schutz dieses Bogens stellte, nicht bestraft werden durfte. Den Rumpel, einen wunderschönen Platz, erreicht man durch das Schelmengässchen, und hier erinnert ein Glockenspiel an den Dreissigjährigen Krieg. Ein Schneider soll die Stadt durch seinen Mut befreit haben von einer schweren Belagerung durch die Schweden, die damals mit den Franzosen verbündet waren. Der Schneider liess sich in das Fell des letzten Geissbockes einnähen. Auf allen Vieren spazierte er so auf der Stadtmauer herum. Als die Schweden den fetten Bock sahen, meldeten sie ihrem Hauptmann, die Stadt sei wahrlich noch nicht ausgehungert, da könne man noch lange warten. Und das Heer zog ab. Das Glockenspiel ertönt täglich um 9, 12, 15 und 17 Uhr. Ein kurzes Stück Wehrgang ist beim Hotel Schützen zu sehen. Die barocke Stadtkirche St. Martin nicht zu besuchen, wäre eine Sünde. Das christkatholische Gotteshaus ist der älteste Bau Rheinfeldens und stammt aus dem 10. Jahrhundert. Es wurde 1146 erstmals erwähnt. Durch die Jahrhunderte immer wieder «modernisiert», lassen sich alle möglichen Stilrichtungen ablesen: Das Innere wurde 1769/72 «barockisiert». Der grosse Hochaltar von 1607 ist reine Spätrenaissance. Der Kirchenschatz ist bemerkenswert.

Wer zufällig einmal an einem 24. Dezember oder in der Silvesternacht nach elf Uhr in Rheinfelden ist, der sollte das Brunnensingen der Sebastianibruderschaft nicht verpassen. Es erinnert an die grausame Pestzeit im Mittelalter. Wer am Storchenbrunnen steht, sieht ein Grüpplein dunkelgekleideter Männer gemessenen Schritts nach dem Verhallen der Glocke der Martinskirche die Tempelgasse herunterkommen. In der Stadt sind derweil alle Lichter ausgegangen, und die Gesichter unter den schwarzen Zylindern leuchten gespenstisch im Schein der auf langen Stangen getragenen Laternen. Die Gruppe bewegt sich von Brunnen zu Brunnen: vom Storchenbrunnen zum Kuttelbrunnen und weiter zum Spital- oder Albrechtsbrunnen, zum Theodorsbrunnen auf dem Obertorplatz, zum Kapuziner-

brunnen und zum Brünnlein auf dem Kirchplatz. Die Sebastianibrüder erinnern in einem ergreifenden Lied an die Pest im Jahre 1541. Sie geloben, allen von Pest Befallenen beizustehen und die Toten von der Strasse wegzuschaffen und sie zu beerdigen.

Die einmaligen Fassaden am Brauerei-Restaurant Feldschlösschen und dem Brauerei-Restaurant Salmen und die prachtvollen Wirtshausschilder erinnern daran, dass in Rheinfelden das weltbekannte Feldschlösschenbier gebraut wird, das seine Güte den reinen Quellen zu verdanken haben soll, und – dass man hier gern und gut isst! Vom badischen Rheinfelden aus, leicht über die Rheinbrücke zu erreichen, ist die ganze, sich im Strom spiegelnde Skyline Rheinfeldens mit seinen ineinander geschachtelten Häusern zu bewundern. Die blutrünstige Geschichte verschwindet wieder hinter der Idylle.

Ich meine, zu einer Kur gehöre auch, dass man ein wenig von der näheren Umgebung zu verstehen sucht. Besonders, wenn sie so viel Anregung zu bieten hat wie die Stadt am Strom, der sie mit den Weltmeeren verbindet.

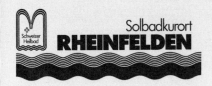

Solbadkurort RHEINFELDEN

Lage

Rheinfelden liegt nördlich des Juras im Frick-tal (Kanton Aargau), nur 17 km von Basel ent-fernt.

Anreise

Rheinfelden ist sehr gut erreichbar: via Auto-bahnausfahrt Rheinfelden (N 3). Der Bahnhof ist Haltestelle der Schnellzüge aus den Rich-tungen Zürich und Basel. PTT-Busse und der Stadtbus Rheinfelden gewährleisten eine gute Verbindung. Der internationale Flughafen Ba-sel/Mulhouse ist nur 25 km entfernt. Die Ge-meinde Schupfart hat einen eigenen Sport-flugplatz.

Klima

Rheinfelden liegt in der oberrheinischen Tief-ebene und hat ein ausgesprochen nebelar-mes Schonklima. Mit 280 m ü. M. ist Rheinfel-den der tiefstgelegene Badekurort der Schweiz.

Auskunftsstellen und Adressen

Verkehrsbüro, Marktgasse 61, 4310 Rheinfel-den, Tel. 061/831 55 20, Fax 061/831 55 70. Dienstleistungen: Carfahrten für Kurgäste, Sonntagmorgenkonzerte, Stadtführungen. Kurzentrum Rheinfelden, Roberstenstrasse 31, 4310 Rheinfelden, Tel. 061/831 10 11, Fax 061/831 12 77. Solbad-Hotel Eden, Fronegg 2, 4310 Rhein-felden, Tel. 061/831 54 54, Fax 061/831 68 67.

Ortsgebundene Heilwasser

Die Rheinfelder Natursole, die aus etwa 200 Meter Tiefe aus dem rund 210 Millionen Jahre alten Jura-Meer gewonnen wird. Zwei Heil-quellen: Magdalener- und Kapuzinerquelle.

Heilanzeigen

Wiederherstellung der körperlichen und seeli-schen Leistungsfähigkeit nach Operationen und Unfällen. Bei nervösen und funktionellen Störungen der inneren Organe (Manager-krankheit), bei Erkrankungen des Stütz- und Bewegungsapparates, Erkrankungen der Atemwege, Erkrankungen von Herz und Kreis-lauforganen (hoher und tiefer Blutdruck), Frauenkrankheiten (chronische Unterleibsent-zündungen, Störungen der Monatsblutung, Beschwerden der Wechseljahre), Kinderlosig-keit, Hautkrankheiten (Psoriasis, Akne, Neuro-dermitis).

Kontraindikationen

Febrile oder ansteckende Krankheiten, fri-scher Herzinfarkt, frische Venenthrombose.

Medizinische Betreuung

Das Kurzentrum steht unter fachärztlicher Lei-tung. Es stehen Spezialärzte FMH zur Verfü-gung für physikalische Medizin, Rehabilita-tion, spezielle Rheumaerkrankungen, Neuro-logie, Dermatologie, Innere Medizin, Kardiolo-gie. Die rund fünfzig Therapeuten haben Di-plomabschluss. Grosses Ambulatorium.

Ärztlich verordnete Therapien

Medizinische Bäder: Einzelwannenbäder mit Natursole und Kohlensäure, Stangerbad (Elektrobad), Zwei- und Vierzellenbad (Elek-trobad mit Gleichstrom), Hauffebäder (tempe-raturansteigendes Arm- und Fussbad). Was-sergymnastik einzeln und in Gruppen. Packungen/Wickel: Sole- und Sole-Fango-Packungen, Para-Fangopackungen, Heublu-menwickel, Eispackungen, Fangokneten. Elektrotherapien: Ultraschall, mechanische Druckwellenmassagen, mechanische Exten-sionen. Heilgymnastik: einzeln oder in Gruppen (Bechterew-Gruppe). Medizinische Massagen: Lockerungs- und Entspannungs-, Reflexzonen- und Bindege-websmassagen, Lymphdrainage, Ödembe-handlung, Natursole-Inhalationen mit medikamentösen Zusätzen. Natursole-Nebel. Sole-Ultraviolettbehandlung (gegen Psoriasis).

Wellness in eigener Regie

Auch vom Arzt verschriebene Therapien werden nicht alle von den Kassen bezahlt. Die Beiträge richten sich nach der Versicherungsart. Vorherige Absprache mit der zuständigen Krankenkasse ist dringend empfohlen. Prävention ist im heutigen Gesundheitswesen immer noch ein Fremdwort.

Eine Reihe hochwirksamer Therapien sind auch ohne ärztliche Einweisung möglich: Einzelwannenbäder mit Natursole, Rheumaschwimmen, Wassergymnastik, Natursole-Inhalationen, Lockerungs- und Entspannungsmassagen, Reflexzonenmassagen, Cellutron-Behandlung (gegen Cellulitis).

Das Schwimmen und Bewegen in den Sole-Schwimmbassins (Mittelmeerkonzentration, 33 °C) dient der Entspannung und der Kräftigung der verkrampften Muskeln und ist ein hervorragendes Training für die Beweglichkeit.

Im Belsola Beauty- und Fitness-Center, das als Passage das Kurzentrum mit dem Parkhotel verbindet, findet sich eine finnische Sauna mit Freiluftbecken, eine Bio-Sauna (50 °C warm, 50% Luftfeuchtigkeit), Fitness-Center mit Geräten und Testcomputer, Schönheitssalon, Coiffeur, Teil- und Ganzkörpersolarien.

Finanziell interessante Pauschalarrangements, auch kombinierbar mit Ferientagen oder -wochen im Parkhotel.

Infrastruktur

Kurzentrum: Sole-Hallenbad und Sole-Freibad (33 °C), Empfangshalle, Ärztepraxen, Therapiezentrum, Kaffee-Restaurant, Kurpark. Wetterunabhängiger Verbindungsgang Belsola-Galerie mit Wellness- und Fitness-Angeboten. Permanente Bilderausstellung.

Parkhotel: Direkt am Rhein mit angrenzender, prachtvoller Parkanlage, Pavillon Speisesaal, Restaurant Bellerive mit Rheinsicht, Park-Café, Seminar- und Konferenz-Zentrum.

Sana-Park: Diagnostik- und Therapie-Abteilungen, Akupunktur-Zentrum. Viele Parkplätze. Prachtvolle Parkanlagen. Tennisplätze.

Hotel Eden Solbad: Das Haus der stufenlosen kurzen Wege und persönlichen Betreuung. Als einziges Hotel in Rheinfelden besitzt das Eden neben dem Kurzentrum eigene Solbäder sowie ein vollumfängliches Therapieangebot mit diplomierten Therapeuten und hausinterner Arztpraxis.

Therapien im Eden: Heilgymnastik, Wassergymnastik (einzeln), Massage, Bindegewebsmassage, Elektrotherapie, Sole-Fango-Packung, Solepackung, Vier-Zellen-Bad, Galvanisches Bad, Unterwasserstrahlmassage, Kohlensäurebad mit Sole, Sole-Wannenbad, Medizinalbäder (Fichtennadel, Kleie), Sole-Inhalation, Sole-Raum-Inhalation, Spezialinhalation.

Eine Schwimmpassage verbindet das Innen- mit dem Aussenbad. Beide Becken haben einen Salzgehalt von 3%, wie das Mittelmeer, und eine Temperatur von 33 °C.

Grosse Parkanlage, unauffällige Parkplätze und Blumengarten. Der eigene Gemüse- und Kräutergarten erlaubt, auf individuelle Diätwünsche täglich neu einzugehen. Die Kartoffeldiät findet besonderen Anklang.

Unbeschwerte und kurze Spaziergänge durch das angrenzende gepflegte Villenquartier von der Kastanienallee zum nahem Wald bilden eine ideale Ergänzung zur Therapie des Kuraufenthaltes.

Grosszügige Aufenthaltsräume, eine windgeschützte, gedeckte Terrasse und ein gemütliches Café, überall mit Blick ins Grüne, lassen auch Regentage und die kalte Jahreszeit angenehm empfinden.

Sport

Prachtvolle, mühelose Spaziergänge (auch für Gehbehinderte) dem Rheinufer entlang. Begehung des Fricktaler Höhenweges. Fischen, Reiten, Tennis, Vita-Parcours, Finnenbahn, grosses Angebot an Wander- und Velowegen bis ins benachbarte Ausland. Sportfliegen, drei Golfplätze im Umkreis von ca. 30 Autominuten. Problemloser Velomietservice bei den umliegenden Bahnstationen.

Ausflüge

Schiffsausflug zum Basler Rheinhafen am Dreiländereck Schweiz/Deutschland/Frankreich (Elsass und Schwarzwald), der grösste Binnenhafen der Schweiz. Storchenstation in Möhlin, Exkursionen mit dem ornithologischen Verein. Ausflug nach dem badischen Rheinfelden, jenseits des Rheines.

Kulturelles Angebot

In Rheinfelden: Fricktaler-Museum, Oldtimer-Museum, Besichtigung der örtlichen Brauereien (Feldschlösschen und Cardinal), Sonntagmorgenkonzert, Jazzkonzerte, Konzerte und Theater im Schützen-Keller.
Auf keinen Fall verpassen: Geführte Stadtbesichtigung. Rheinfelden ist ein einzigartiges geschichtliches Bilderbuch (Rathaus, Martinskirche, Glockenspiel usw.).
Umgebung: Römerstadt Augusta Raurica in Augst. Freilichtaufführungen.
Basel: Tägliche Stadtführungen, riesige Auswahl an Museen und Galerien, Stadttheater und diverse Kleinbühnen. Zoologischer Garten und Botanischer Garten Brüglingen (Münchenstein).

Das gibt es nur in Rheinfelden

Ein 210 Millionen Jahre altes Jura-Urmeer, dessen Sole kinderlose Frauen fruchtbar zu machen vermag.

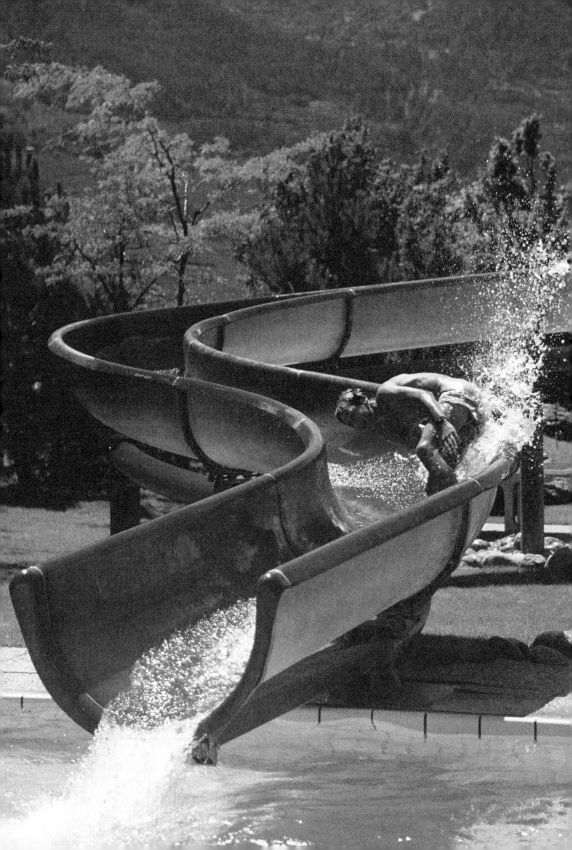

Die Riesenrutschbahn
im kinderfreundlichen
Saillon führt direkt in
das Kinderbassin.

Saillon
Spritzige Lebensfreude

Saillon, vor kurzem noch das Baby der Schweizer Badekurorte, hat sich 1993 zum Teenager gemausert. In den knapp zehn Jahren seit der Eröffnung des Badezentrums im Unterwallis 1983 ist erstaunlich viel geschehen. Das Kalifornien der Schweiz, wie man diesen fruchtbaren Landstrich nennt, hat eine Anziehungskraft, von der Wirtschaft und Tourismus im weiten Umfeld profitieren. Täglich werden im Schnitt zweitausend Eintritte verbucht, und zur ambulanten Behandlung kommen täglich rund hundertfünfzig Menschen.

Eine Handvoll initiativer Männer hat innerhalb kürzester Zeit die Bäder von Saillon aus dem Boden gestampft, mit zwei Thermalschwimmbecken, einem Sportbad, einem Kinderbad mit Riesenrutschbahn, einem Vier-Stern-Hotel und sechs Appartementhäusern mit rund dreihundert Wohnungen. Im Medizinischen Zentrum mit drei Ärzten und zwanzig Physiotherapeuten werden die Kurgäste oder jene, die vorbeugend etwas für die Gesundheit tun wollen (Rückenschule), ambulant behandelt. Sportler lassen sich hier fit pflegen vor grossen Wettkämpfen, unter anderem der FC Sion. Kinder und Jugendliche sind hier willkommen. Saillon ist Synonym für spritzige Lebensfreude, und das wirkt anstekkend. Aus der Schlucht Salentze strömt das Heilwasser, das letztes Jahrhundert bereits die alten Bäder von Saillon gespeist hat.

Das Kalifornien der Schweiz

Es gibt im Grunde genommen zwei Saillons. Die Festung Saillon mit dem mittelalterlichen Städtchen, das, auf einem Felssporn sitzend, das Wallis stolz und weit überblickt, und das Bäder-Saillon zu seinen Füssen, mitten in der fruchtbaren, sonnigen Ebene gelegen. Die Festung mit dem majestätischen Bayard-Turm gilt als die besterhaltene der Schweiz. Sie wurde im 13. Jahrhundert von den Herzögen von Savoyen erbaut. Innerhalb seiner Tore führen gewundene Gässchen an malerischen Häusern und einladenden Gaststätten vorbei zum Bergfriedhof. Die Aussicht ins Rhonetal ist zu jeder Jahreszeit einfach herrlich.

Nordöstlich des mittelalterlichen Städtchens, unweit der einsamen St.-Laurentius-Kapelle, trifft man gar auf die Überreste einer römischen Villa aus dem 2. Jahrhundert. Römer sollen in dieser Gegend die ersten Rebstöcke angepflanzt haben.

Wer nach Saillon-les-Bains kommt, darf sich einen Spaziergang durch das mittelalterliche Städtchen nicht entgehen lassen. Und er muss unbedingt in einem der Weinkeller die einheimischen Weine degustieren. Hier sitzen die Gäste mit den Weinbauern und Weinkennern einträchtig zusammen. Der Wein überwindet die Kontaktschwierigkeiten... Die Kenner tauschen ihre Erfahrungen, Geschichten und Anekdoten aus. Stars sind Weine wie der Chasselas, Pinot, Gamay, Malvoisie und Humagne rouge. Das Winzerfest am letzten Samstag im September ist nicht zuletzt auch das Fest einer langen Tradition der Weinkultur.

Saillon-les-Bains, zu Füssen des mittelalterlichen Städtchens, liegt inmitten eines Früchte- und Obstparadieses. Einstmals erstreckte sich zwischen Martigny und Sion ein einziges Sumpfgebiet. Seit der Korrektur der Rhone wurde daraus das Kalifornien der Schweiz. Die wohlgepflegten Weinberge klettern bis hinauf zum ersten Felsenvorsprung. Rings um das Bad Saillon wachsen Aprikosen, Trauben, Birnen, Spargeln und Erdbeeren.

Wo es guten Wein gibt, da isst man auch gut. Spargeln, am Morgen gestochen, am Mittag oder Abend gegessen, sind ein unvergleichliches Gourmet-Erlebnis. Hier bekommt man Aprikosen und Erdbeeren, Birnen und Trauben, die voll ausgereift sind. Im Hotel des Bains und im Restaurant des Bains, beide unter Leitung der berühmten Hotelier-Familie Gauer, bekommt man das Beste vom Besten.

Die Seele liegt im Rücken

Genau so wie die Haut keinen Sonnenbrand vergisst und eines Tages mit Hautkrebs oder Allergie reagiert, so vergisst der Rücken keine seelische Kränkung. Er reagiert mit Fehlhaltung, mit Verkrampfung und schliesslich mit Schmerzen. So kann die Geschichte von Rückenschmerzen auch ein Stück Lebensgeschichte sein.

In Saillon hat man diese Zusammenhänge erkannt und nimmt sie ernst. Unter dem Cheftherapeuten Pierre André Bertholet ist die Rückenschule zu einem zentralen Thema geworden. Er lässt mit Videoaufzeichnungen Fehlhaltungen, Fehlverhalten beim Sitzen, Stehen, Gehen, Anheben von Gegenständen, festhalten. Gemeinsam mit dem Patienten werden die Aufnahmen analysiert. Schlussaufzeichnungen zeigen, wo Verbesserungen erzielt worden sind und wo zu Hause weiter gearbeitet werden muss.

Die Behandlung der verschiedenen Rückenleiden erfolgt in drei Etappen. Erste Etappe: Die Diagnose. Zu ihr gehören neben den Videoaufzeichnungen auch die hypermoderne Isostation B200, die mit einem Computer verbunden ist. Zweite Etappe: Hier sind alle therapeutischen Methoden enthalten, von den traditionellen bis zu den modernen. Eine wichtige Rolle spielt darin die Sophrologie. Sophrologie ist – vereinfacht erklärt – ein vertieftes autogenes Training. Hier kommt der psychosomatische Link zwischen Rückenschmerzen und Seele zum Tragen. P. André Bertholet, der erfahrene Chef-Physiotherapeut, hat jahrelang in Leukerbad gearbeitet.

Hier wurde er konfrontiert mit der Tatsache, dass nach Todesfällen, bei Existenzangst oder Liebesverlust Rückenschmerzen einsetzen, dass die Seele im Rücken durch Schmerzhaltung reagiert. Von dieser Erkenntnis bis zur Suche nach neuen Methoden war nur ein Schritt. P. A. Bertholet liess sich unter anderem bei dem weltbekannten Professor Alfonso Caycedol in Sophrologie ausbilden. «Denn», so sagt er, «auch mit den besten Diagnosen und Therapien werden sich die Rückenschmerzen immer zurückmelden, wenn sich der Patient nicht über die seelischen Ursachen seines Leidens, die bei ihm immer wieder die gleichen Verkrampfungen auslösen, im klaren ist.»

Einmalig im Therapiezentrum von Saillon ist auch die prophylaktische Rückenschulung. Der Kurgast kann sein Rückenprogramm in seine Kurwochen einbauen. Er kann aber auch in einem intensiven Ein-Wochen-Kurs (zwei Stunden pro Tag) alles über einen gesunden Rücken erlernen. Saillon bietet sogar Abendkurse an, für jene, die sich keine Woche Zeit nehmen können. Es gibt keine Statistik darüber, wie hoch genau die Belastung der Kosten im Gesundheitswesen durch Rückenleiden sind (Operationen, Rehabilitation, Invalidität). Man weiss nur, dass sie sich neben dem rheumatischen Formenkreis zu einer eigentlichen Volkskrankheit auswachsen und die rein medizinische Versorgung astronomische Summen verschlingt ... Hier leistet Saillon in Sachen Prophylaxe Pionierarbeit.

Ein eigenwilliges Konzept

Wenn man auf dem Parkplatz vor dem Thermalbad Saillon einfährt, hört man schon von weitem fröhliches Kindergeschrei. Das Vier-Stern-Hotel des Bains zählt zu den kinderfreundlichen Hotels. In den sechs Appartementhäusern Tilleuls, Amandiers, Tamaris, Rosmarins, Lavandes und Mimosas stehen Appartements für eine bis fünf Personen zur Verfügung. Von den rund dreihundert Appartements in Privatbesitz werden hundertfünfzig

Kurz-Geschichte

Quellengeschichte Die Quelle entspringt in der Schlucht Salentze, rund eine halbe Stunde Fussmarsch vom Bad entfernt. In dieser imposanten Schlucht hielt sich der Falschmünzer Farinet vor seinen Häschern versteckt. Der berühmteste westschweizerische Dichter, Charles Ferdinand Ramuz, hat dem hochherzigen Träumer mit seinem Roman «Farinet oder das falsche Geld» ein Denkmal gesetzt. Joseph Samuel Farinet wurde knapp 35jährig unter mysteriösen Umständen in der Schlucht Salentze umgebracht. Sein Grabmal ist in Saillon.

Römerzeit Die Römer belagern das Wallis und pflanzen in der Gegend von Saillon die ersten Rebstöcke.

13. Jh. Die Festung auf dem steilen Felsdorn, wo heute das Weinstädtchen Saillon liegt, wird von den Savoyern erbaut.

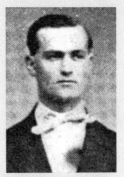

Unvergesslicher Lokalheld: Joseph-Samuel Farinet, der grossherzige Falschmünzer, der 20-Rappen-Goldstücke prägte und sie verschenkte, damals der Preis für einen Liter Fendant. Charles Ferdinand Ramuz setzte ihm ein literarisches Denkmal.

1880 Der Lokalheld von Saillon, der vielgeliebte Falschmünzer Farinet, wird in der Salentze-Schlucht getötet.

19. Jh. Wie Funde beweisen, gab es schon letztes Jahrhundert in der Nähe des neuen Bades ein Kurbad.

1979 Eine Gruppe initiativer Männer, die das Wirtschaftsleben im Unterwallis ankurbeln wollen, kauft Land und legt dem Staatsrat ein Projekt für ein Heilbad vor.

1981 Baubeginn der Anlage.

1983 Einweihung des Bades Centre Thermal und des ersten Appartementhauses (siebzig Appartements).

1984 Saillon tritt dem Verband Schweizer Badekurorte bei.

1990 Bau von neuen Appartementhäusern (Gesamtangebot: dreihundert Appartements).

1992 Eröffnung eines Vier-Stern-Hotels, Hôtel des Bains.

1993 Der zehnjährige Geburtstag des Bades wird gross gefeiert.

ausgemietet. Alle Appartementhäuser sind mit einem regen- und wettersicheren Tunnel mit dem Thermalbad verbunden. Die Nachfrage nach einem Vier-Stern-Hotel direkt neben der Badeanlage wurde mit der Eröffnung des Hotel des Bains 1992 befriedigt. Elegant, grosszügig, kinderfreundlich, können hier auch Tagungen, Seminarien und Sitzungen durchgeführt werden. Es stehen drei Konferenzräume zur Verfügung.

Farinet, Courbet und Jean-Louis Barrault

Jean Louis Barrault, der grosse französische Schauspieler und Theatermann (unvergessen als weisser Clown aus «Les enfants du paradis»), ist Ehrenbürger von Saillon. Der Maler Gustave Courbet (1819–1877), der im Larousse als grösster Maler seiner Generation bezeichnet wird, wohnte zwei Jahre in Saillon. Er war eng befreundet mit dem damaligen Regierungsratspräsidenten Maurice Barmann. Dem Wein mehr zugetan als den heilenden Wassern, war er mit seinem revolutionären, romantischen Charakter genau das, was den Bewohnern von Saillon gefiel. Denn aus dem gleichen Stoff war auch ihr Lokalheld, der Falschmünzer Joseph Samuel Farinet, der knapp 35jährig im Jahr 1880 in der Schlucht der Salentze den Tod fand. Die romantische Geschichte Farinets beschrieb der bekannteste aller westschweizerischen Dichter, Charles Ferdinand Ramuz, in seinem Roman «Farinet oder das falsche Geld». Farinet schlug aus einem schmalen Stollen in den Bergen Goldstaub und prägte damit in seiner in einer Felsengrotte installierten Falschmünzerwerkstatt 20-Rappen-Goldstücke. Das war damals der Preis für einen Liter Fendant. Grosszügig verschenkte er seine Goldmünzen. Sie waren bedeutend kostbarer als die vom Staat geprägten Münzen aus viel minderem Material. Doch der Staat jagte Farinet und setzte eine Prämie von 800 Franken aus, ihn zu fangen. Die Menschen von Saillon liebten ihn, versorgten ihn, versteckten ihn. Für sie war er

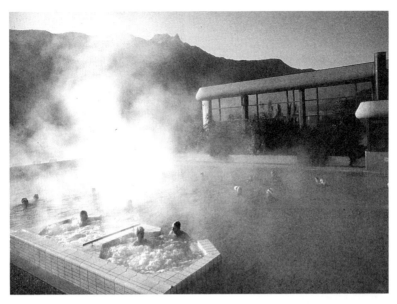

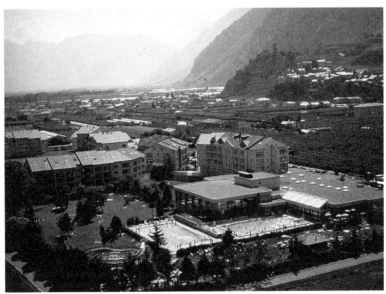

Im Schnitt werden in
Saillon täglich zwei-
tausend Eintritte ver-
bucht.

Saillon ist der jüngste
Badekurort der Schweiz.
Er wurde in knapp
zehn Jahren aus dem
Boden gestampft.

eine Lichtgestalt – ein Held, der einerseits ihren eigenen romantischen Charakter versinnbildlichte und andererseits auch den Widerstand gegen die staatliche Bevormundung verkörperte, der auch heute noch in diesem Teil des Wallis absolut gegenwärtig ist. Wie er zu Tode kam, ist niemals geklärt worden, vermutlich verraten aus enttäuschter Liebe, wurde er dreihundert Fuss tief in der Schlucht der Salentze gefunden, dicht neben dem warm und wild sprudelnden Thermalwasser, dem heutigen Heilwasser der Bäder von Saillon. In Saillon ist seine Grabstätte.

Die Bäder von Saillon – gestern und heute

In der Nähe der modernen Badelandschaft von Saillon hat man auch Überreste der alten Bäder von Saillon gefunden, über die allerdings nichts Genaueres bekannt ist.

Von Dr. C. James, einem Balneologen, ist folgende Schilderung aus dem Jahr 1877 nachzulesen: «Ich nahm ein Sitzbad um fünf Uhr in der Frühe. Es ist ein Bassin, in welchem die Innenwand mit lauter kleinen Löchern durchstochen ist. Wenn ich den Hahn aufdrehe, dann spritzen aus hunderten von Löchern Wasser auf mich zu. Das Wasser ist ausserordentlich kalt. Während des ganzen Bades frottiere ich mich darum aufs heftigste. Nach einer Viertelstunde verlasse ich das Bad. Die Haut ist rot durchblutet und ich empfinde ein Gefühl einmaliger Frische und Vitalität, das erst nach und nach verschwindet.»

Über die Badeanlagen von heute wissen wir mehr zu berichten: Die Kundschaft von Saillon wächst von Jahr zu Jahr, die Region profitiert in wirtschaftlicher, gesundheitspolitischer und touristischer Hinsicht von den neuen Bädern. Da Saillon sich auf verschiedenen Säulen abstützt: Passantenverkehr, ambulante Behandlung mit avantgardistischen Methoden, Appartementhäuser, Vier-Stern-Hotel, Ganzjahresbetrieb, kann ihm auch die Rezession nicht viel anhaben. Und auch für die Zukunft bestehen schon Ausbaupläne.

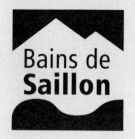

Lage

Das Bad Saillon liegt zu Füssen des auf einem Felssporn sitzenden mittelalterlichen Städtchens Saillon. Es liegt im unteren Teil des Wallis in unmittelbarer Nähe von Martigny.

Anreise

Auto: Autobahn bis Martigny (Ausfahrt Saillon) oder Autoverlad Kandersteg–Goppenstein (rhoneabwärts fahren Richtung Martigny, Ausfahrt Saillon).
Zug: Simplonlinie bis Martigny.

Klima

Bad Saillon liegt 460 m ü. M. Sehr sonnig. Praktisch das ganze Jahr über nebelfrei.

Auskunftsstellen und Adressen

Verkehrsverein, 1913 Saillon, Tel. 026/44 31 41. Centre thermal, 1913 Saillon, Tel. 026/43 11 11, Fax 026/44 36 09. Fax Hotelreservation 026/44 32 92. Physiotherapie 026/44 16 16.

Ortsgebundene Heilwasser

Natürliches, mineralisiertes Thermalwasser (Sulfat-Calcium und Magnesium-Bicarbonat).

Heilanzeigen

Erkrankungen des Stütz- und Bewegungsapparates: Rheumatischer Formenkreis (z. B. Bandscheibenschäden), mechanische Schädigungen (z. B. Schädigungen nach Unfällen und Operationen). Neurologische Erkrankungen (z. B. Restlähmungen).
Spezialität: prophylaktische Rückenschulung.

Kontraindikationen

Febrile, akut entzündliche und ansteckende Krankheiten. Alle bösartigen, nicht behandelten Tumore, Leukämie, Herzinsuffizienz.

Medizinische Betreuung

Saillon wird von zwei Ärzten betreut und zählt zehn Physiotherapeuten. Das Schwergewicht liegt auf der Sportmedizin und der Behandlung von Rückenproblemen.

Damit die Kur in Saillon von den Krankenkassen anerkannt wird, bedarf sie der Überwachung durch den Kurarzt. Diese Antrittsvisite ist gleichzeitig mit der Buchung eines Appartements oder eines Hotelzimmers vorzumerken. Im Schnitt werden täglich rund hundertzwanzig Patienten behandelt.

Ärztlich verordnete Therapien

Elektrotherapie auch kombiniert mit Massage oder Massage und Fangopackung, Heilgymnastik, Unterwasserstrahlmassage, Druckduschen.

Wellness in eigener Regie

Schwimmen und Turnen in den Thermalbädern und im Sportbad, Sportmassagen, Aerobic, Solarium, Sauna, Dampfbad, Bodybuilding, prophylaktische Rückenschulung.

Infrastruktur

Zwei grosse Thermalschwimmbäder (Hallenbad und Freiluftbad, bis 34 °C), ein Sportschwimmbecken, ein Kinderbad mit durchsichtiger Riesenrutschbahn, Restaurant und Terrassenrestaurant, zwei Bars, Kiosk, Bank, Schönheitssalon, Coiffeur. Arztpraxis und Therapieabteilung. Sechs Appartementhäuser mit rund dreihundert Appartements. Ein Vier-Stern-Hotel mit einundsiebzig Zimmern, Erstklassrestaurant und drei Konferenzsälen.

Sport

Saillon ist das ganze Jahr über auch Trainings- und Fitnessort für Sportler.

Wunderbare Wanderwege – leichte, mittelschwere und schwierige. Beispiele: eine Stunde hin und zurück zur Quelle. Eine Stunde hin und zurück bis zum mittelalterlichen Städtchen Saillon (leichter Spaziergang). Drei Stunden hin und zurück zu den Marmorbrüchen von Saillon (mittelschwere Tour). Die schwierigen Touren nach verschiedenen Alpen mit phantastischen Ausblicken auf das Rhonetal sind kombiniert mit Bus und Gondelbahn-Arrangements: Alp Randonné (1393 m), Pierre Avoi (2472 m).

Velovermietung.

Saillon ist idealer Ausgangsort für den weissen Sport. Weltbekannte Wintersportorte wie Verbier, Nendaz, Thyon, Crans-Montana, Veysonnaz liegen in unmittelbarer Nähe.

Ausflüge

Besichtigung des grössten Stauwerkes der Schweiz, Grande-Dixence. Besuch des Schlosses Chillon in Montreux.

Ausflug nach Sion mit seinem südländischen Charme und den zwei mit Burgen besetzten Hügeln.

Ein Weinweg (chemin du vignoble) führt von Branson, oberhalb von Martigny via Saillon bis ins Oberwallis auf einer Höhe zwischen 400 und 700 m ü. M. quer durch die Weinberge und landschaftlichen Schönheiten des Wallis nach Leuk.

Kulturelles Angebot

Aktiver Kulturverein, der Ausstellungen und Kunst-Happenings organisiert. Kantonales Museum von Valère in Sion. Kathedrale von Sion. Martigny: Weltberühmte Galerie: Stiftung Pierre Gianadda. Oldtimer-Automuseum. Weinkultur: Führung durch Weinberge rund um Saillon. Weindegustation mit einheimischen Weinbauern in den echten Weinkellern von Saillon.

Das gibt es nur in Saillon

Frischgestochene Spargeln, ausgereifte Erdbeeren, duftende Weintrauben und taufrisches Gemüse, Vitalität, die rings um das Bad wächst und die dem Gast ohne Zwischenlagerung und Nachreifeprozesse längst vergessene Gaumenfreude beschert.

Eine neuartige Diagnostik bei Rückenleiden und eine mit Video kontrollierte Haltungs- und Rückenschulung.

Arrangements: Das 1992 eröffnete, elegante Hotel des Bains ist kinderfreundlich. Kinder bis sechs Jahre, die im Zimmer der Eltern übernachten, gratis. Kinder von sechs bis zwölf Jahren 50% Rabatt.

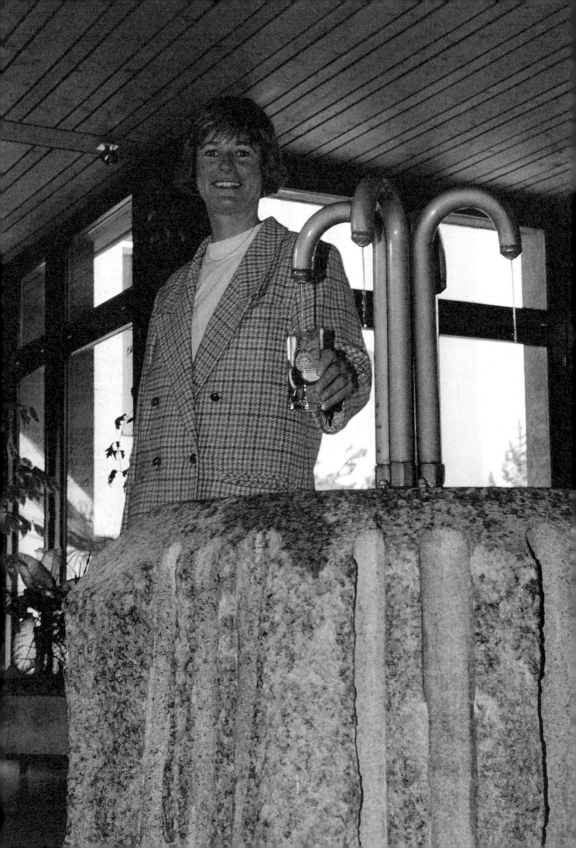

Gratistrinkkur in der Eingangshalle des Heilbad-
zentrums.

Weltberühmt geworden ist St. Moritz in den letzten Jahrhunderten dank seiner Mauritius-Quelle. Um aus dieser Quelle zu trinken, nahm die Noblesse Europas sämtliche Strapazen auf sich, denn das Wasser, ein wie Champagner perlender Eisensäuerling, half bei Blutarmut, allgemeinen Schwächezuständen und bei gewissen Verdauungsstörungen.

Als es 1864 dem listigen Hotelier Johannes Badrutt – als Folge einer Wette – gelang, eine Gruppe von Engländern zum Überwintern in St. Moritz zu bewegen, begann der rasante Aufstieg von St. Moritz zum «Top of the world». In St. Moritz wurde der Wintersport «erfunden». Geburtshelfer waren die Engländer. Und während die Bedeutung von St. Moritz als Wintersportort – und heute auch als Sommersportort – ständig zunahm, verblasste die Bedeutung des Badekurortes. Nur noch drei bis fünf Prozent machen die Frequenzen des Heilbadzentrums aus. Die Gemeinde ist Besitzerin der Quelle und des Heilbadzentrums, die Beschäftigten sind alle Gemeindeangestellte. Der Traum des engagierten Kurdirektors Hans Peter Danuser, die Erbohrung einer reichen Therme mit genügend grosser Ausschüttung, ist leider nicht in Erfüllung gegangen. Sie fehlt heute im Badekurort St. Moritz, um auch auf diesem Sektor wieder «top of the world» zu sein. Geplant ist dagegen ein Ausbau des Erlebnis- und Schönheitsbereichs.

Sankt Moritz
Top of the world

147

Urlaubsfreuden ohnegleichen

Es war Ende Juni, und es schneite, als ich vom Albulapass her kommend in die steinerne Weltstadt auf dem Dach Europas, im Oberengadin, einfuhr. Keine gemütlichen Chalethäuser, kein schweizerischer «Laubsägeli-Charme», sondern Betonkästen, schicke Läden wie an der Bahnhofstrasse in Zürich. Von der herrlichen Seenlandschaft – eine Kette von fünfundzwanzig Bergseen – wenig zu sehen. Eigentlich alles sehr ernüchternd. Die beste Sommersaison ist hier Juli–August–September, die beste Wintersaison vom Dezember bis Ostern. Dann wimmelt es von internationalen Gästen und der Slogan «Top of the world» bekommt seinen Sinn. Keine Sportart, die hier nicht praktiziert werden kann, keine Unterhaltung, die auch beim verwöhntesten Gast Wünsche offen lässt. Und die Natur spielt in aller Pracht mit. Als erster Kurort hat sich St. Moritz seinen Namenszug mit dem Sonnensymbol gesetzlich schützen lassen. Denn das Ansehen, das St. Moritz international geniesst, veranlasste einige ganz Schlaue, mit diesem Qualitätszeichen eigene Waren aufzuwerten.

Leitgedanken eines Kurarztes

Paracelsus, der berühmteste Arzt der Renaissance, er war 1535 Kurarzt in Pfäfers/Bad Ragaz, hat sich zeitlebens für Heilquellen interessiert. 1535 lobte er in seinem Werk «Von den tartarischen Krankheiten» den Sauerbrunnen (Acetosum fontale) von St. Moritz: «Der desselbigen Trancks trincket wie einer Artzney gebührt, der kan von Gesundheit sagen ...»
Etwas von Paracelsus' Gesamtheitsdenken beflügelt auch den leitenden Kurarzt des Heilbadzentrums, Dr. R. Eberhardt. Er nimmt sich Zeit für ein eingehendes Gespräch mit jedem Gast. Er bedauert, dass rund 95% der traditionellen Mediziner Mühe haben mit der Einsicht, dass eine sinnvolle Badekur, integriert in die Schulmedizin, wesentlich zur Verbesserung der Volksgesundheit beitragen kann. Auf

meine Frage, ob er an das Heilwasser glaube, antwortete er mit einem eindeutigen Ja.
Er dosiert jede Kur ganz präzis, denn einer der Reizfaktoren ist neben dem Wasser, dem Moor, den Therapien das Klima. Er sagt: Die Klimafaktoren, die Höhe von 1800 m ü. M., die dünne allergenarme, ständig bewegte Luft und die starke Sonnenbestrahlung, aber auch die Schönheit der Landschaft bleiben nicht ohne tiefgreifende Wirkung auf den menschlichen Organismus. Sie bilden starke Reizfaktoren und führen zu einer Stimulation aller Körperfunktionen, insbesondere zur Anregung der Atmung, des Kreislaufes, der Blutbildung und zu einer allgemeinen Umstimmung des vegetativen Nervensystems.
Darum setzt Dr. Eberhardt zu Beginn einer Kur nicht zu viele Therapiereize ein, damit der Körper nicht mit einer Kurkrise, das heisst einer Verschlechterung des Zustandes, reagiert. Er beschreibt mir mit einer improvisierten Grafik den Verlauf einer dreiwöchigen Kur: In der ersten Woche stellt sich nach anfänglicher Euphorie nach ein paar Tagen das erste Tief ein. Der Körper, dem mit einem Mal soviel Zuwendung geschieht, der erstmals, vielleicht nach Jahren, in der Therapie wieder berührt wird, reagiert. In der zweiten Woche steigt das Hoch wieder an aus dem Wellental der Resignation, dass alles doch nichts nützt, um dann noch einmal einzubrechen, meist dann, wenn sich der «Kurant» zuviel zumutet, wenn er zu viele Therapien «konsumiert» und dem Körper die Selbstheilungschance nimmt, die ihre Zeit und vor allem Ruhe braucht. In der dritten Woche beginnt sich definitiv der Allgemeinzustand zu verbessern. Man bewegt sich leichter, schläft tiefer, kann sich wieder von Herzen freuen. Dieses Bergaufwärtsgefühl setzt sich zu Hause weiter fort. Man ist wieder für den Alltag gerüstet.

Demokratisches Heilbadklima

Das Heilbadzentrum in St. Moritz hat einige Besonderheiten, die ich sonst nirgendwo entdeckt habe. Erstens ist jeder Therapieraum und der daneben liegende Ruheraum eine in sich abgeschlossene Insel. Was hier zwischen Therapeut/in und Patient/in gesprochen wird, ist streng vertraulich, wird nicht mitgehört. Oftmals werden hier Menschen bei passiven Therapien, wie Massagen und Wickel usw., erstmals seit Jahren wieder angerührt. Und das macht sie gesprächig. Sobald sich der anfängliche Widerstand verflüchtigt und sich das Vertrauensverhältnis zwischen dem Gast und dem Therapeuten zementiert, kann der Patient zum aktiven Mitmachen bewegt werden, das A und O jeder Heilung. Therapeuten kennen wohl mehr Lebensgeschichten als Menschen jeder anderen Berufsgattung.

Bereits in der Eingangshalle des Heilbadzentrums beginnen die freundlichen Frauen an der Rezeption eventuelle Spannungen und Nervosität abzutragen. Was ich befürchtet hatte, hier traf es nicht zu: keinerlei Zeichen von Snobismus. Ob ein einfacher Bauer aus der Gegend oder ein bekannter Prominenter, ob alt oder jung, schön oder weniger, reich oder genau budgetierend, jede Frau und jeder Mann werden hier gleich behandelt. Bevorzugung oder Katzbuckeln gibt es nicht.

Man empfahl mir die Wohltaten einer Moorpackung und daraufhin ein Mineralbad. Es war eine Wonne. Eingehüllt in jahrtausendalten, im Wasser vermoorten Alpenheilpflanzen (das Moor wird im Stazerwald geerntet), begann ich mich von innen her aufzuwärmen. Auf dem Weg zur Brause liess ich tropfend einen einzigen «Alpaufzug» hinter mir. Dann setzte mich die Therapeutin in ein Mineralwannenbad. Der Eisensäuerling perlte rings um mich, hüllte mich ein, belebte: ein regenerierendes Champagnergefühl, wie ich es sonst nirgendwo erlebt habe.

Vier St. Moritzer Spezialitäten

Mineralbäder: Die Mineralquellen von St. Moritz sind die stärksten kohlensäurehaltigen Eisenquellen Europas. Die Mineralbäder bewirken schon bei niederer Temperatur eine starke Erweiterung der Blutgefässe und füh-

Kurz-Geschichte

Quellengeschichte Die Druiden, die Priester der Kelten, ca. 1500 v. Chr., verehrten die vier Elemente Erde, Wasser, Luft und Feuer. Zweifelsohne stand die «Fontauna Cotschua», das rote Wasser, in engster Verbindung mit dem kleinen Druidenhain auf der höchsten Erhebung von Tschavaretschas (dem heutigen Kulmpark). Dort stehen sie noch, die Reste eines Dolmen (Druidenstein). Alte Quellfassungen (heute im Engadiner Museum) beweisen, dass die Menschen die Quelle schon zur Bronzezeit gekannt haben.

1500 v. Chr. Kelten durchziehen die Gegend von St. Moritz.

300 n. Chr. Mauritius, christlicher Hauptmann der römischen Legionäre aus Theben (Ägypten), wird als Christ von den «Heiden» getötet. Er ist der Schutzpatron von St. Moritz. Das Heilwasser, das St. Moritz vor dem weissen Sport weltberühmt gemacht hat, wurde nach ihm benannt: Mauritius-Quelle.

1138 Erste urkundliche Erwähnung von St. Moritz.

1535 Älteste Erwähnung der St. Moritzer Quelle durch Theophrastus Bombastus von Hohenheim, genannt Paracelsus, der ihre Wirksamkeit rühmt.

1566 und 1570 Überschwemmungen überfluten die Quelle.

1667–1670 Instandstellung der Quelle; Einfassung mit Steinplatten; Anbringung einer Marmortafel mit Inschrift.

1674 In seiner Schrift «Historia naturalis Helvetiae curiosa» zählt Cesati di Vigerano erstmals die in der Quelle enthaltenen Mineralien auf.

1788 Die erste genauere chemische Untersuchung der Quelle wird von Apotheker Morell in Bern ausgeführt.

1815 Unter Ausnützung der Abwesenheit der älteren, konservativen Bürger am Viehmarkt von Tirano wird ein Gemeindebeschluss gefasst, die Quelle neu zu fassen, den Inn abzuleiten und eine neue Strasse vom Dorf zum Bad zu erstellen.

1831 Gründung einer Aktiengesellschaft, die die Quelle für zwanzig Jahre in Pacht übernimmt. Erstellung eines Kurhauses mit Trinksaal und Badekabinen, jedoch ohne Unterkunftsmöglichkeiten für Gäste.

1834/1835 Johann Heinrich Mayr, Fabrikant aus Arbon, weilt während mehrerer Monate – wohl als erster Wintergast – im Oberengadin.

1853 Fassung der Paracelsus-Quelle und Instandstellung der alten Mauritius-Quelle.

1854 Gründung einer neuen Heilquellen-Aktiengesellschaft mit fünfzigjährigem Pachtvertrag. Im selben Jahr noch beginnt man mit dem Bau eines neuen Kurhauses, das 1856 fertig, 1866 und dann wieder 1905 vergrössert wird.

1855 Johannes Badrutt erwirbt die im 17. Jahrhundert erbaute Pension Faller, baut sie im Jahr 1859 erstmals um und gibt ihr den Namen «Engadiner Kulm».

1859 Das Erscheinen der ersten Skifahrer erregt bei der Engadiner Bevölkerung Kopfschütteln.

1864 Der initiative Johannes Badrutt bringt als Folge einer Wette erstmals eine Gruppe Engländer für die Wintermonate nach St. Moritz. Gründung des ersten Fremdenverkehrsvereins.

1872 Angeregt durch Wiener Eisläuferinnen und Eisläufer, wird eine Eislaufkonkurrenz in St. Moritz ausgetragen.

1878 Im Speisesaal des Kulm Hotels erstrahlen die ersten elektrischen Lampen in der Schweiz.

1886 Eine weitere Eisensäuerlingquelle wird gefunden und gefasst: Fontana surprunt.

ren so zu einer intensiven Durchblutungssteigerung, erkennbar an einer nachhaltigen Hautrötung. Dazu senken sie den erhöhten Blutdruck und haben eine allgemein belebende und erfrischende Wirkung auf den menschlichen Organismus. Sie sind deshalb angezeigt bei Störungen der arteriellen und venösen Durchblutung, der Blutdruckregulation, bei kompensierten Herzerkrankungen wie Zuständen nach Herzinfarkt und bei nervösen Herzbeschwerden.

Trinkkur: Die Mineralquelle ist ein Eisensäuerling mit vielen wertvollen Spurenelementen. Ihr Mineralwasser wirkt anregend auf die Verdauung, die Nierentätigkeit und die Blutbildung.

Moorbäder und Packungen: Das Moor wird im Stazerwald bei St. Moritz gestochen, wo es während Jahrtausenden aus im Wasser versunkenen Alpenpflanzen durch Vertorfung entstand. Wie die Alpenkräuter ist es durch seine Heilkraft berühmt und eignet sich hervorragend zur Behandlung von chronischen, degenerativen und entzündlichen Erkrankungen des rheumatischen Formenkreises, chronischen Unterleibsentzündungen bei Mann und Frau, Sterilität, Menstruationsbeschwerden sowie Beschwerden während des Klimakteriums.

Kneippkuren: Die Physiotherapie nach Kneipp umfasst die gezielte Anwendung von kaltem und warmem Wasser in Form von Waschungen, Güssen, Bädern und Wickeln. Kneippkuren sind angezeigt zur allgemeinen Abhärtung und Leistungssteigerung, zur Behandlung nervöser und psychosomatischer Versagenszustände, zur Prävention und Behandlung von Herz- und Gefässerkrankungen und bei funktionellen Störungen der Verdauungsorgane.

Die Magie der Mauritius-Quelle

Der Schutzpatron von St. Moritz ist der heilige Mauritius. Er kam wie die heilige Verena mit ihrem Krüglein, die Schutzpatronin von Zurzach, aus Thebais in Ägypten. Die thebäische

Legion war eine (nach christlicher Legende) vom römischen Kaiser Maximian um 300 n. Chr. zur Christenverfolgung nach Gallien gesandte Militäreinheit; da sich die Legionäre, die zum Teil bereits selbst christianisiert waren, weigerten, gegen die Christen in Gallien zu kämpfen, wurden sie unter ihrem Führer Mauritius bei Agaunum (St-Maurice im Wallis) niedergemetzelt. Im Mittelalter zogen viele Wallfahrer zur Quellkirche des heiligen Mauritius in St. Moritz, und im Jahr 1519 versprach Papst Leo X. diesen Pilgern gar die völlige Absolution... Die berühmteste Quelle von St. Moritz trägt denn auch den Namen Mauritius, und der Ortsname St. Moritz wurde daraus abgeleitet.

Nachdem Paracelsus das Wasser 1535 hochgelobt hatte, begann sich eine Reihe von Ärzten ebenfalls damit zu beschäftigen. Sie nahmen die unbeschreiblichsten Strapazen auf sich, um die Quelle aufzusuchen. Zwischen dem damaligen kleinen Dorf St. Moritz und dem primitiven hölzernen Badhaus mit der Quellfassung, wo die Kurgäste nur notdürftig Schutz fanden – es war bis 1800 in Betrieb – gab es nur Sumpf. Von Hotels weit und breit noch keine Spur. Und doch kam 1607 erstmals die Herzogin von Parma zur Kur nach St. Moritz. Zwei Jahre darauf brachte sie ihren Gatten, den Herzog von Farnese, mit und ein Gefolge von annähernd hundert Personen. Wohnen konnte man nur in zwei kleinen Gasthäusern. Aber wie sehr ihnen das Wasser von der Mauritius-Quelle wohlgetan haben muss, beweist das Geschenk des Fürstenpaares an die Regierung der Drei Bünde: ein mit siebenundsechzig Diamanten besetztes Porträt des Herzogs.

In einem offenen Brief an die ehrsame Gemeinde St. Mauritz macht Hauptmann Heinrich Bansi, gebürtig aus Champfèr, den Verantwortlichen schwere Vorwürfe, dass sie den Schatz ihres Sauerbrunnens nicht besser nutzten: «Eure Lage ist glücklich. Eure Luft ist kühl, Euer Thal des Sommers herrlich schön, Eure Dörfer, Strassen, Brükken, alles einladend, gefällig, schön. Eure Nation ist kultiviert, und

1893 Eine erste bescheidene Skikonkurrenz wird gestartet.

1896 Erstes elektrisches Tram in der Schweiz in Betrieb. Das weltberühmte Palace wird eröffnet.

1904 Erste Sprungkonkurrenz auf der Julierschanze.
Der langjährige Prozess zwischen der Heilquellen AG und der Gemeinde St. Moritz geht zu Ende, und die Gemeinde übernimmt die gesamten Bäderanlagen in eigenen Betrieb.

1907/1908 Ausgrabung der alten Fassung und Erstellen einer neuen Quellfassung unter der Leitung von Professor Heim.

1928 Die «Weisse Stadt» hat die Ehre, die Olympischen Winterspiele durchzuführen.

1937/1938 Neufassung der Mauritius-Quelle durch Ingenieur E. Maurer aus Baden-Baden.

1944 Ein Brand zerstört das Grandhotel.

1948 Erstmals nach dem Zweiten Weltkrieg geben sich Dutzende von Nationen ein Stelldichein zu friedlichen Wettkämpfen im Rahmen der Olympischen Winterspiele.

1949–1952 Bädererneuerung. Bau einer neuen Trinkhalle mit Konzertsaal und Ausbau der medizinischen Abteilung.

1966 Auf Antrag des Kurvereins und durch Beschluss des «Schweizerischen Landesverbandes für Leibesübungen» und des «Schweizerischen Olympischen Komitees» wird St. Moritz zum internationalen Höhentrainings- und Wettkampfzentrum auserkoren.

1968 Erster Engadiner Skimarathon.

1973 Kreditbewilligung zum Ausbau des Heilbadzentrums.

1974 Alpine Skiweltmeisterschaft in St. Moritz.

1976 Eröffnung des neuen Heilbadzentrums, das mit einem Kostenaufwand von gegen zwanzig Millionen Franken nach zweijähriger Bauzeit dem Betrieb übergeben werden kann.

wenn schon Eure einzige und Originalsprache keinem Ausländer und selbst nur wenigen Bündnern bekannt ist, so sprechen doch die meisten von Euch auch französisch und italienisch, und die deutsche Sprache breitet sich täglich mehr bei Euch aus. Die Zugänge sind entweder fahrbar, oder können es leicht werden, und Eure geographische Lage ist der Mittelpunkt zwischen Italien, Deutschland und der Schweiz. Wie viele Vorzüge habt Ihr also nicht vor den Mineralquellen von Worms, Vallmasine, Fidris, Gannei, Tarasp, Pfefers, Baden usw. – Aber wie auffallend ist einem nicht, zu sehen, wie Ihr diese natürlichen Vorteile, und einen jährlichen Gewinn von vielen tausend Gulden vernachlässiget, und damit so viele Menschen um den Genuss Eurer Heilquelle bringt...»

Immer einen Schritt voraus

Der erste Badearzt von St. Moritz, Dr. Georg Brügger, wusste dem Heilbad einen guten Namen zu verschaffen. Er war ein guter Diagnostiker. 1858 kam Dr. med. Peter Robert Berry auf Anraten seines Schwagers, des Hoteliers Johannes Badrutt-Berry, nach St. Moritz. Er war nach Abschluss seines Medizinstudiums und seiner Assistentenzeit am Inselspital in Bern als Kriegs-Chirurg im Range eines Obersten des 1. Regimentes der British Swiss Legion im Krimkrieg und von 1856 bis 1858 in London als Arzt, unter anderem auch unter Lord Lister, dem berühmten Chirurgen und Begründer der Antisepsis, tätig. Beide Männer sahen weit voraus. Sie erkannten die Möglichkeiten, welche sich St. Moritz als Luxus-Heilbad boten.

1865 wurde von der Heilquellengesellschaft ein neues Kurhaus gebaut mit hundertneunundzwanzig Gästezimmern, zweiundvierzig Bädern, zweiundzwanzig Estrichkammern, einem Speisesaal, der für dreihundert Personen Platz aufwies, einem Musiksaal, einem Konversationssaal für die Damen, einem Fumoir für die Herren, einer eleganten Halle mit Kaffeesaal, einem Billardzimmer und den zu diesem prächtigen Grosshotel gehörenden Ökonomiegebäuden mit Stallungen für die vielen Pferde der Privatkutschen der Gäste, für eigene Pferde des Hotels und für private Reitpferde.

Nicht nur das mondäne Kurpublikum kam nach St. Moritz, sondern auch zahlreiche Künstler und Gelehrte. Friedrich Nietzsche wohnte 1878 als Patient bei Dr. Berry. 1892 brannte das erste elektrische Licht im Kurhaus und im Bädergebäude, das schon zwölf Jahre vorher zum erstenmal in der Schweiz im Kulmhotel erstrahlte, nachdem der innovative Johannes Badrutt an der Weltausstellung in Paris ein kleines Elektrizitätswerk erworben hatte.

Wie ein Dichter das St. Moritz von damals sah

Der Schriftsteller J. C. Heer (1859–1925) schrieb in einem Reisebericht über das Oberengadin von der Prachtentfaltung und dem High-Society-Leben auf dem Dach der Welt. «Mancher Kurort würde sich zugrunde richten, wenn er wie St. Moritz ernsthaft nur mit den Bedürfnissen der allervornehmsten und allerreichsten Besucher rechnen wollte. Allein St. Moritz hat das merkwürdige Glück, dass sich die teuersten, unnützesten Verfeinerungen seiner Hotellerie mit Zins und Zinseszinsen lohnen, dass jene Welt, die nicht weiss wohin mit ihrem Geld, ihm wie einer Künstlerin zujubelt, bei jeder Vorstellung mit neuen Tricks der Toiletten und Attitüden. Mehr und minder kommen in St. Moritz alle Völker zur Schönheitskonkurrenz; man sieht so viel Glühendes und Kühlerfrischendes, so viel Walküren- und Gretchenhaftes, so viel Nordisches und Orientalisches, dass auch einem älteren Knaben unterm Brusttuch wunderlich warm werden kann.»

Heer beschreibt in malerischen Worten die Kurpromenade gegen den See hin mit seinen Bazars als «kurzweiligste» Gegend. Er nennt St. Moritz einen «Blumenmoloch ohnegleichen: Jeden Tag verzehrt er Wagen voll ganz-

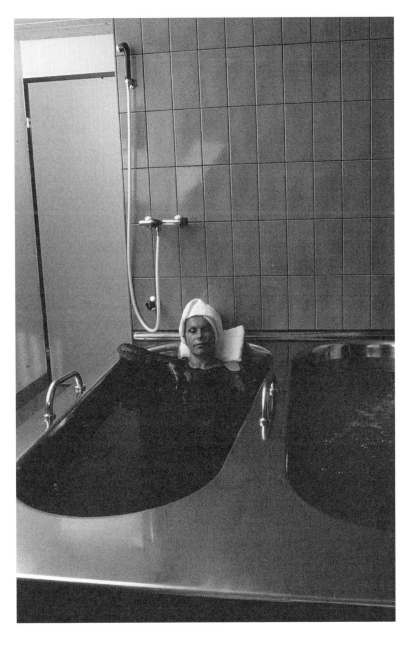

Das gibt es sonst nir-
gendwo: Eine Moorpak-
kung aus jahrtausend-
alten vermoorten Alpen-
heilpflanzen und
anschliessend ein Bad im
prickelnden Eisensäuer-
ling.

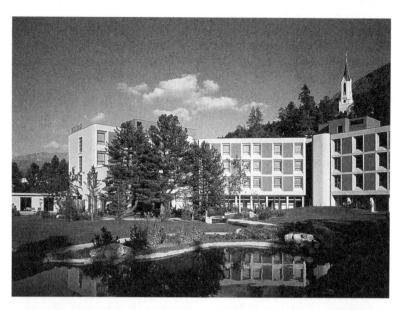

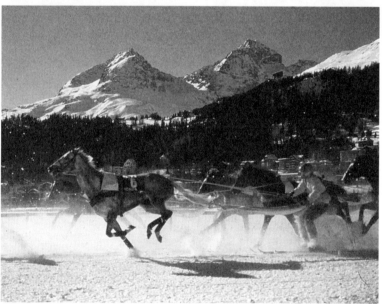

St. Moritz Bad ist der
höchstgelegene Bade-
kurort der Schweiz
(1856 m ü. M.).

«The Top of the World»
bleibt seinem exklusiven
Image nichts schuldig:
Skikjöring auf dem verei-
sten See.

oder halboffener Rosen, eine unübersehbare Menge von Nelken, die seltensten Blüten der italienischen Gärten und Alpenblumen ohne Zahl.» Für J. C. Heer war St. Moritz eine «Extravaganz der Kulturgeschichte».

Kampf um die Zukunft

Wer in St. Moritz Verkehrsdirektor ist, muss sich immer wieder Neues einfallen lassen, um Gäste zu gewinnen und zu halten. Hans Peter Danuser weiss ein Lied davon zu singen, er befindet sich immer wieder neu zwischen zwei Fronten. Die «wonderful people», der internationale Jet-Set muss bei Laune gehalten werden. Der moderne «Ferienmensch» andererseits lässt sich nicht mehr nach sozialen Klassen katalogisieren. In den zwei, drei Ferienwochen pro Jahr möchte er einmalige Erlebnisse konsumieren. Er hat eine unerschöpfliche Sucht nach Genuss, Qualität, Intensität und Lust. Die Art und Weise, wie St. Moritz diesen Auftrag löst, ist für die Wirtschaft und den Wohlstand des Ortes von entscheidender Bedeutung. Denn hier, mitten in den Alpen, gibt es sonst keine Alternativen. Das umfassende Kurangebot auf qualitativ hohem Niveau ermöglicht es den Gästen, in einem einmaligen Heilklima ihre physischen, psychischen und geistigen Kräfte zu regenerieren. Ein neues, gesamtheitliches Gesundheitsverständnis à la Paracelsus verbreitet sich immer mehr. Die Renaissance der Badekultur ist überall in der Schweiz im Gang.

In der heutigen Zeit sind auch zementierte Erfolge zerbrechlich geworden. Dass Österreich der Schweiz als Touristenland bereits den Rang abgelaufen hat, ist nur eines der vielen Warnzeichen. Wie schrieb doch Hauptmann Heinrich Bansi in seinem offenen Brief an die Gemeinde St. Moritz: «dass jede Nation diejenigen Gaben der Natur am meisten vernachlässigt, welche ihr am nächsten und mit der wenigsten Mühe vor ihr liegt...»

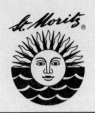

HEILBAD / SPA

Lage

St. Moritz liegt auf der Alpensüdseite des Engadins auf 1856 m ü. M. Es ist der höchstgelegene Badekurort der Schweiz.

Anreise

Auto: Passstrassen Chur–Julier–St. Moritz (90 Autominuten), Chur–Albula–St. Moritz (90 Autominuten), Landquart–Davos–Flüela (120 Autominuten). Car: Ab Zürich nach St. Moritz 4 Stunden, ab Lugano 4 Stunden.
Bahn: Bis Chur mit den SBB, dann umsteigen auf Rhätische Bahn.
Flugzeug: Ab Zürich, Genf, Lugano, Basel bis St. Moritz/Samedan rund 30 Minuten.

Klima

Alpines Reizklima, trockene, prickelnde Champagnerluft. Sonnenreicher und schneesicherer als anderswo.

Auskunftsstellen und Adressen

Verkehrsverein, Via Maistra 12, 7500 St. Moritz, Tel. 082/3 31 47, Fax 082/3 29 52. Öffnungszeiten: 9–12, 14–18 Uhr. Einer der einflussreichsten Verkehrsvereine der Schweiz: Top of the world. Jährlich bis zu fünfzig Fernsehequipen. Engagierter, international bekannter Verkehrsdirektor: Hans Peter Danuser.
Heilbadzentrum: Leitender Arzt: Tel. 082/3 71 71, Heilbäder-Verwaltung: Tel. 082/3 30 62.

Ortsgebundene Heilwasser

Mauritius-Quelle: stärkster, prickelnder, mit Kohlensäure gesättigter Eisensäuerling Europas für Bäder und Trinkkuren.

Heilanzeigen

Erkrankungen des Stütz- und Bewegungsapparates: Rheumatischer Formenkreis, mecha-

155

nische Schädigungen, stoffwechselbedingte Schädigungen, neurologische Erkrankungen. Erkrankungen von Herz- und Kreislauforganen: Herzmuskelschäden, Störungen der Blutdruckregulation, nervöse und funktionelle Herz- und Kreislaufbeschwerden. Frauenkrankheiten. Stoffwechselkrankheiten (Fettsucht, Cholesterin). Erkrankungen der Verdauungsorgane.

Medizinische Betreuung

Das Heilbadzentrum steht unter der Leitung des Allgemeinarztes und kompetenten Balneologen Dr. R. Eberhard. Er bedient sich modernster physikalischer Methoden, aber auch der natürlichen Heilmittel: das sind neben der kohlensäurehaltigen Mineralquelle das heilsame Alpenmoor und das alpine Reizklima. Die Therapieabteilung steht unter kompetenter Leitung und beschäftigt eine Reihe von diplomierten Therapeuten, Masseusen und Masseuren. Die Therapien werden vom leitenden Kurarzt angeordnet, nach einer Untersuchung und einem langen Gespräch. Die Abrechnung mit den Krankenkassen erfolgt nur innerhalb des Kantons Graubünden direkt durch das Heilbad. Die anderen Gäste haben die Rechnung direkt zu bezahlen und können später das Geld von ihrer Krankenkasse zurückverlangen. Sicherheitshalber vorher mit offiziellem Formular (mindestens zwei Monate vor der Kur) durch den Hausarzt oder direkt bei der Kasse eine Kostenzusprache beantragen, um unliebsame Überraschungen zu vermeiden.

Ärztlich verordnete Therapien

Kohlensäuremineralbad, Moorbad und Moorpackungen (östrogenhaltiges Alpenmoor aus dem Stazerwald), Priessnitz-Sole-Kräuter-Wickel, Unterwasserstrahlmassage, Unterwassergymnastik, Heilgymnastik (allein oder in Gruppen), grosse Atemgymnastik, Kneippkur.

Wellness in eigener Regie

Kohlensäuremineralbad, Massagen, Moorbad oder -wickel.

Infrastruktur

Bad St. Moritz liegt ausserhalb der mondänen Bergstadt St. Moritz. Das Heilbadzentrum ist mit Ausnahme einiger Wochen im Frühjahr das ganze Jahr geöffnet. Im dreistöckigen Gebäude finden sich die Eingangshalle, die Arztpraxis, die Therapieräume, der Gymnastikraum, eine grosse Kneippanlage, getrennt nach Männern und Frauen. Besonderheit: Jeder Therapieraum ist in sich abgeschlossen mit Behandlungszimmer und Ruheraum. Intimität und totale Diskretion sind garantiert. Niemand kann mithören. Das Heilbadzentrum umfasst eine medizinisch-diagnostische Abteilung, eigene Labors, ein Belastungskardiogramm und neu ein Lasergerät.

Als einziger Badekurort der Schweiz besitzt das Heilbadzentrum kein Thermalschwimmbassin und kein Aussenbad. Grund: Zu kleine Ausschüttung der Heilquellen, zu grosser Energieverbrauch zum Aufwärmen des Aussenbades auf über 1800 m ü. M.

Sport

Das Angebot ist im Sommer und im Winter praktisch unerschöpflich.

Sommer: Hängegleiten, Golf, Tennis, Reiten, Segeln, Surfen, Schwimmen, Fischen, Kanufahren, Schlauchbootfahren, Deltafliegen, Bergsteigen, Gletscherwandern, Sommerskifahren, Bogenschiessen, Wandern (zum Beispiel Wanderungen im Nationalpark).

Winter: Für Skifahrer stehen 350 km Pisten bereit, für Langläufer 150 km Loipen, Engadiner Skimarathon, Pferderennen, Cricket und Golf auf dem See, Hunderennen auf dem See, Polospielen auf dem See, Bobfahren (Olympia Run), Cresta-/Skeleton-Fahren.

Ausflüge

Alpenrundflüge, Pferdekutschenfahrten durch romantische Landschaften im Roseg- und Fextal, Wildbeobachtung (Gemsen, Steinböcke u. a. in Pontresina, Rosegtal und Sils), Bergbahnen St. Moritz und Umgebung (Corviglia–Piz Nair, Corvatsch, Sils Furtschellas, Muottas Muragl, Diavolezza-Lagalb). Nur im Winter: Schlittelplausch Preda–Bergün. Nur im Sommer: Wanderungen im Nationalpark, Wildbeobachtungen. Weindegustation Veltliner. Motorbootfahren auf dem See. Unzählige Postautoausflüge. Bernina-Express und Glacier-Express, Palm-Express nach Italien– Lugano–Ascona.

Kulturelles Angebot

Chesa Veglia, altes Engadiner Patrizierhaus hinter dem Rathaus in St. Moritz-Dorf. Druidenstein oberhalb Bobbahnstart. Mauritius–Brunnen. Segantini-Museum (Alpentriptychon «Sein – Werden – Vergehen» von Giovanni Segantini). Engadiner Museum, kulturhistorische Sammlung, u. a. Engadiner Interieurs aus dem 16. bis 18. Jahrhundert. Kirche San Gian in Celerina, Fresken aus dem 11./12. Jahrhundert.

Internationale Engadiner Konzertwochen mit berühmten Orchestern und Interpreten. Monatlich wechselnde Kunstausstellungen im Heilbadzentrum. Die Pro Cultura führt im Kulturzentrum der Laudinella regelmässig anspruchsvolle Anlässe durch (Dichterlesungen, Vorträge, Kammermusik).

Das St. Moritzer Kurorchester spielt täglich im Kurpark oder im Konzertsaal des Heilbadzentrums (Juli/August).

Das gibt es nur in St. Moritz

Jährlich mindestens dreihundert offizielle Veranstaltungen für die Gäste. Drei Sprachen und drei Kulturen, die hier aufeinandertreffen. Ein internationales Publikum. Eine Luft, die anregt wie Champagner, und ein muntermachendes Heilwasser, das wie Champagner perlt. Ab Mitte Juni jeden Tag Kurkonzert im Park oder Saal des Heilbadzentrums.

Arrangements: Es gibt in St. Moritz vier Luxushotels, vierzehn Erstklasshotels, dreissig weitere gute Hotels, fünfzig Restaurants und Dancings usw.

Drei Vier-Stern-Hotels, in unmittelbarer Nähe des Heilbadzentrums, haben sich zusammengeschlossen und bieten im Sommer und Winter interessante Arrangements an: das Hotel San Gian (Tel. 082/3 20 41), das Hotel Europa (Tel. 082/2 11 75, Fax 082/3 86 08), das Parkhotel Kurhaus, mit direktem Zugang zum Heilbad (Tel. 082/2 21 11). Die Arrangements enthalten viele Extras «inbegriffen». Der Gäste-Passepartout erlaubt es den Gästen, in jedem der drei Hotels zu essen. Im Preis inbegriffen sind neben Halbpension auch eine entspannende Heilmassage und ein erlebnisreiches Mineralsprudelbad im Heilbadzentrum, Kneippen und Trinkkur.

Alle drei Hotels sind nicht bloss der Ökonomie, sondern auch der Ökologie verbunden: Frische Nahrungsmittel, biologisches Freilandfleisch, Forellen aus eigener Zucht. Fünfzig Prozent der Menus sind bereits fleischlos. Eine persönliche Diätberaterin steht auf Wunsch zur Verfügung.

Reitwochen, Wanderwochen, Tenniswochen, Skiwochen (wobei der Skipass während sechs Tagen zu einer beliebigen Anzahl Fahrten auf sämtlichen Anlagen des Oberengadins berechtigt, inklusive freie Benützung des Sportbusses und der Rhätischen Bahn mit halbstündlicher Verbindung zu sämtlichen Talstationen).

Das Hotel Europa hat ein eigenes Hallenschwimmbad, Sauna und Solarium, Kinderspielplatz und Kinderzimmer. Videothek und Spielsalon, Massage- und Physiotherapie.

Im Hotel San Gian ist nicht nur der abendliche Tischwein inbegriffen, sondern hier kann man auch Gesundheits- und Schönheitsprogramme buchen.

157

Das grosszügige Parkhotel ist direkt mit dem Heilbad verbunden, eine grosse Annehmlichkeit, wenn man entspannt kuren möchte.

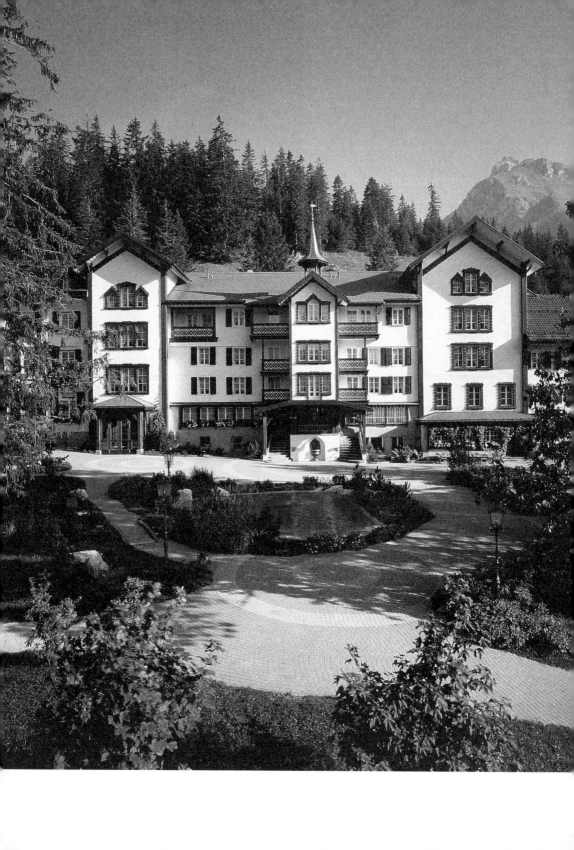

Inmitten einer Bilder-
buchlandschaft auf dem
Schnittpunkt zwischen
der West- und der
Deutschschweiz liegt zu
Füssen des Ochsen im
Gantrischgebiet das
stattliche Kur-, Sport-
und Romantik-Hotel
Schwefelberg-Bad.

Schwefelberg-Bad
Das Wunder am
Ochsenberg

Im letzten Jahrhundert gab es im Bernbiet nicht weniger als sechsundneunzig «Bedli». Das stolzeste von allen war das Gurnigel-Bad mit vornehmer nationaler und internationaler Kundschaft. Heute gibt es nur noch zwei vom Verband Schweizer Badekurorte anerkannte Heilbäder im Bernbiet, die Lenk im Simmental und das Schwefelberg-Bad zu Füssen des Ochsen im Gantrischgebiet. Es liegt an der Passstrasse zum ehemaligen Gurnigel-Bad. Das Gurnigel-Bad selber – der luxuriöse Badepalast auf 1050 m ü. M. – ist während des Zweiten Weltkrieges an das Eidgenössische Militärdepartement verkauft und später gesprengt worden. Man sprach damals von der Kalberei von der Kalberweid. Heute, im Rückblick, wo die heilenden Wasser in der Ganzheitsmedizin durch die neuen Erkenntnisse der balneologischen Therapien wieder zu Ehren kommen, nur ein allzu verständliches Urteil.

Das Schwefelberg-Bad steht inmitten einer gesunden Gotthelf-Landschaft allein auf weiter Flur. Anni und Heribert Meier, Direktoren und Besitzer von Schwefelberg-Bad, haben aus der ehemaligen «Investitionsruine» ein Bijou gemacht. Das prachtvolle Vier-Stern-Hotel ist umgeben von Magerwiesen mit seltener Blumenpracht, duftenden Wäldern und klaren Bächlein. Von Freiburg in rund fünfunddreissig Minuten, von Bern in vierzig Minuten zu erreichen, ist es eine Gesundheitsoase besonderer Art. Der Ochsenberg spendet nicht nur das heilkräftige Schwefelwasser, sondern auch noch ein anderes Naturwunder: den Naturfango. Er wird jeden Tag frisch in der Sickergrube der Quelle dicht hinter dem Hotel geerntet. Die Gäste wissen zu berichten, dass er gegen «allergattig Bräschten» gut ist und Schmerzen lindert.

Bäderpioniere namens Meier

Auf einer Wanderung im Gantrischgebiet kehrten die Meiers mitten in den sechziger Jahren im Schwefelberg-Bad ein. Sie stolperten über zerschlissene Kokosläufer und bekamen die Ovo in schmutzigen Bechern serviert. Was andere Menschen abgeschreckt hätte, für Meiers war das verschlampte Haus eine Herausforderung. Denn sie, die Naturfreunde, hatten sich sofort in die einmalige Landschaft und in die Geschichte von Schwefelberg-Bad verliebt, die weit zurück bis ins Jahr 1561 führt.

Heribert Meier entstammt einer bodenständigen Wohler Familie (AG), die auf der Hochwacht einen Bauernbetrieb führte. Nach einer Schreinerlehre – es gab damals keine andere Lehrstelle – stieg er ins Hotelfach ein. Er lernte von der Pike auf, durchlief sämtliche Sparten, unter anderem als Koch, im Servicebereich, und zwar im In- und Ausland. In Arosa avancierte er zum Vizedirektor eines grossen Hotels, und in Bern war er später Chef des Restaurants Mövenpick. Die gepflegte, hübsche Anni Weiss hatte als Sekretärin und Verantwortliche für den kaufmännischen Bereich im Umgang mit einer dreissigköpfigen Männerequipe gelernt, sich durchzusetzen.

Als die Meiers 1968 das Schwefelberg-Bad als Direktoren übernahmen, war das Haus eine Bruchbude. Teilweise hatten die Zimmer noch kein fliessendes Wasser und mussten mit Petrolöfen geheizt werden. Aber von allem Anfang an waren sich die beiden über das Ziel im klaren: Sie wollten ein Heilbad, ein erstklassiges Kurhotel mit hauseigenem Kurarzt aus Schwefelberg-Bad machen. Sie schufen als erstes Sauberkeit und Gemütlichkeit. Nachdem ihnen vom Volkswirtschaftsdepartement Bescheid gegeben wurde, Bern lehne drastisch ab, auch nur einen Rappen in diese Investitionsruine zu stecken, nahmen sich die Meiers vor, alles aus eigener Kraft zu schaffen. Das gab ihnen auch die Freiheit, sich von niemandem dreinreden lassen zu müssen. Anni Meier war Postfräulein, Brotverkäuferin im kleinen Laden, Hoteliersfrau, PR-Chefin und

Sekretärin, Innenarchitektin, Personalchefin und -erzieherin in einem. Heribert leitete die gewaltigen Aufbau- und Umbauarbeiten, war Architekt und Schreiner in einer Person und daneben ein erstklassiger Hotelier für die Gäste, zuständig für Küche und Keller. Nichts entging ihm. Er war der erste morgens um sechs Uhr und der letzte abends. Während der ersten Jahre stand er sogar morgens um vier Uhr auf, um für die Gäste den Fango zu gewinnen und aufzuwärmen. Manchmal kommt es mir vor, die Meiers hätten auch hinten noch Augen im Kopf. Sie sehen einfach alles.

In den lokalen Wirtschaften wurde in diesen Anfangsjahren viel diskutiert. «Der Neue aus der Stadt frisst keinen Sack Salz», spotteten sie. Doch der energische Heribert Meier, hinter dessen bescheidenem Auftreten sich ein satter Kern von Stolz und Durchhaltevermögen verbirgt, trat unbeirrt der Männerriege Plaffeien (Freiburg) und dem Skiclub Sangernboden (Bern) bei. Die Einheimischen lernten ihn kennen und gaben ihm eine Chance.

Nach fünf kämpferischen Direktionsjahren kauften die Meiers 1973 das Schwefelberg-Bad. Was sie in einer Saison erwirtschafteten, steckten sie sofort wieder in ihr geliebtes Hotel. Heute umfasst der Besitz hundert Hektaren, es gehören dazu eine Alp, zwei Skilifte, Matten, ein Seelein und viel Wald und Weide. Was persönlicher Mut und unternehmerischer Geist bewirken können, das haben die Meiers bewiesen. Schwefelberg-Bad ist heute ein erstklassiges Kurhotel, Mitglied des Verbandes Schweizer Badekurorte, anerkannt von der Kommission der Schweizerischen Gesellschaft für Balneologie und Bioklimatologie. Es gehört dem Verband Schweizer Kurhäuser an mit der Qualifikation «a» (ärztlich geleitet). Neu hinzugekommen ist die Mitgliedschaft bei den internationalen Romantik-Hotels. Zu den Romantik-Hotels gehören weltweit nur jene Hotels, die sich durch ihren historischen Charakter, die persönliche Führung und das gastronomische Niveau auszeichnen. Selbstverständlich gehören die Meiers auch zur Chaîne des rôtisseurs. Das sind alles Erfolge, die sich erst nach jahrelangen Kämpfen einstellten.

Eine schöne Gaschtig

Das Schwefelberg-Bad hat das, was man eine schöne «Gaschtig» nennt. Bis auf zwei Prozent sind alles Schweizer. Es sind Westschweizer und Deutschschweizer, von einem Röschtigraben oder -gipfel ist hier nichts zu spüren. Im Gegenteil, gute Gespräche sind trotz unterschiedlicher Mentalität an der Tagesordnung. Ungefähr ein Drittel der Gäste kommen im Winter, den herrlichen Skigebieten im Gantrischgebiet zuliebe. 60 km Loipe beginnen direkt vor dem Haus, und der Skilift liegt gleich neben dem Haus.

Jedes Zimmer in Schwefelberg-Bad hat sein eigenes Ambiente, und in jeder Saison finden die Gäste wertvolle Verbesserungen: beispielsweise die Verlegung der Kantonsstrasse, die schöne Gartenanlage mit Gartenspielen, den Tennisplatz, das Römerbad mit Gegenstromanlage und Sauna.

Und weil weit und breit kein konsumorientierter Kurort Alltagsabwechslung bietet, keine Boutiquen, keine Discos, schliessen sich die Gäste hier zu einer einmaligen, verschworenen Schicksalsgemeinschaft zusammen. Wer nach Schwefelberg-Bad kommt, will nicht nur etwas für seine Gesundheit tun, sondern ist auch Naturfreund, der mit sich und seinen Mitmenschen etwas anzufangen weiss.

Racletteabende am Mittwoch, Candellight-Dinners, Grill auf der Alphütte und vor allem die unvergesslichen Musikabende am Freitag, wenn Anni Meier zur Gitarre greift und mit ihrem unerschöpflichen Volkslieder-Repertoire auch den Zugeknöpftesten aus seiner Reserve lockt, sind wunderschöne Momente des Zusammenseins. Einmal war ich eine volle Woche nach einem solchen Singabend heiser, weil ich unbedingt mit einem Älpler als zweite Stimme mitjodeln wollte. Die riesigen Gästebücher erzählen Geschichten, mit Illustrationen, Malereien und Gedichten und Hommagen an die Ärzte, die Kur, die Blumen,

Kurz-Geschichte

Quellengeschichte Schon in der Welt der Sagen und Märchen soll die Quelle auf der Schwefelbergalp eine Rolle gespielt haben. Jedenfalls hiess es in der ersten urkundlichen Erwähnung im Jahr 1561, dass hier schon lange gebadet werde.

1561 Die Quelle wird erstmals urkundlich genannt.

1695 Ein Guggisberger Prädikant führt beim bernischen Konvent Klage wegen des «gottlosen Unwesens» auf der weitabgelegenen Alp.

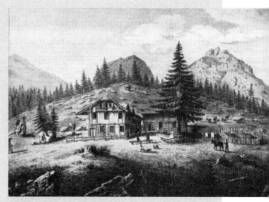

1725 drohte der Landvogt mit 20 Pfund Busse für alle Unanständigkeiten, die im abgelegenen Alpen-Bedli passierten.

1725 Der Landvogt droht mit zehn Pfund Busse für alle Unanständigkeiten, womit auch unbefugt verkaufter Wein und gebranntes Wasser gemeint ist.

1778 Die Vennenkammer des Kantons Bern bezahlt zehn Kronen und zwei Batzen an das geplante Badhaus.

1834 Der Besitzer Ulrich Zehnder erlangt eine Sommerkonzession. Das Gebäude ist in einem dürftigen Zustand, es hat neben einer Wirtsstube zwölf Gastkammern. Die Armen werden in einem allgemeinen Schlafraum auf Stroh gebettet.

1844 Das Haus brennt ab. Es wird durch einen massiven Neubau für vierzig bis fünfzig Gäste ersetzt.

1870 Das Haus wird von Grossrat Ulrich Zbinden-Mathys übernommen, der es durch zwei Anbauten vergrössert.

1881 Das Hotel kann mit seinen Dependancen hundertvierzig Betten und siebzehn Badstuben und Duschzimmer anbieten. In die gleiche Zeit fällt auch der Bau der Strasse von Plaffeien auf den Berg.

1904 Eine Aktiengesellschaft übernimmt den Betrieb, der Molkereibesitzer Christian Grünig beteiligt sich daran.

1925 Sohn Robert Grünig wird Besitzer des Kurhauses.

1940 Das Schwefelberg-Bad wird als Heilbad anerkannt.

1968 Das Ehepaar Anni und Heribert Meier-Weiss übernimmt das Schwefelberg-Bad und macht daraus ein prächtiges Kurhotel.

1976 Eine Wasseranalyse bescheinigt dem viel natürliche Kohlensäure enthaltenden Quellwasser einen sehr hohen Gehalt an Mineralsalzen und Schwefel in der chemischen Zusammensetzung von Sulfat, Sulfid und Schwefelwasserstoff.

die Meiers. Die hohen Herren von Bern kommen hier zu Besuch, und ich frage mich, wie lange es wohl noch geht, bis man für die Sicherheit der Gäste von Schwefelberg-Bad die Lawinenverbauung erstellt, die den Weg zum Gurnigel-Pass sicherer macht. Die Lawinen werden bei Warnung vorläufig immer noch mit Helikoptern losgesprengt, was absolut nicht problemlos ist.

Avantgardistische Therapien

Schwefelberg-Bad untersteht heute der Ärztin Sue Schneider-Murti. Die gebürtige Chinesin, die in der Schweiz Medizin studiert hat und Schweizerin ist, vereinigt auf glückliche Weise westliches Wissen und chinesische Weisheit. Sie praktiziert eine Ganzheitsmedizin. Das Gespräch ohne Zeitdruck, in welchem Vertrauen zwischen Arzt und Gast aufgebaut wird, gehört mit zur Therapie. In der west-östlichen Philosophie ist Heilen mehr als ein einseitiges Verordnen von Medikamenten und Therapien. Ein Mensch ist keine reparaturbedürftige Maschine, sondern ein Individuum mit Leib, Kopf, Seele und Sinnen.

Obwohl der medizinische Trakt im Kurhotel bestens instrumentiert ist, versteht sich das Schwefelberg-Bad doch nicht als Spital. Es ist nicht rollstuhlgängig. Der Kurgast muss beweglich genug sein, um sich wohl zu fühlen. Neben den traditionellen balneologischen Therapien bietet man hier inmitten einer heilenden Landschaft auch avantgardistische Methoden an: Ozontherapie mit Eigenblutbehandlung, die vermehrt Sauerstoff in die minderdurchbluteten Gewebe bringen. Die zytoplastischen Präparate (eine Weiterentwicklung der Zelltherapie) sind bei degenerativen Veränderungen besonders wirksam. Immer noch nimmt die Akupunktur (durchgeführt von einem chinesischen Akupunkteur) einen grossen Platz im Angebot ein. Und Heilfasten nach Dr. Buchinger und Dr. F. X. Mayr sind eine weitere Attraktion neben traditionellen Kuranwendungen, in deren Mittelpunkt immer wieder das Schwefelwasser und der Naturfango

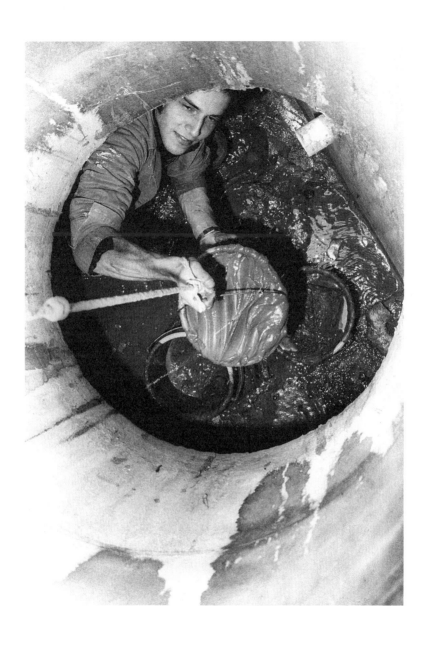

Das Gold von Schwefel-
berg-Bad ist grau. Der
kostbare, für die
Schweiz einmalige
Naturfango wird hinter
dem Haus jeweils frisch
geerntet.

stehen. Eine Kur in Schwefelberg-Bad gilt bei vielen Zivilisationskrankheiten als vorbeugende und heilende Therapie. Zwar ist die Gesundheit nicht alles, aber alles ist nichts ohne Gesundheit.

Berner Bedli-Romantik im allgemeinen . . .

Zu Gotthelfs Zeiten war die Berner Bäder-Romantik hoch im Kurs. Die zerfahrene Elisi des «Glunngenbuurs» in Gotthelfs «Ueli der Pächter» hat im vornehmen Gurnigel-Bad ihren nichtsnutzigen Stadtherren kennengelernt. Gotthelf schrieb immer wieder in seinen Geschichten von Orten, die wegen des Wassers «bsunderbar» berühmt waren. In seiner Erzählung «Geld und Geist» erzählt er von einem verwahrlosten Badeörtli, wo Resli mit der Tochter des Dorngrütterbauern zusammentraf, dem es nach dem Bade zumute war, als sei er ein neuer Mensch, als hätte er Flügel und könnte fliegen über Berg und Tal.

Doch der Ruf, der Kanton Bern sei ein eigentlicher Bäderkanton, stammt aus viel früheren Zeiten. Das älteste Badedokument betrifft das Enggisteinbad und geht auf das Jahr 1454 zurück. Es ermächtigte den Lehensempfänger, ein neues Haus «ob dem Weg und ein Badhaus unterher» zu bauen. Das Schwefelberg-Bad wurde urkundlich erstmals 1561 erwähnt. Aber gebadet wurde hier bestimmt schon viel früher.

Die Menschen, mit der Natur innig verbunden, beobachteten damals die Wasser aufmerksam. Wo ein Wasser besonders roch, eine abartige Verfärbung hatte oder gar warm aus dem Boden trat, da vermutete man Kräfte aus dem Erdinnern. Gesundete gar eine Kuh, die von der Quelle trank, oder ein Mensch wurde seine Gebresten los, dann verbreitete sich der Ruhm eines solchen Heilwassers mit Windeseile in den Talschaften.

Zuerst wurde das Wasser getrunken. Es purgierte, schwemmte aus. Später badeten dann die Bauern und Sennen in den kalten Wassern der Quellen. Für begüterte Damen

und Herren leiteten Badewirte, die ihre Gaststätten an die Quellen bauten, das Wasser durch Holzteucheln ins Haus und erwärmten es über einem Badeofen, bevor sie es in Zuber leiteten. Die Hausierer und «Bouelehändler», die Grämpler und Heiratsvermittlerinnen überredeten manchen Bauern, doch seine vergrämte Tochter in ein solches Heilbad zu schicken, damit sie auftaue und mit jungen, feinen Herren aus der Stadt eine Partie anzetteln konnte.

. . . und des Schwefelberg-Bades im besonderen

Schon in der Welt der Sagen und Märchen soll die Quelle auf der Schwefelbergalp eine Rolle gespielt haben. Jedenfalls hiess es zur Zeit der ersten urkundlichen Erwähnung im Jahre 1501, dass hier schon lange gebadet werde. Trotzdem überliess man das Freiluftbedli während langer Zeit seiner Primitivität. Besucher mussten in der nicht allzuweit entfernten Stierhütte übernachten. Die Verpflegung hatte jeder selber mitzuschleppen. Der Ruf des «Schwebelbrunnens am Chüjerberg» ergab sich dieser Tage weniger durch die Heilwirkung seines Wassers, vielmehr wurden die hier stattfindenden Älplersonntage mehr und mehr bekannt, bei denen allfällige Gebresten und Krankheiten eher hinderlich gewesen wären. Der recht muntere Chilbibetrieb erregte schliesslich den Unmut des damaligen Guggisberger Prädikanten, der im Jahr 1695 wegen des «gottlosen Unwesens» beim Bernischen Konvent Klage führte. Es war ihm nur indirekt Erfolg beschieden, denn dreissig Jahre später drohte der Landvogt zwar mit zehn Pfund Busse für alle Unanständigkeiten und bei unerlaubtem Verkauf von Wein und gebrannten Wassern. Er verweigerte aber dafür jahrelang das Betreiben des Badebetriebes.

Die natürliche Heilkraft der Schwefelquelle blieb aber trotz all diesen Lustbarkeiten nicht verborgen. Als Ersatz eines «Sommercabinets» sprach 1778 die Vennenkammer des

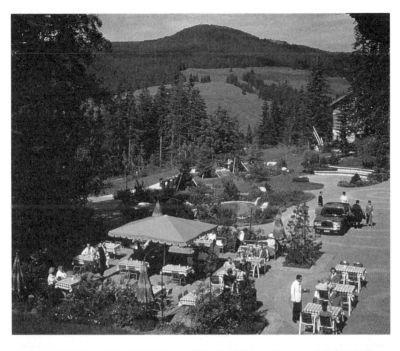

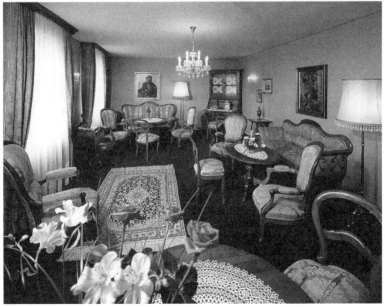

Eine grosszügige Garten-
anlage ladet zum
Abschalten in voralpiner
würziger Luft ein.

Der Nichtrauchersalon
ist ein Beispiel für das
nostalgische, gemütliche
Ambiente.

Kantons Bern zehn Kronen und zwei Batzen dem geplanten Badehaus zu, «ohne Consequenz für das Zukünftige» ... Doch mit der Begründung, dass das Schwefelberg-Bad für die Polizei nur schwer erreichbar sei, wurde den Badebetreibern erneut wiederum für lange Zeit die Bewilligung hartnäckig verweigert.

1832 war das Gebäude überaus dürftig, eine Wirtsstube, zwölf Gästekammern, ein allgemeiner Schlafraum mit Stroh für die Armen. Das Aufwärmen des Wassers bekam den meisten Heilbädern nicht, sie brannten eines Tages ab. So auch Schwefelberg-Bad.

Erst 1834 erlangte der Besitzer Ulrich Zehnder eine Sommerkonzession. Er baute anstelle des abgebrannten Badehauses einen massiven Bau für rund vierzig bis fünfzig Gäste. Dann übernahm der Grossrat Ulrich Zbinden Mathys das Hotel. Ab 1870 wurde es vornehmer. Der Major und Grossrat schuf die beidseitigen Anbauten mit total hundertvierzig Betten und siebzehn Bade- und Duschzimmern, ein reichlich kühnes Unterfangen zu jener Zeit. Auch die Strasse von Plaffeien her entstand (1893) zur gleichen Zeit. Mit Pferd und Kutsche fuhr man nun in Schwefelberg-Bad vor. Eine Aktiengesellschaft übernahm 1904 den Betrieb, an welchem sich auch Molkereibesitzer Christian Grünig beteiligte. Sein Sohn Robert trat 1925 in seine Fussstapfen. Dem Ansehen dieser Familie ist es zu verdanken, dass das Schwefelberg-Bad die Zeit des Ersten und Zweiten Weltkrieges und der Krisenjahre überhaupt überstand. Nach dem Bau der Strasse (1924) von Bern her über den Gurnigel-Pass wurden die Pferdekutschen durch den Postautodienst ersetzt.

Das Vertrauen in die Zukunft des Heilbades lag aber vor allem im unerschütterlichen Glauben an die Heilwirkung des Schwefelwassers. Es führte 1940 nach einer ersten Analyse zur Anerkennung als Heilbad. Eine Wasseranalyse im Jahre 1976 bescheinigte dem viel natürliche Kohlensäure enthaltenden Quellwasser erneut einen sehr hohen Gehalt an Mineralsalzen und Schwefel. Der Zukunft des Schwefelberg-Bades stand nichts mehr im Weg. Es benötigte nur neue Bade-Pioniere – die Meiers.

Das Wunder der Magerwiesen

Die Gegend um das Schwefelberg-Bad ist ein einziges Naturparadies. Hier habe ich die blumenreichsten Wiesen gesehen. Im Mai einen Alpenfrühling mit kleinen Enzianen, deren Blau den Augen weh tut, mit sternenförmigen weissen Blütenteppichen, mit Vergissmeinnicht, Wildakelei und dunkeldotterblumengelben Bachbummeln. Ein Unterholz im Wald, das an Kreidolf-Märchen erinnert.

Die Magerwiesen sind im Frühsommer ein Paradies für Wildorchideen. Fünfunddreissig der in Europa bekannten siebzig Sorten soll es hier geben. Sie sind nicht so bunt, sehen nicht so gefährlich aus wie die Tropen-Orchideen, sind aber für den, der das Zarte liebt, unvergleichlich: die Orchis militaris – das violette Helmknabenkraut, die Ophrys insectifera – die Fliegen-Ragwurz, die Ophrys fuciflora – die Hummel-Ragwurz. Die trockene Magerwiese ist ein Puzzle der herrlichsten Pflanzen. Während auf überdüngten Matten und Wiesen der Stärkere den Schwächeren in die Defensive drängt und schliesslich alles robust überwuchert, bietet die Magerwiese allen Pflanzen eine tolerante Heimat. Die Magerwiesen werden stark besonnt und liegen auf wasserdurchlässigen Böden. Der Boden ist mager, nährstoffarm. Geschnitten werden die Magerwiesen ihrer geringen Produktivität wegen lediglich ein- bis zweimal pro Jahr, Margeriten, Wiesen-Salbei, Esparsetten, Skabiosen und viele andere Blumen wachsen hier. Sich in diese Blumenlandschaft zu vertiefen, ist neben Ruhe, Stille, Gastfreundschaft, Therapie, Wasser und Fango wohl eine weitere, nicht zu unterschätzende Dimension, die das Schwefelberg-Bad bietet.

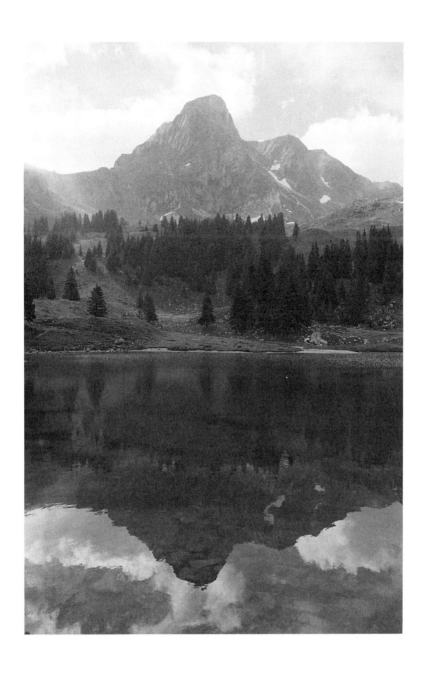

Das Gantrischseelein ist
ein lohnendes Ausflugs-
ziel.

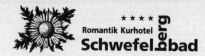

Lage

Das Schwefelberg-Bad liegt im Gantrischgebiet zu Füssen des Ochsen, auf halber Strecke zwischen Freiburg und Bern.

Anreise

Von Freiburg her Richtung Schwarzsee, beim Zollhaus links abbiegen. Von Bern her Richtung Freiburg, Autobahnausfahrt Düdingen, Richtung Plaffeien und Schwarzsee. Abbiegen beim Zollhaus (etwa 3 km vom Schwarzsee entfernt). Ab Bern via Belp–Riggisberg–Gurnigel. Ab Hauptbahnhof Freiburg Abholdienst mit Hotelwagen auf Bestellung.

Klima

Voralpines Reizklima auf 1400 m Höhe. Reine sauerstoffhaltige Luft, unverfälschte Landschaft.

Auskunftsstellen und Adressen

Kurhotel Schwefelberg-Bad (Kt. Bern), 1738 Schwefelberg-Bad. Besitzer und Direktion Anni und Heribert Meier-Weiss. Tel. 037/39 26 12, Fax 037/39 24 08.

Ortsgebundene Heilwasser

Schwefelhaltige Kalziumsulfatquelle. Einmaliger Naturfango, der jeden Tag frisch gewonnen wird.

Heilanzeigen

Rekonvaleszenz, Managerkrankheiten, Rehabilitation nach Krankheiten und Unfällen, vegetative Regenerationsstörungen, Regeneration, Erkrankungen des Stütz- und Bewegungsapparates, rheumatischer Formenkreis.

Kontraindikationen

Schwere akute Erkrankungen, starke körperliche Behinderung, schwere Herzinsuffizienz, zu hoher Blutdruck.

Medizinische Betreuung

Das Kurhotel steht unter ärztlicher Leitung.

Ärztlich verordnete Therapien

Das Schwefelberg-Bad ist im Konkordatsverzeichnis der Kurhäuser unter der Kategorie «a» (ärztlich geleitet) aufgeführt – dementsprechend werden von Krankenkassen für ärztlich verordnete Kuren Beiträge im Rahmen der jeweiligen Leistungsreglemente ausgerichtet. Schwefelberg-Bad ist auch einer der zwanzig anerkannten Badekurorte der Schweiz.
Die Behandlung mit dem einmaligen Naturfango von Schwefelberg-Bad wird, wenn sie ärztlich verschrieben wurde, von den Krankenkassen übernommen (vorher Kostenabsprache treffen), ebenso wie verschriebene Neuraltherapien.

Wellness in eigener Regie

Heilfasten nach Dr. Buchinger und Fasten mit Mayrkuren. Naturbelassene vegetarische Vollwertkost. Sauerstoff-Mehrschritt-Therapie nach Prof. von Ardenne, Bioresonanz. Ozon-Behandlungen mit reinem Sauerstoff (Eigenblutbehandlung). Akupunktur. Revitorgan-Therapie mit zytoplasmatischen Substanzen (eine Weiterentwicklung der Zelltherapie).

Infrastruktur

Kurhaus: Individuelle, gediegene Gästezimmer und Appartements. Im ersten Stock Arztpraxen und Therapieräume. Ein frisch renovierter Frühstücksraum und Bankettsaal. Eleganter Nichtraucher-Salon. Rustikales Cheminée-Zimmer.
Angenehmes, gemütliches Passantenrestaurant mit ausgezeichneten Spezialitäten im Untergeschoss. Römerbad, ein Bewegungsbad mit Gegenstromanlage, sowie Sauna (beides im Hotelpreis inbegriffen). Eigener Tennisplatz und sehr schöne Parkanlage mit Schach, Mühlespiel, Bocciabahn und Tischtennis. Liegehalle mit feudalen Chaiselonguen. Eigener Skilift direkt neben dem Hotel.

Sport

Wanderungen: Schwefelberg-Bad liegt inmitten eines herrlichen Wander- und Skilanglaufgebietes. Ein gut markierter Wanderweg beginnt gleich hinter dem Kurhaus und führt zur unteren Gantrischhütte, einer modernen Sennerei mit rustikalem Restaurant (ca. 2½ Stunden). Im Frühsommer sind hier rund fünfunddreissig verschiedene Wildorchideensorten zu entdecken.

Ausflüge

Mit dem Auto in ca. 35 Minuten an den Schwarzsee. Im Sommer ein wunderschönes Wandergebiet mitsamt Badefreuden, im Winter, bei gefrorenem See, eine prächtige Natur-Eisbahn.
Nicht verpassen: Ausflug nach Freiburg, der Hauptstadt des zweisprachigen Kantons, wo die Deutschsprachigen die Minderheit bilden. Herrliche Kathedrale und wunderschöne Altstadt. Lustige Flohmärkte auf den alten Plätzen der Basse-Ville.

Kulturelles Angebot

Die bekannte Abegg-Stiftung in Riggisberg, geöffnet von Anfang Mai bis Anfang November von 14 bis 17.15 Uhr zeigt interessante Neuerwerbungen der Antike, des Mittelalters und der Renaissance, des 17. und des 18. Jahrhunderts. Die Pracht der ausgestellten Stoffe ist überwältigend.
Schwarzenburg und Guggisberg haben bemerkenswerte Heimatmuseen. Schwarzenburg bietet im Sommer zweimal wöchentlich Freilichtaufführungen im Schlosshof. Und in Guggisberg finden monatliche Kirchenkonzerte statt.

Das gibt es nur in Schwefelberg-Bad

Die hauseigene Schwefelquelle kann man zu Fuss in rund 20 Minuten bergaufwärts erreichen. Aber direkt hinter dem Kurhaus, inmitten der mit Wildorchideen bestückten Magerwiese, ist der Sickerschacht der Schwefelquelle. Und hier wird jeden Tag Fango geerntet, wie man ihn sonst in der ganzen Schweiz nirgendwo findet.

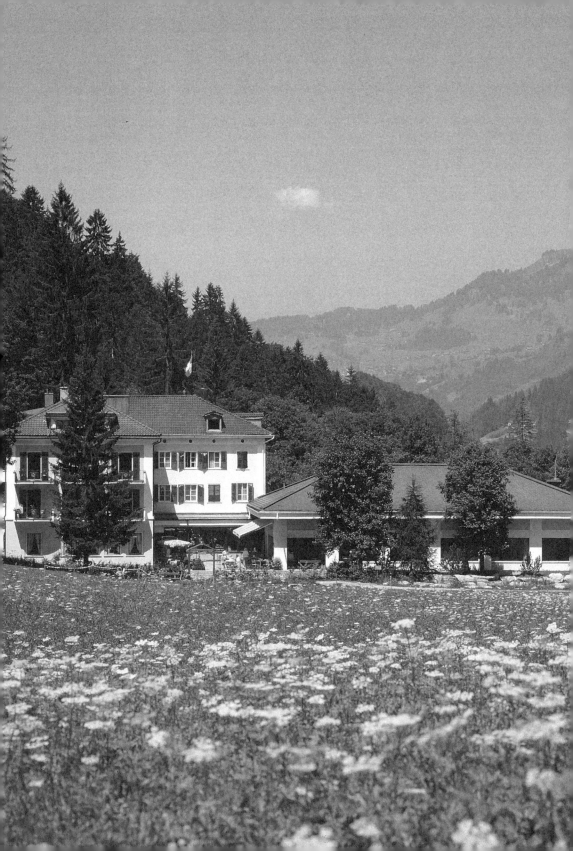

Das Kur- und Sporthotel Serneus liegt nicht in der hübschen Ortschaft Serneus selbst, sondern einige Kilometer ausserhalb, direkt an der rauschenden Landquart.

Serneus
Hier kurt die Seele mit

Serneus ist ein landschaftliches Kleinod. Es liegt im Prättigau unterhalb von Klosters. Des Nachts murmelt einen die Landquart in den Schlaf. Direkt hinter dem Bad Serneus führt ein Waldlehrpfad vorbei bis hinauf nach Klosters. Unterhalb des Sport- und Kurhotels beissen die Forellen in idyllischen Gewässern an. Im Winter beginnt das weisse Vergnügen direkt vor der Türe mit einer schönen Langlaufloipe. In Bad Serneus, das rund zwanzig Spazierminuten von der Ortschaft Serneus mit den alten Valser Häusern liegt, kennt man sich nach einem halben Tag aus. Das bedeutet Entspannung und Erholung vom ersten Tag an. Selbstdarsteller und jene, bei denen ständig etwas laufen muss, werden sich hier nicht wohl fühlen. Es läuft zwar sehr viel in diesem Bad, aber es ist doch mehr nach innen gerichtet: Hobby-Botaniker finden hier ihr Eldorado. Auch wer gerne singt, kommt auf seine Kosten, und wer sich für Sagen interessiert – und das Prättigau ist ein Sagenland –, hier werden sie vorgelesen und erzählt.

Hauptdarstellerin aber ist das seit Jahrhunderten bekannte Heilwasser, eine einzigartige kalte Schwefelquelle. Sie entspringt direkt hinter dem Haus und soll im 16. Jahrhundert von einer Nonne entdeckt worden sein. Im modernen Schwimmbad mit Massage- und Sprudeldüsen wird das Wasser mit einer modernen Heiz- und Aufbereitungsanlage auf 34 °C gehalten. Das Bad steht von 8 bis 15 Uhr den Gästen zum Kurbad zur Verfügung, nach 15 Uhr dürfen auch Kinder im Wasser planschen und spritzen, was während der Kurstunden nicht gestattet ist. Geöffnet ist das Bad bis 21 Uhr. Eine herzliche, unaufdringliche Betreuung, ein schönes Interieur mit dem alten Treppenaufgang und vielen Antiquitäten, hervorragendes Essen und menschliche Kontakte, das sind die Elemente, auf denen der Erfolg von Bad Serneus basiert. Hier darf man Mensch sein, hier kurt die Seele mit.

Mehr Kur im Sommer –
mehr Sport im Winter

Serneus ist ein Kur- und Sporthotel. Im Sommer sind es vor allem Kurgäste, die das Bild bestimmen. Das Badhotel ist nicht rollstuhlgängig. Die Kur untersteht zwar der Kontrolle durch zwei Mediziner, die eng mit den Therapeuten zusammenarbeiten, hilfreiches Personal leistet zudem gerne kleine Dienstleistungen, aber Serneus ist kein Spital. Wer sich nach einer Operation oder einem Unfall noch tief verunsichert und unbeholfen fühlt, sollte eine Begleitperson mitnehmen, schon um von der herrlichen Natur ringsum profitieren zu können.

Ich sass im heimeligen, offenen Gartenrestaurant, das über eine anmutige Gartenanlage in einen Grashügel und in Wald übergeht. Und ein etwa vierzigjähriger Mann erzählte mir seine Leidensgeschichte. Nach einem schweren Autounfall mit Kopfverletzungen glitt er nach langem Spitalaufenthalt immer tiefer in eine Depression. Er benötigte zwar noch ärztliche Aufsicht und Therapien, er wollte sich erholen, das alte Selbstbewusstsein wieder finden, aber ohne reglementierte Spitalatmosphäre. Und er fand Serneus. Schon der erste selbständige Rundgang durch den Garten war ein Erfolgserlebnis. Und als er es gar bis zum Bänklein oben am Hügel schaffte, da war ihm, als käme er neu auf die Welt.

Hie und da einen Baum umarmen

Neben den Kurgästen findet man im Sommer aber auch viele Naturfreunde und Wanderer. Sie bringen von ihren langen Spaziergängen Blumen mit, nicht wahllos ausgerupft, sondern in vollem Respekt vor der Natur gepflückt, und Agnes Böhm, der gute Geist des Hauses, stellt aus dieser Blumenbörse die wunderschönsten Sträusse zusammen. Einmal kam eine ältere Dame an meinen Tisch, nachdem sie meine botanische Hobbyneigung entdeckt hatte. Sie brachte mir ein Knabenkraut, nur eine einzelne Pflanze, eine Wildorchidee, die sie auf ihrer Wanderung entdeckt hatte. Wir gingen später damit ins Cheminéezimmer und suchten die Variante mittels eines botanischen Lehrbuchs zu bestimmen.

Die Prättigauer Mythologie belegt den alten Glauben, dass die Bäume beseelt seien. Noch dann und wann kann man erleben, dass ein Waldarbeiter nach dem Fällen eines Baumes mit der Axt in vier Schlägen ein Kreuz in den stehengebliebenen Baumstrunk schlägt, um die im Baum wohnenden Geister zu besänftigen oder zu vertreiben. Auf dem schattigen Waldlehrpfad nach Klosters, wo Pflanzen, Bäume, Sträucher und Steine beschildert sind, sollte man hie und da einen Baum umarmen, die Augen schliessen und ein paar Minuten ganz still verharren, das gäbe Kraft, so hörte ich in Serneus berichten.

Der unerhörte Pflanzenreichtum des Hausberges Casanna, vom gemischten Laubwald über subalpinen Fichtenwald, zu Lärchen-Arven-Mischwald mit den Alpenrosenhängen, bis zu Zwergstrauchheiden und nach der Baumgrenze zu den Berg-Disteln und bunten Flechten, soll einer kraftvollen Wildjungfrau zu verdanken sein. Sie hiess wie der Gletscher Silvretta. Sie schüttete den Pflanzenreichtum über den Berg aus, den sie im Prättigau gesammelt und in einem schweren Jutesack den Berg hinauf bis zum Gletscher geschleppt hatte.

Im Winter kehren im Bad Serneus die Wintersportler, Familien mit Kindern, viele junge Leute ein. Der weisse Zirkus Parsenn lockt. Für Sportler, jung und alt, heisst der köstlichste Genuss nach einem kalten Tag: abends ab ins warme Schwefelwasser des Schwimmbades, Glieder und Muskeln lockern, sich gehen lassen und sich vielleicht später am Cheminéefeuer Geschichten erzählen.

Die «Goldbrünneli»-Sage

Einst hütete auf Gotschna ein armer Bub die Serneuser Ziegen. Er hiess Hans und hatte drei jüngere Geschwister. Vor drei Jahren war sein Vater gestorben, und die kränkliche Mutter blieb mit schweren Geldsorgen zurück. Deshalb musste Hans kräftig mithelfen. An einem schönen Morgen trieb Hans die Ziegen auf die Alpweiden, und zu Mittag setzte er sich mit einem Käsebrot neben das «Goldbrünneli», eine bescheidene Quelle am Nordhang des Gotschnagrades. Als Hans abends heimkam, war seine Mutter ernstlich krank. Der gütige Dorfpfarrer erkannte rasch, dass die Frau an Schwindsucht litt. Eines Tages, als Hans wie gewohnt beim «Goldbrünneli» seinen Imbiss verzehrte, kam tiefe Angst über ihn, und verzweifelt schluchzte er vor sich hin. Da ertönte eine Stimme: «Was bist du so traurig?» Als der Bub sich umwandte, stand vor ihm eine schöne Jungfrau, die in einer Hand ein Tonkrüglein und in der anderen einen Goldstab hielt. «Ich heisse Gotschna und möchte dir gerne helfen», sagte sie. Gotschna klopfte dreimal mit ihrem Goldstab ob der Quelle auf den Boden. Das kristallklare Wasser versiegte, dafür strömte es jetzt goldfarben (Schwefel). Sachte trug Hans in seinem Krüglein das Goldwasser nach Hause. Schon nach dem ersten Löffel fühlte sich die Mutter besser. Nach zehn Tagen war sie geheilt. Eines Tages hörte ein reicher Kaufmann vom noch halbvollen Krüglein mit dem Lebenselixier. Da seine Frau schwer an Schwindsucht erkrankt war, besuchte er die Familie von Hans. Die Frau trank vom verbliebenen «Goldbrünneli»-Wasser, und siehe da, sie genas. Der habliche Mann beschenkte die Familie mit soviel Geld, wie es selbst der reichste Bauer in Serneus nicht hatte… Die «Goldbrünneli»-Sage lässt sich mühelos auf die Quelle Serneus übertragen (oder auf eine der anderen Prättigauer Heilbrunnen, die heute alle nicht mehr in Betrieb sind).

In den beiden letzten Jahrhunderten reisten die Familien mit dem halben Hausrat ins Bad. Sie kamen mit Bettzeug, Mobiliar und Geräten. Sie verköstigten sich selber. Vornehme «Gaschtig» nahm eigenes Küchenpersonal mit ins Bad. Und der Bürgermeister Johann Bavier

Kurz-Geschichte

Quellengeschichte Im 16. Jahrhundert wurde die scharf riechende Quelle von einer Nonne des Frauenklosters entdeckt. Dieses Frauenkloster gehörte zusammen mit dem Schloss Padina zum Lehen der Vasallen auf Padina. Das Schloss Padina stand ehemals auf dem Gegenhang der entdeckten Schwefelquelle, auf dem heutigen Büel. Padina und das taleinwärts liegende Frauenkloster waren durch einen geheimen unterirdischen Gang verbunden, durch den widerspenstige Klosterfrauen in das Schloss zur Strafe geführt wurden. Damals galten Nonnen als Heilkundige (Kräutergärten). Erprobte Hausmittel wurden bei Mensch und Vieh gleichermassen angewendet.

1594 Die Quelle von Serneus wird von einer Nonne des Frauenklosters entdeckt, das zusammen mit dem Schloss Padina zum Lehen der Vasallen auf Padina gehört. Damit gehört die Schwefelquelle von Serneus lange Zeit angeblich zum Lehen der Vasallen auf Padina.

1669 Der Bürgermeister Joh. Bavier empfiehlt in seinem «Fläscher Badwasser»-Büchlein, die Badzeit auf fünf Stunden zu begrenzen und am Tag höchstens zwei Mass (zirka sechzehn Gläser) Mineralwasser zu trinken.

1747 Zuverlässige Angaben sind erst ab 1747 vorhanden, denn als das baufällige Wirtshaus abgebrochen wird, findet man einen Balken, in dem diese Jahreszahl mit den beiden Namen Florian Florin und Maria Marugg eingeritzt sind.

1768 Alten Chroniken ist zu entnehmen, dass das «vordem wohlrenommierte Serneuser Bad im Abgang sei».

1816 und 1819 Vater und Sohn Jann erneuern das Bad, übergeben es aber bereits ein Jahr später Andreas Geroll.

1825 Der Churer Stadtarzt Dr. Eblin widmet eine Schrift der Geschichte der Schwefelquelle von Serneus, «diesem nicht unwichtigen Geschenk der Natur». Rund zwölf bis zwanzig Personen konnten damals untergebracht werden. Wenige Schritte neben dem Gasthaus liegt das Badehaus mit zwanzig Badekästen in zwei Abteilungen. Das Quellwasser entleert sich aus einem drei Zoll dicken Brunnenrohr in einen gewöhnlichen Brunnenkasten und wird von da in einen Kessel zum Erwärmen geleitet.

1841 Gleichzeitig mit dem Kurbad Andeer und dem Fideriser Bad wird am 12. Juni auch das Bad Serneus neu eröffnet.

1853 Dr. A. v. Planta veröffentlicht wissenschaftliche Angaben über die medizinische Wirkung des Wassers.

1846 und 1857 Vierhundert bis fünfhundert Personen besuchen pro Saison, die sehr kurz ist, die Schwefelquelle.

1886 Der Kurort Klosters erwacht. Die ersten grossen Hotelbauten entstehen. P. M. Tuffli lässt einen grossen Neubau in Serneus erstellen.

1893 Dr. K. Fischer, der als Assistent beim Davoser Physiotherapeuten Turban tätig ist, arbeitet in der flauen Sommerzeit als Kurarzt in Serneus.

1910 Ein Hochwasser im Ausserprättigau richtet verheerende Schäden an.

1942 Nach dem Zweiten Weltkrieg muss das Bad Serneus geschlossen werden. 1943 und 1944 dienten die Gebäude als Internierungslager.

1961–1974 Die Geschwister M. Mahler und E. Mayer führen den Betrieb recht und schlecht.

1974–1976 In einer Form von Aktiengesellschaft wird versucht, das Bad neu zu beleben.

1976 Kaspar Weber, ein Baumeister, kauft Bad Serneus. Er lässt das alte Kurhaus von Grund auf renovieren, baut das Hallenbad und engagiert ein erstklassig ausgebildetes Direktionsehepaar, Susi und Peter Draeger.

von Chur empfahl den «Curanten», «sich mit warmhaltenden Kleidern, mit Hembteren, Schlaffhauben, Schnupftüchern, Bad-Mänteln und Leylachen, auch Pantoffeln einzudecken». Seine Kur-Ratschläge sind ebenso barbarisch, wie sie zu dieser Zeit anderswo in den Schweizer Heilbädern auch waren: «Den ersten Tag bade man zwey Stund; den Andern drey; den Dritten vier; den Vierten fünf; und also fortan, biss eine starke Persohn auf sieben (höchstens acht) Stunden des Tags komt.»

In Serneus kursiert immer noch die Geschichte jenes Metzgers aus Zürich, der vor dem Zweiten Weltkrieg gute Beziehungen zum Bad Serneus pflegte. Er warb unter seiner Metzgerei-Kundschaft fleissig für einen Kuraufenthalt, bis er sich eines Tages selber entschloss, nach Serneus zu reisen. Er litt an hartnäckigem Rheumatismus und festgesessenem Ischias. Doch der Gute blieb offenbar zu lange im Badkasten, auf jeden Fall erlebte er eine heftige Überreaktion. Er wurde durch sehr heftige Schmerzen geplagt und war mehrere Wochen arbeitsunfähig. Er schrieb dem damaligen Eigentümer von Serneus einen bissigen Brief und machte das Bad bei seiner Kundschaft schlecht. Doch ein Jahr später kam der Metzger wieder nach Serneus, denn nach seiner Leidenszeit fühlte er sich wohl wie noch nie im Leben. Die Schmerzen waren verschwunden. Badewirt und Kurgast versöhnten sich bei einem Glas Veltliner. Die Quelle ging als stolzer Sieger aus den Querelen hervor.

Der heutige Badegast bleibt höchstens zwanzig Minuten im warmen Bad und gönnt sich nachher auf dem Zimmer oder auf einem Liegestuhl mindestens eine halbe Stunde Ruhe. Wer länger im Wasser bleibt, weil er nach Konsumentenart den Eintrittspreis voll ausnützen will, der tut sich nichts Gutes. Heilwasser ist nicht einfach warmes Wasser. Respekt vor all seinen Kräften, die es auf seinem langen, unterirdischen Lauf gesammelt hat, den habe ich auf meiner Bäderfahrt gelernt. Kommen beim Kurgast neben dem Baden noch Therapien hinzu, hat der Körper recht

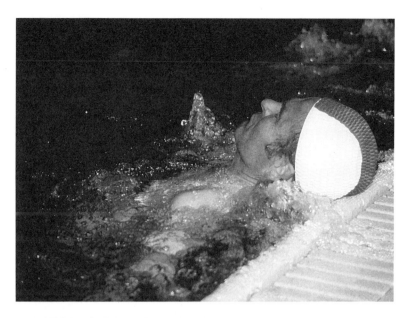

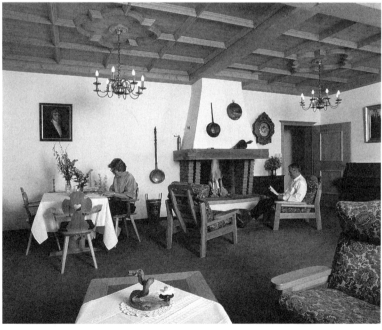

Das heilende Schwefel-
wasser wird seit Jahr-
hunderten gerühmt.

Das Prättigäu ist voller
Sagen, die man sich
abends im Cheminée-
zimmer erzählt.

viele Umstellungen zu bewältigen. Eine tiefgreifende Umstimmung zur Heilung findet meist erst in der dritten Kurwoche statt. Auch mit Trinkkuren sollte niemand übertreiben. Das kalte Schwefelwasser ab Brünnlein hinter dem Badehotel riecht leicht nach Schwefel und wirkt abführend. Mehr als zwei Becher pro Tag sind nicht ratsam.

Wo Lady Di und Fergie tanzten

Hinter der Erfolgsgeschichte von Bad Serneus steht ein Mann – der Big-Boss –, so nennen ihn seine vier erwachsenen Söhne. Kaspar Weber erwarb mit anderen Aktionären zusammen 1974 das Bad von den Geschwistern Mahler/Mayer. Als sich ein Partner nach dem anderen zurückzog, erschrocken über die hohen Kosten, die eine Renovation verursachen würde, stieg Kaspar Weber optimistisch ganz allein in die Steilwand ein. Nach der Eingangshalle und dem Restaurant liess er alle Gästezimmer renovieren, das westlich gelegene Nebengebäude aufstocken und ein grosses, gedecktes Hallenbad bauen.

Kaspar Weber ist ein Mann aus altem Schrot und Korn, aus jenem Stoff, aus welchem die alten Erfolgsgeschichten gewoben sind: «Vom Tellerwäscher bis zum Millionär.» Dreizehn Kinder waren sie zu Hause im kleinen Ort Saas im Prättigau. Zuerst lernte Kaspar Metzger. Später wurde er Baumeister. Früher als andere, die ihm heute wohl seinen Erfolg neiden mögen, sah er die Entwicklung von Klosters zum internationalen Kurort voraus. Er kaufte und verkaufte Land, spezialisierte sich auf luxuriösen Chaletbau und vermietete die Häuser an finanzkräftige Gäste. Seine Frau Leni richtet die Häuser mit unnachahmlichem Geschmack mit Antiquitäten ein, die sie selber zusammensucht. Die Chalets liegen auf der Höhe über Klosters, dort, wo die Landquart von der herrlichen Alp Monbiel herunterkommt. Dort steht auch Webers Restaurant Höhwald, ein handwerkliches Meisterwerk der Zimmermannskunst mit wunderschönen Holzarbeiten. Hier haben Lady Dy

und Fergie übermütig mit Skilehrern und Bergführern und Jägern getanzt. «Ich habe beide auf den Armen getragen», erzählt mir Kaspar Weber verschmitzt. Ihn, den einfachen Sohn aus dem Prättigau, beeindruckt die Prominenz kein bisschen. Er kennt zu viele aus Geld- und echtem Adel. Lange Jahre waren die Windsors, aber auch König Gustav von Schweden mit seiner Familie hier in Klosters Stammgäste.

In der Jägerstube im Höhwald zeugen die Geweihe an den Wänden, dass wir uns hier mitten im Jagdgebiet der passionierten Graubündner Jäger befinden. Hier oben in dieser prachtvollen Alpenwelt horsten Adler, und zwischen den Zwergsträuchern nistet noch heute das Auer- und das Steinhuhn. Im schroffen Felsgewirr ergattern sich die Jäger ihre Gemsen. Im Forst wohnen Hirsche, Rehe und Hasen.

Als Kaspar Weber das Wagnis auf sich nahm, das Bad Serneus zu erwerben, da erfüllte er sich einen alten Traum. Schon immer hatte er davon geträumt, eine eigene Quelle zu besitzen. Die Prättigauer, die das Schwefelwasser von Serneus bestens kannten, sollten hier neben auswärtigen Gästen wieder baden können. Es mag ihm die «Goldbrünneli»-Sage im Kopf herumgespukt haben.

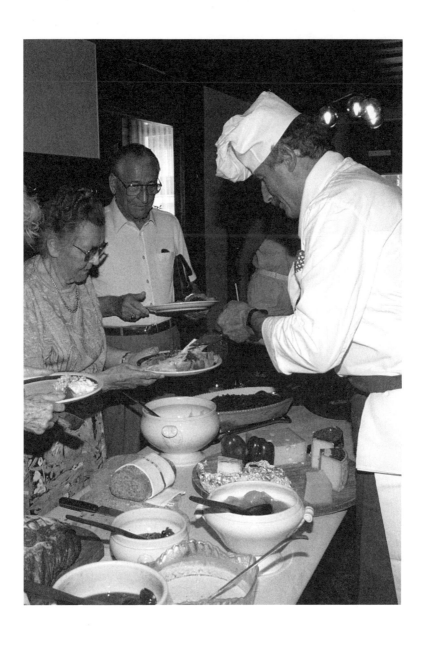

**Der Patron sorgt höchst-
persönlich für das
Magen-Wohlbefinden.**

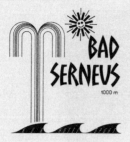

Lage

Serneus liegt unterhalb von Klosters im Prättigau (Graubünden), Bezirk Oberlandquart.

Anreise

Per Auto via Landquart–Klosters. Wenn man vom Unterland her kommt, führt vor Klosters eine Strasse scharf rechts nach unten zur Landquart und zum Heilbad. Per Bahn via Landquart.

Klima

Alpines Reizklima, 1000 m ü. M. Staub- und nebelfreie Lage am Waldrand und am Flusslauf der Landquart.

Auskunftsstellen und Adressen

Kurverein Serneus, 7249 Serneus. Öffnungszeiten: Mo–Fr 9–11, 16–18 Uhr. Sa 9–11 Uhr. Tel. 081/69 48 10. Verkauf von Tageskarten und Wochenendabonnements der Bergbahnen. Verkauf von Ferienpässen.

Kur- und Sporthotel Bad Serneus, 7249 Serneus. Tel. 081/69 14 44, Fax 081/69 22 51. Direktionsehepaar: Susi und Peter Draeger. Geöffnet von Mitte Dezember bis eine Woche nach Ostern und von Mitte Mai bis Ende Oktober.

Ortsgebundene Heilwasser

Hochwirksame kalte Schwefelquelle (7–8°C), mit hohem Sulfat-, Hydrocarbonat-, Kalzium- und Natriumgehalt.

Heilanzeigen

Erkrankungen des Stütz- und Bewegungsapparates, rheumatische Krankheiten, Arthrosen, Herz- und Kreislaufstörungen, Stoffwechselkrankheiten, Haltungsschäden, nervöse Störungen, Nachkuren nach Krankheiten, Spitalaufenthalten, Operationen und Unfällen.

Kontraindikationen

Für schwer Behinderte ist das Schwefel Heilbad Serneus nicht geeignet. Es ist ein Sport- und Kurhotel und kein Spital.

Medizinische Betreuung

Dr. med. Jörg Egger und Dr. med. Markus Kamber, 7250 Klosters, sind dreimal wöchentlich im Kurhotel. Beide sind Tag und Nacht einsatzbereit. Wenn der Gast die Kur mit der Krankenkasse abrechnet, ist eine Betreuung durch den Kurarzt unumgänglich.

Ärztlich verordnete Therapien

Bewegungstherapien mit Physiotherapeutin, medizinische Massagen, Teilmassagen, Lymphdrainage, Unterwassermassagen, Stangerbäder, Heublumenpackungen, Naturmoorpackungen, Inhalationen, Kräuter- und Moorbäder, Kneippgüsse und Wechselbäder.

Wellness in eigener Regie

Ganzmassagen, Teilmassagen, Fussreflexzonenmassagen, Cellulitisbehandlung, Kräuterbäder, Sauna, Gymnastik im Schwefelbad für Rheumapatienten und Hausgäste.

Infrastruktur

Vier-Stern-Hotel mit grosser, mit antiken Möbeln eingerichteter Eingangshalle, grosser Gartensitzplatz, Restaurant, gemütliches Cheminéezimmer, Thermalschwimmbad.

Sport

Winter: Parsenngebiet in unmittelbarer Nähe, eines der grössten Skigebiete der Schweiz (Abfahrtspiste bis vor das Hotel), einmaliges Sulzschneefahren im Frühling (Mitte März– April) in Madrisa, sehr gut präparierte Langlaufloipe, die direkt am Hotel vorbeiführt, Natureisbahn, Schlittelbahn in Klosters, Pferdeschlittenfahrten, Gleitschirmschulen, ausgedehntes Winter-Wandernetz, Schwimmen im Thermalbad.

Sommer: Geheiztes Freiluftschwimmbad in Klosters, Sportplatz für Fussball und Volleyball, Tennisplätze und Tennishalle in Küblis und Davos, sehr gutes Wanderwegnetz, geführte Wanderungen und Bergtouren, Bachforellen-Fischerei vom 1. Mai bis 1. September in unmittelbarer Nähe des Heilbades, Mountain-Bike-Wege.

Ausflüge

Herrlicher Alpengarten auf Madrisa. Geführte Pflanzen- und Pilzexkursionen und Waldbegehungen. Der Waldbegehungsweg führt am Kurhotel Serneus vorbei bis nach Klosters. Gletschertouren. Weisser Sport im Winter, der Parsenn ist nah.

Kulturelles Angebot

Diverse Museen und Galerien in Klosters. Klassische Sommerkonzerte. Folklore- und Theaterabende der Ortsvereine und Gastgruppen.
Kontaktadresse Klosters: Johannes Haltiner, Kulturgesellschaft, 7250 Klosters, Tel. 081/69 13 15.
Neu in Davos Platz: Ernst-Ludwig-Kirchner-Museum. Ernst Ludwig Kirchner (1880–1938) lebte von 1917 bis zu seinem Tode in Davos. Er gilt als einer der bedeutendsten deutschen Expressionisten.

Das gibt es nur im Bad Serneus

Eine liebevolle, unaufdringliche Betreuung. Im Frühling und Sommer gemeinsames Bestimmen von Blumen und ein wöchentlicher Alpausflug mit Älpler-Mittagessen im Freien. Im Winter Mondschein-Spaziergänge im Schnee und zum Abschluss Glühwein und Singen und Sagenerzählen am offenen Feuer. In Serneus kurt die Seele mit.
Das ist im Preis inbegriffen: Zimmer, Halbpension (auf Wunsch auch Diät), Eintritt Hallenschwefelbad: von 8–15 Uhr für die Kurgäste reserviert. Bad geöffnet bis 21 Uhr. Gratisbus Serneus–Klosters. Kinder im Elternzimmer 30–50% Ermässigung.

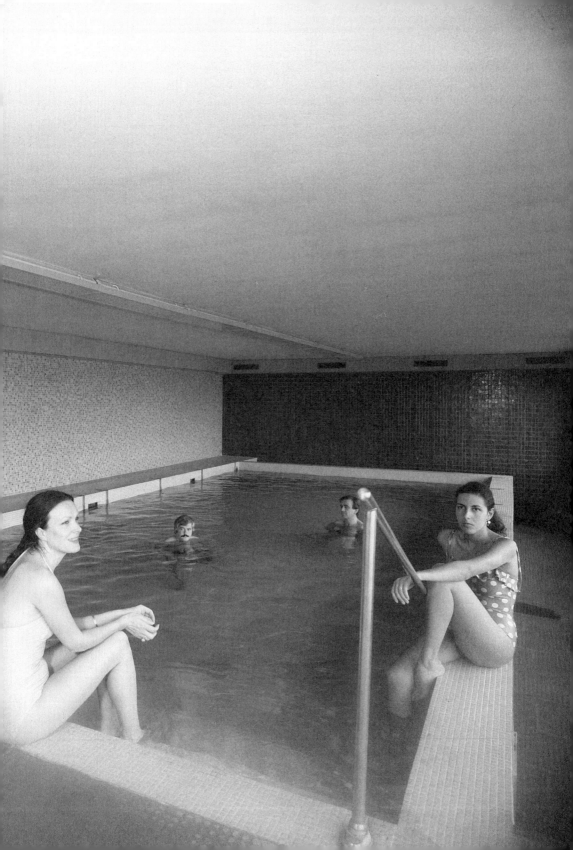

Das Wasser des Thermal-
schwimmbads hat 34 °C
und wird aus der direkt
unter dem Hotel lie-
genden starken Schwe-
felquelle gespiesen.

Stabio
Campagna adorna

Wie ein Sporn greift die Südwestecke des
Mendrisiotto, die mit den Dörfern Ligornetto, Genestrerio und Stabio besetzte Campagna adorna (gesegnete Landschaft), nach Italien hinein. Und hier findet sich das einzige
Heilbad der Südschweiz, das Hotel Terme di
Stabio. Es steht direkt über der eigenen starken
Schwefelquelle, die den Ruhm dieses Heilbades
ausmacht. Seit 1938 ist es in Privatbesitz der
Familie Bobbià. Unter der engagierten Leitung
des heute über achtzigjährigen ehemaligen Bau-
meisters und Sindaco von Stabio, Francesco
Bobbià, begann die erste Etappe eines unaufhör-
lichen Aufstieges. Dank dem modernen Management seines Sohnes, Pasquale Bobbià, bekam
die Terme di Stabio den Ruf, ein Kleinod zu sein,
viel zuwenig bekannt in der Deutschschweiz.
Francesco II. steht bereits in den Startlöchern.
Nach seiner Ausbildung an der Hotelfachschule
in Lausanne, will der Grosssohn von Francesco I.
die Tradition dereinst weiterführen.

Das Hotel Terme di Stabio versteht sich in
erster Linie als Kurhotel – allerdings ohne Spitalatmosphäre. Alle Behandlungen werden hier
ausschliesslich auf ärztliche Verordnung von
diplomierten Therapeuten durchgeführt. Für
Suva-Patienten steht eine eigene, in sich
geschlossene Abteilung im Kurhotel zur Verfügung. Wellness- und Schönheitsprogramme, wie
sie in anderen Badekurorten Mode geworden
sind, gibt es hier nicht, dafür viel Herzlichkeit,
Lebensfreude, Gaumenfreuden und Tanz – mindestens zweimal pro Woche.

181

Zersiedelte Landschaft

Eva Jung, die attraktive Leiterin der Therapieabteilung des Hotels Terme di Stabio, holte uns – Anne Voss, die Regisseurin der Fernsehserie über die Thermen der Schweiz, und mich – am Bahnhof Chiasso ab. Ich hatte viel vom Mendrisiotto gehört und erwartete, hier eine paradiesische Landschaft mit dem vielgerühmten toskanischen Licht zu finden. Doch von Chiasso, der überfüllten, lärmigen, stinkenden, mit allen Segnungen der Neuzeit geplagten Grenzstadt bis hinauf nach Stabio schimmerte die idyllische, toskanische Campagna adorna nur noch bruchstückhaft auf. Eine zersiedelte Landschaft, vor der sich die Weinberge in die Hügel zurückgezogen haben. Wo Menschen Arbeit und Brot finden, ist es selten mehr schön. Die Flucht der Bewohner von Chiasso aufs Land hat auch nicht nur zur Erhaltung der Gegend beigetragen.

In dieser Gegend hat die Bevölkerung am historischen 6. Dezember 1992 zum EWR Vertrag nein gesagt. Und wenn man etwas näher hinschaut, kann man verstehen warum. Stabio beispielsweise zählt rund dreitausendsechshundert Einwohner. Aber täglich kommen etwa viertausend Pendler aus Italien hierher zur Arbeit in den umliegenden Industriequartieren. Früher mussten die Berufsleute, die Maurer, die Steinmetzen, die Zuckerbäcker des Mendrisiotto emigrieren, wenn sie ihre Familie ernähren wollten. Sie arbeiteten in der Innerschweiz oder wanderten nach Frankreich und Kanada aus. Die Frauen führten inzwischen zu Hause das Regiment. Spuren dieses Matriarchats finden sich heute noch. Die Mutter von Francesco Bobbià führte beispielsweise eine eigene Tabakfabrik. Heute emigrieren in diese Gegend die Menschen aus Oberitalien, um als Pendler hier Arbeit zu finden. Doch das verdiente Geld geben sie zu Hause in Italien aus...

Und doch sprach mich diese Landschaft an. Es mag sein, dass Eva Jung, die als begeisterte Reiterin die Gegend in ihrer ganzen intimen Schönheit kennt, mich mit ihrer Schilderung von versteckten Schönheiten ansteckte. Denn das Mendrisiotto ist das Gebiet der grossen Architekten des barocken Rom, Francesco Borromini, Carlo Maderno und Carlo Fontana. Von jeher hat das Mendrisiotto auch viele Schriftsteller inspiriert, wie Francesco Chiesa oder Gerhard Hauptmann, oder Musiker wie Giacomo Puccini. Es ist nicht nur eine kreative Landschaft, sondern sie bringt auch besonders kreative Menschen hervor. Das vermeinte ich zu spüren.

Ein dichtes öffentliches Verkehrsnetz gewährleistet heute die Kontakte unter den grössten Ortschaften und den abgelegensten Dörfern. Ein Spinnennetz von Pfaden führt von einer Entdeckung zur anderen. Das Mendrisiotto ist noch nicht von der Ameisenstrasse des Massentourismus zum Postkarten-Cliché geworden. Und von den Hügeln aus wird die Campagna adorna wie durch Zauberhand wieder sichtbar, im leichten Bodennebel verschwinden die Konturen der Industriequartiere am Horizont, und steile Zypressen ziselieren die Übergänge von Hügel zu Hügel, ganz wie in der Toskana.

Die Colline Bobbià

Die noblen Gäste des 19. Jahrhunderts waren längst verschwunden, als Francesco Bobbià, der Bauunternehmer, das seit 1930 geschlossene Hotel Terme kaufte. Er glaubte unverbrüchlich an den Schatz, der da ungenutzt direkt unter seinen Füssen, unter dem Hotel lag. Der kultivierte Mann mag sich an den grossen Dichter Alessandro Manzoni erinnert haben, der hier um 1874 im schwefelhaltigen Wasser Heilung von seiner Arthritis fand und den Ruhm der Quelle von Stabio in ganz Oberitalien verbreitete. Als Francesco Bobbià das Hotel übernahm, hatte es knapp sechs Zimmer und sechs Marmorbadewannen. Ohne die unermüdliche Mithilfe seiner Frau Maria, der guten Seele des Hauses, wäre der Aufstieg wohl nicht zu schaffen gewesen. Denn mit der politischen Gemeinde Stabio hatte er das Heu nicht auf der gleichen Bühne.

Solche tiefen Gräben habe ich als Bundeshausjournalistin zwischen den Parteien eigentlich nur noch im Nordjura und im Wallis erlebt. Es ist Francesco Bobbià zu verdanken, dass nicht sämtliche Schienen der ehemaligen Eisenbahnlinie Mendrisio–Varese, die durch einen Schildbürgerstreich ohnegleichen aufgehoben wurde, herausgerissen wurden. So funktioniert heute zumindest noch der Abschnitt Mendrisio–Stabio Sta. Margherita. Die Linie endet heute vor einem Gittertor am Rande des Waldes.

Wenn ich zum ersten Mal an einem unbekannten Ort oder in einer unbekannten Stadt bin, dann erwandere und erschnuppere ich sie. Auf der modernen Post in Stabio erkundigte ich mich nach dem Ortsmuseum in Stabio mit Ausstellungen über die bäuerliche Vergangenheit der Menschen dieser Gegend. Und da anerbot sich ein älterer, rüstiger Herr, mir den Weg zu zeigen. Ich hatte mir gewünscht, ihn kennenzulernen, und da war er, der ehemalige Sindaco von Stabio, der Gründer des heutigen Heilbades, Francesco Bobbià. Ein kämpferischer, eigensinniger Mann, der nichts von faulen Kompromissen hält und bis oben hin voller Geschichten steckt. In Sohn Pasquale Bobbià steckt eine ganze Menge von diesen Eigenschaften. Zäh, verantwortungsbewusst, kompromisslos, geradeheraus hat er Stabio zu dem gemacht, was es heute ist, ein Kleinod.

Grosszügig wurden wir im kleinen, privaten Essraum der Therme bewirtet. Pasquale Bobbià kann sich nicht erinnern, als Kind jemals allein mit seinen Eltern und seiner Schwester gegessen zu haben. Der lange Tisch war immer mit Gästen, vor allem Künstlern, umlagert, die die interessanten Gespräche und das gute Essen zu schätzen wussten. Gegen Mittag trafen sie ein, die Künstler der Umgebung, vor allem aus dem Bildhauerdorf Ligornetto. Die Freundschaft der Bobbiàs mit den Malern Luciano Uboldi, Aldo Datocchi und vor allem mit den berühmten Architekten Alberto Sartori, Professor aus Lausanne, lässt sich eindrucksvoll ablesen an den in der Hotelhalle und dem

Kurz-Geschichte

Quellengeschichte Bei vorwiegend landwirtschaftlichen Betrieben musste die Suche nach Bewässerungsmöglichkeiten im 17. Jahrhundert gemeinsame Sache sein. Aber die Ergebnisse der Bohrungen in Stabio waren besorgniserregend. Nicht selten sprudelte aus dem Untergrund Wasser von höllischem Gestank. Als 1682 die neue Gemeindekirche erbaut wurde, sprudelte auf dem Bauplatz eine Quelle hervor, die einen durchdringenden Geruch nach faulen Eiern ausströmte. Das, wie es der Volksmund nannte, «faule Wasser» wurde auf Anordnung der Gemeinde sofort umgeleitet und zugeschüttet, damit die «giftige» Höllenausdünstung der Gesundheit der Bürger nicht schadete.

Römerzeit In Stabio steht unter römischer Besetzung eine Kavallerie-Kaserne. Der Name Stabulum Caesaris (für Stall) führt später zum Ortsnamen Stabio.

1682 Als die Gemeindekirche erbaut wird, sprudelt auf dem Bauplatz eine Quelle hervor, die einen durchdringenden Geruch nach faulen Eiern ausströmt. Als Tor zur Hölle wird die Quelle von der abergläubischen Bevölkerung sofort wieder zugeschüttet.

1808 Cav. Abate Moretti, der um diesen Quellenfund weiss, sagt deren Nützlichkeit voraus.

1809 Pater Monguzzi vom Fatebenefratelli-Orden in Mailand führt eine erste Wasseranalyse durch.

1833 Dr. Carlo Lurati, Biologe und Chemiker, beginnt sich auf Anregung der Helvetischen Gesellschaft für Naturwissenschaften für die Quelle zu interessieren.

1835 In einer Kantonsbeschreibung des Tessins rügt der erste Tessiner Bundesrat, Stefano Franscini, dass es eine Sünde sei, das Heilwasser nicht zu nutzen.

1844 Pater Ottavio Ferrario untersucht das Heilwasser und veröffentlicht eine Studie darüber.

1852 Um die verschüttete Quelle wieder zu finden, beschliesst die Gemeindeversammlung Bohrungen durchzuführen. Sie wird in einer Tiefe von fünf Metern wiederentdeckt.

1853 Die erste Kuranstalt, die Stabilimento Maderni ed il Sociale, wird eröffnet.

1856 Nach Ausbauarbeiten wird die Kuranstalt, nach ihrem Erbauer Maderni genannt, eingeweiht. Sie zieht illustre Gäste aus Oberitalien an.

1874 Der Vorläufer des heutigen Kurhauses Stabio wird eingeweiht.

1938 Der Baumeister Francesco Bobbià kauft das in der Zwischenzeit in Vergessenheit geratene Bad. Es hat zwölf Betten und sechs Badewannen. Unter der Leitung seines Sohnes Pasquale Bobbià wird es zum weitherum bekannten Kurhaus ohne Spitalatmosphäre. Es besitzt achtzig Betten, ein Thermalschwimmbad und eine eindrucksvolle Therapieabteilung.

Essraum aufgehängten Bildern. Der dritte Bobbià, Francesco II., ist bereit, in die Fussstapfen seines Vaters zu treten. Nach der Hotelfachschule in Lausanne hat es ihn wieder nach Stabio zurück gezogen. Hier sieht er seine Zukunft. Grosse Ausbaupläne liegen bereit. Ein Aussen-Thermalschwimmbad ist geplant, die Erweiterung des Hotels und der Therapieabteilung. Vor allem aber, die Strasse muss weg. Was früher als Vorteil angesehen wurde, dass man nämlich mit dem Auto direkt vor die Terme di Stabio fahren konnte, erweist sich heute als Handicap. Denn die hübsche Parkanlage liegt jenseits. Die Strasse trennt das Hotel von seiner Grünanlage.

Wir waren an einem Karfreitag hier zur Recherche und erlebten eine der historischen Prozessionen. Diese Prozession des Karfreitags ist religiöser Art, streng und feierlich. Religiöse Bruderschaften und Vereinigungen mit beleuchteten Lampen und Emblemen der Passion und Musikgruppen begleiten den toten Christus und die schmerzerfüllte Madonna. Die Prozession zog auf der umstrittenen Strasse dicht am Hotel Terme vorbei. Bis Mitte der neunziger Jahre wird die Prozession einen anderen Weg gehen müssen, wenn die Gemeinde sich nach langen Querelen endlich zur Auflösung der Strasse entschliesst und die Bobbiàs expandieren können.

Übrigens, die Colline Mirabelle hinter der Therme heisst im Volksmund schon lange Colline Bobbià. Hier haben die Familienangehörigen ihre privaten Häuser. Und Pasquale Bobbià hält sich als Hobby seine zwanzig Hirsche.

Das dreigeteilte Haus

Jeder Badekurort, jedes Heilbad hat seinen unverwechselbaren Charakter. Die Terme di Stabio besteht eigentlich aus drei Teilen. Da ist erstens einmal das bequeme Hotel mit hübschen Zimmern mit allem Komfort. Dazu gehört ein heller Esssaal und eine anheimelnde Hotelhalle sowie das Grotto mit offenem Kamin für gemütliches Zusammensitzen.

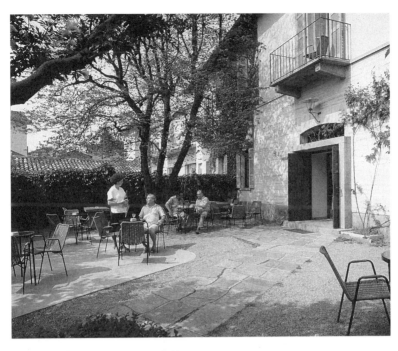

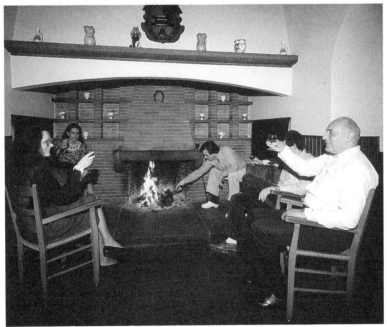

Zweimal in der Woche
wird hier bei schönem
Wetter im Freien getanzt.

Im Herbst gehört das
Maronibraten am offenen
Kamin zum beliebten
Zeitvertreib.

Die Kurgäste, die hier wohnen, werden nicht selten von Familienangehörigen oder Bekannten begleitet, besonders, wenn sie schlecht zu Fuss sind. Obwohl der Bus an der Strassenecke dicht beim Hotel hält, sind die Strassen ohne Trottoirs und die vielen Steigungen doch mühsam für jemanden, der mit Gehbehinderungen zu kämpfen hat. Das Hotel ist kein Spital, ist nicht rollstuhlgängig. Es steht zwar unter der ärztlichen Leitung des Rheumatologen Dimitru Civica, der mit seinem Charme auch die sprödesten Patienten für sich einnimmt, aber es steht beispielsweise keine Krankenschwester zur Verfügung. Doch ist das Personal unendlich liebenswürdig und hilfsbereit: Den Kurgästen steht selbstverständlich das Thermalschwimmbad (34 °C) zur Verfügung, und in der von Eva Jung vorbildlich geleiteten Therapieabteilung finden sie individuelle Betreuung. Die Kabinen sind nicht bloss mit Vorhängen voneinander getrennt, sondern haben die Intimität von Einzelzimmern. Von A bis Z hat jeder Gast seinen eigenen Therapeuten.

Etwas muss man wissen: Die Verwaltung akzeptiert die Bezahlung seitens einer Krankenkasse oder einer Versicherung nur, wenn bei Beginn des Aufenthaltes eine direkt an die Terme von Stabio adressierte Kostengutsprache für sämtliche Leistungen vorliegt. Es ist mühsamer und oftmals enttäuschend, wenn man als Kurgast im nachhinein die Krankenkasse und Versicherung um Rückerstattung angehen muss. Innerhalb der Terme di Stabio gibt es eine in sich geschlossene Abteilung für Suva-Patienten. Sie haben ihre eigenen Aufenthalts- und Essräume. Meist sind es Tessiner, die hier kuren. Sie ziehen Stabio bei weitem einem unvertrauten Kurort in der Deutschschweiz oder der Romandie vor. Die Terme di Stabio hat aber noch einen anderen, einen dritten Aspekt, und der ist sozialer Natur: Gerade weil die Krankenkassen bei Badekuren oftmals knauserig sind, offeriert die Verwaltung in der sogenannten Volksabteilung den Gästen einmalige Vorzugspreise. Für Übernachtung in einfachen Zimmern, Voll-

pension, Arztbesuch und zwei Therapien pro Tag werden sage und schreibe nur Fr. 165.– verrechnet.

Stabios Kurgäste oder Feriengäste stammen aus der Deutschschweiz und aus dem Tessin. Sechzig Prozent kommen wegen eines Rheumaleidens, dreissig Prozent sind zur Nachbehandlung nach einer Operation oder einem Unfall hier, und zehn Prozent suchen Heilung von einer Hautkrankheit oder von einer Erkrankung der oberen Atemwege. Die Inhalation, Aerosol, ist eine der grossen, hilfreichen Therapien, die Stabio anzubieten hat. Hier sind es zunehmend Kinder, die zur ambulanten Behandlung kommen. Ein Grossteil der Patienten werden ambulant behandelt. Und damit der Hotelbetrieb nicht durch ein ständiges Kommen und Gehen gestört wird, sind die Therapieräume durch einen direkten Eingang von der Strasse her zu erreichen.

Stabio: la belle laide

Die Franzosen kennen den Begriff der «belle laide», der schönen Hässlichen, die soviel unvergesslicher ist als jede makellose Pin-up-Schönheit. Und so kommt mir Stabio vor.

Eigentlich war ich der Meinung, den Tessin sehr gut zu kennen, bis ich nach Stabio kam. Ich wusste zwar, dass die Tessiner alles andere sind als zoccolitragende, ewig fröhliche Bionda-Bionda-Sänger. Ich kenne die lieblichen Seelandschaften und die herben Täler bis hinauf nach Bosco Gurin, die Rustici, die Piazzas mit den Arkaden und den Cafés, vor welchen die Touristen im Freien die Sonne geniessen. In Stabio: nichts von alledem. Keine schicken Boutiquen, keine Strassenrestaurants, praktisch keine Touristen, ausser den Besuchern der Terme. Stabio ist herb, verschlossen, unnahbar. Die Häuser sind wie in alten lombardischen Dörfern bis hart an die trottoirlosen Strassen gebaut. Stabio scheint nicht gewillt, irgendwelche Konzessionen an Touristen-Clichés von der Sonnenstube zu machen. Viele der schönen Bürgerhäuser mit ihren Innenhöfen schreien förmlich nach Renovierung.

Aber, wie schön ist doch dieses Stabio. Auf der Piazza Maggiore, dem Herzstück Stabios, das man von der Hauptstrasse her über eine steile Hügelstrasse erreicht, oder von der Terme di Stabio aus um den Schlosshügel herum gehend, stehen sich die Kirchen San Giacomo und Cristofero gegenüber. Hier wurde im Mittelalter die Quelle, die so teuflisch nach faulen Eiern roch, raschestens wieder zugeschüttet, weil man fürchtete, auf ein Tor zur Hölle gestossen zu sein. Der Schlosshügel von Stabio, zu dessen Füssen das Hotel Terme liegt, ist vom mythischen Kranz der Eschen umgeben. Die Via Caesare erinnert an die römische Besetzung. Hin und wieder ein Durchblick in einen Cortile, Innenhof. Jeder Backstein noch unverfälschtes, unbekanntes Tessin, romantisch und geradezu würzhaft ursprünglich. Blick in winzige Gärtchen, die sich an den Hügel schmiegen. Und im Höherwandern der Ausblick auf die Akazien- und Kastanienwälder, hinter denen Italien liegt.

Bermudadreieck der Schmuggler

Zwei Drittel des Mendrisiotto ist von Italien umgeben. Die Grenze liegt rings um Stabio so hautnah, dass hier ein eigentliches Schmuggelparadies entstand. Viggiù, ein hochgelegenes Nachbardorf Stabios, galt als eigentliches Schmugglernest. Während der Mussolini-Diktatur liess das italienische Regime die offene grüne Zone zur Schweiz hermetisch abschliessen, um den verzweifelten Flüchtlingen den Weg abzuschneiden. Noch heute zeugen drei Meter hohe Drahtgitter von dieser Zeit. Nur, in diese Drahtgitter sind Hunderte von Löchern geschnitten. Wer wurde in den dichten Akazienwäldern verfolgt, verhaftet? Wem galten und gelten die Schüsse? Über diese nahen Grenzen kamen früher die politischen Flüchtlinge, später die Schmuggler und heute die Wirtschaftsflüchtlinge.

Südliche Lebensfreude

Von Stabio aus liegt Italien greifbar nah: fünfzehn Minuten bis zu den oberitalienischen Märkten Varese und Como, nur eine halbe Stunde bis Mailand. Hier ist die Schweiz nicht mehr die Schweiz, aber Italien ist auch noch nicht Italien. Das alles vermischt sich zur Eigenständigkeit der Charaktere inmitten einer sinnesfreudigen Landschaft. Hier ist man mit südlicher Lebensfreude den Genüssen dieses Lebens zugetan. Unter der Aufsicht der Cantina Sociale von Mendrisio wird eine zwanzig Hektaren umfassende Dömäne mit einem Bestand von 75 000 Weinstöcken kultiviert und zu einem der höchstbewerteten Merlots vinifiziert, dem Montalbano. Das Anbaugebiet liegt direkt auf den Hügeln hinter Stabio.

Wer hier nie Spezialitäten der Region oder der Lombardei genossen hat, wie die Gnocchi ticinesi al sugo, eine Pasta al pomodoro, eine Polenta e brasato, zusammen mit einem guten Schluck Merlot, weiss nichts von den Freuden des Lebens. Im Herbst braten die Gäste selber die Kastanien im offenen Cheminée des Grotto im Hotel Terme. Da die Atmosphäre angenehm, freundlich und locker ist, hört man hier die Kurgäste auch weitaus weniger über die eigenen Bresten brüten. Zweimal in der Woche wird in der Terme di Stabio getanzt. Neben den Hotelgästen finden sich auch Bewohner von Stabio ein. Auch zur Sonnwendfeier geht es in Stabio hoch her. Es wird nicht jedes Jahr gefeiert, aber wenn, dann geht die Post ab. In jedem Haus, das über einen typischen Innenhof (Cortile) verfügt, wird ein Grotto improvisiert mit dem Besten, was Küche und Keller bieten. Und alle legen Hand an. Singen, Tanzen, Essen und Philosophieren führen alt und jung, sogar CVP und Freisinnige zusammen, Einheimische und die Gäste der Terme. Auf der Piazza Maggiore sind dann Zuschauertribünen aufgestellt. Vom Mummenschanz bis zur Commedia dell'arte war schon alles hier. Dann zeigt Stabio, dass es unter seinem abweisenden Äussern ein heisses Herz hat.

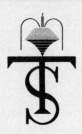

HOTEL TERME ★★★★

Lage

Stabio, im untersten Zipfel des Mendrisiotto gelegen, ist das einzige Heilbad der Südschweiz. Mendrisiotto ist zu zwei Dritteln seines Territoriums von Italien umgeben.

Anreise

Per Bahn bis Mendrisio-Chiasso. Direkte Autobusverbindung bis Stabio. Postautoverbindung Mendrisio–Stabio, Lugano–Varese–Stabio. Autobahn bis Mendrisio. Ausfahrt Ligornetto-Stabio, Richtung Varese (Italien).

Klima

Auf 347 m ü. M. gelegen, ist das Klima ausgesprochen mild und sonnig. Italien lässt grüssen.

Auskunftsstellen und Adressen

Verkehrsverein, Fax 091/472098. Das Hotel informiert die Gäste in eigener Regie. Adresse: Terme di Stabio, 6855 Stabio TI. Tel. 091/471564 oder 471565.

Ortsgebundene Heilwasser

Subthermale radioaktive Schwefelquelle, von 15 °C. Natrium-Hydrogenkarbonat-Chlorid-Wasser.

Heilanzeigen

Rheumatischer Formenkreis, Rehabilitation nach Unfällen und orthopädischen Operationen, stoffwechselbedingte Störungen und neurologische Erkrankungen.

Kontraindikationen

Fiebrige und ansteckende Krankheiten. Akute Fälle. Stabio ist zwar ein Kurhotel, aber kein Spital.

Medizinische Betreuung

Das Kurhaus-Hotel Terme di Stabio steht unter der Leitung eines bekannten Rheumatologen, Dr. Dimitru Civica. Er steht für Beratungen von Montag bis Freitag jeweils von 8–12 Uhr zur Verfügung. Für Gäste, welche mit einer Krankenkasse oder Versicherung abrechnen, ist die Antrittsuntersuchung obligatorisch.

Ärztlich verordnete Therapien

Schwefelbad, Fango, Massagen, Bindegewebsmassagen, Shiatsu, Unterwasserstrahlmassage, galvanisches Bad, Vollbad mit Kohlensäure, Elektrotherapie, elektrische Reiztherapie, Radar, Kurzwellen, Ultraschall, Heissluft, Extension, Heilgymnastik, Atemgymnastik, eine Spezialität: Inhalation-Aerosol. Alle Behandlungen werden ausschliesslich auf ärztliche Verordnung durchgeführt.

Wellness in eigener Regie

Stabio versteht sich in erster Linie als Kurhaus. Es bietet keine Schönheits- oder Fitnessprogramme an.

Infrastruktur

Das Hotel Terme di Stabio ist dreigeteilt. Es besteht zunächst aus einem komfortablen Hotel mit Restaurant und Grotto und schöner Hotelhalle; im weiteren aus einer in sich geschlossenen Abteilung für Suva-Patienten; zum dritten aus einer grossen Therapieabteilung und einem Gymnastiksaal mit separatem Eingang für Patienten, die zu ambulanten Behandlungen kommen. Hier ist auch eine preisgünstige Bettenabteilung angegliedert. Grosses, gedecktes Thermalschwimmbecken. Grosse Sonnenterrasse. Angenehme Parkanlage.

Öffnungszeiten Schwimmbad: Das Thermalschwimmbad mit 34 °C Wassertemperatur ist geöffnet: Mo–Fr 9.30–12, 14–15.30 und 16–17.30 Uhr. Sa 8.30–11 Uhr.

Sport

Tennis, Reiten, Boccia, Golf in Magliaso bei Lugano (18 Loch).

Ausflüge

Gandria: Zollmuseum, nur mit dem Schiff erreichbar. Ligornetto: Vela-Museum. Melide: Swiss-Miniatur. Mendrisio: Kunstmuseum. Meride: Fossilien-Museum. Morcote: Scherrer-Park. Rancate: Pinakothek. Monte Generoso (1704 m): im Auto bis Bellavista oder mit Zug ab Capolago. Monte S. Giorgio (1096 m): mit dem Auto oder Postauto bis nach Meride. Monte Brè (933 m) im Auto oder mit Drahtseilbahn ab Cassarate. Monte San Salvatore (912 m) mit der Drahtseilbahn ab Lugano-Paradiso.

Kulturelles Angebot

Pfarrkirche der SS. Giacomo und Cristofero (16. Jahrhundert). Kirche des S. Pietro und der Santa Lucia (16./17. Jahrhundert). Kirche der S. Margherita (romanisch, 1429). Oratorium der Assunta als Castello (16. Jahrhundert). Oratorium der Madonna del Caravaggio (17. Jahrhundert). Das Heimatmuseum Museo di Stabio, das über die bäuerliche Vergangenheit der Bewohner Stabios Auskunft gibt, ist sehenswert. Schöne, alte Bürgerhäuser mit Innenhöfen. Das Mendrisiotto selber ist eine Fundgrube für Kulturbeflissene. Es ist die Heimat der grossen Architekten des barocken Rom: Francesco Borromini, Carlo Maderno und Carlo Fontana.

Das gibt es nur in Stabio

Von der Lombardei inspirierte Küche mit Spezialitäten, die einem ein ewiges Magenheimweh bescheren.
Italien in Reichweite: Die reizvollen oberitalienischen Märkte sind in wenigen Minuten zu erreichen: Varese mit seinem berühmten Blumenmarkt, Donnerstag nur Vormittag, Montag bis Samstag von 7–17 Uhr. Como Dienstag und Donnerstag nur am Vormittag, Samstag von 7–17 Uhr. Am Freitag- und Samstagmorgen Fischmarkt. Spielervergnügen in Campione.

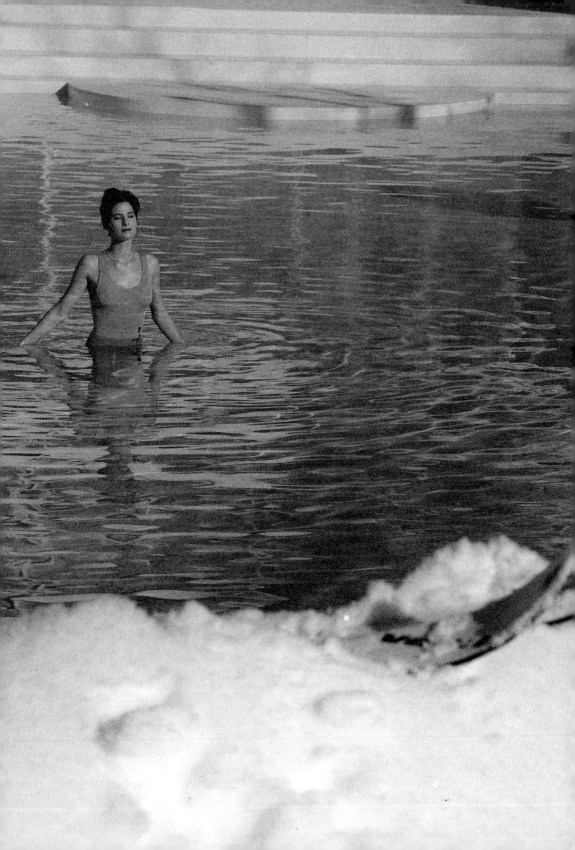

**Auf 1200 m Höhe
inmitten einer herrlichen
Bergwelt im reinen,
warmen Valser Wasser
baden: ein Luxusgefühl.**

Vals
S'isch guat,
's Valser Wasser

Das kleine Bergdorf Vals, ganz zuhinterst im Valsertal, ist flächenmässig die drittgrösste Gemeinde Graubündens. Bis in die jüngste Zeit gehörte sie zu den finanzschwächsten Orten des grossen Kantons. Heute reiht sich Vals in die Reihe der finanzstärksten ein. Das Wasser machte es möglich. Die Wasserzinsen des Zervreila-Stauwerkes bringen soliden finanziellen Rückhalt. Die rund achtzig Millionen Liter Valserwasser, die jährlich verkauft werden, bedeuten für rund vierzig bis fünfzig Arbeitnehmer im Valser Abfüllwerk Verdienst und Brot. Und nach dem fulminanten Aufschwung des Hotels Therme verdienen hier einhundertzwanzig Menschen – darunter viele Valser – ihren Lebensunterhalt. Vom Bädertourismus profitieren auch die Bergbahnen, die Händler, die Gasthäuser, der Verkehrsverein, die Gemeinde (Steueraufkommen), kurz, direkt oder indirekt das ganze Bergdorf.

Vals ist heute, nach vielen Misserfolgen und Rückschlägen, Alleinaktionär des Hotels Therme, der Badeanlagen und der Nebengebäude. Als solcher ist der Ort mit grossem Engagement – neben Bund und Kanton – massgebend finanziell beteiligt an den rund zweiundzwanzig Millionen Franken, die die Gesamtsanierung kosten wird. Die Ansprüche der Gäste sind gestiegen, die Nachfrage nach Vier-Stern-Komfort nimmt laufend zu, der Zahn der Zeit hat an den Thermalbädern genagt, die Therapieräume müssen modernisiert werden. Die Hotels und das Thermalbad Vals bilden zwar heute schon, dank eines klugen Managements des Hoteldirektions-Ehepaars Beatrice und Hansueli Baier, das Rückgrat des Valser Tourismus. Denn wer einmal hier war, der kommt wieder. Den Anschluss an die Zukunft werden die Valser deshalb mit Bestimmtheit nicht verpassen. Zu nah ist die Erinnerung an jene Zeit, wo die Jugend abwandern musste, weil sich in dieser herrlichen Landschaft, zu Füssen des mächtigen Adulagebirges, keine Existenzmöglichkeiten boten.

191

Von den roten in die schwarzen Zahlen

1992 erbrachte das Hotel Therme in Vals seit seiner einhundertjährigen Existenz zum ersten Mal einen Gewinn. Der Rubikon wurde überschritten. Aus roten Zahlen wurden schwarze. Das Unternehmen steigerte die Auslastung dank Einsatz und Leistung Jahr für Jahr: von 34 500 Übernachtungen 1986 auf 47 100 Übernachtungen 1992. Die Umsätze entwickelten sich weit überproportional von 4,9 Millionen Franken auf 9,03 Millionen Franken im Geschäftsjahr 1992 (+85%).

Hansueli Baier, der Manager dieses Erfolges, hält es mit den Hopi-Indianern: «Der Häuptling muss so entscheiden, dass das Geplante auch noch für die siebente Generation von Gutem sein wird.» Die elegante Beatrice Baier ist die ideale Ergänzung zum männlichen «Macher». Nur dort, wo ein Ehepaar gemeinsam am gleichen Strick zieht, fühlt sich der Gast wohl, das ist eine alte Binsenwahrheit.

Eines der vielen Erfolgsrezepte des Paares betrifft die Auswahl des Personals. Es wird niemand eingestellt, mit dem man nicht persönlich gesprochen und der sich vor der Anstellung nicht selbst in Vals umgesehen hat. «Denn wer hierherkommt, muss wissen, was ihn erwartet und was wir von ihm erwarten.» Hansueli Baier empfindet es als degradierend, junge Menschen wie Diener in Uniform zu stecken und von ihnen Servilität zu verlangen. Er erwartet dagegen Kreativität von ihnen und Engagement. Das Personal als Partner. Treues Personal – treue Kunden, das ist sein Motto. Und es funktioniert. Dem Ort treu bleiben in Vals nicht nur die Gäste, sondern auch die Angestellten, die unter sich ein aufgestelltes Team bilden. Probleme werden regelmässig kritisch miteinander besprochen.

Das Hotel Therme versteht sich nicht als Kur-, sondern als Gesundheitshotel: «Wer von den Kassen geschickt wird, verhält sich viel passiver und erwartet, dass andere etwas für ihn tun, während jener, der von sich aus etwas für seine Gesundheit, seine Fitness oder Wellness unternimmt, bedeutend unternehmungslustiger ist.» Statt Flucht in die Krankheit, Suche nach der Gesundheit. In Vals werden viele Wege dafür aufgezeigt. Das innerste Wesen, der Kern der Kur, besteht zur Hälfte aus aktiven, zur Hälfte aus passiven Behandlungen. Im Hotel Therme gibt es über vierzig grundverschiedene Therapieangebote. Für das sonstige Wohlbefinden sorgt auf der einen Seite die herrliche Natur, auf der anderen Seite die liebevolle Betreuung. Den äussersten Ring bildet die Mystik des heilenden Wassers und die Kultur, die ihre Wurzeln in der Vergangenheit hat und die Früchte der Zukunft trägt.

Ein Bergdorf nimmt sein Schicksal in die Hände

An einen Pfarrherrn und einen Opernsänger haben die Valser mit ihrem unbestechlichen Gedächtnis eine gute Erinnerung. 1824 wurde die St.-Peters-Quelle erstmals vom damaligen Pfarrer Florentini auf eigene Kosten gefasst, und zwar im sogenannten «Malakoffturm». Dort floss es – nach einem Bericht im Bündner Monatsblatt – unter gewaltiger Gasentwicklung bald rastlos, als wenn es im Sieden begriffen wäre, bald stossweise brodelnd, empor. Auf Initiative von Ratsherr Peter Jakob Bener aus Chur konnte 1893 die erste grosse Kur- und Badeanstalt Therme eröffnet werden, mit sechzig Betten und einem Badehaus. Doch trotz Auszeichnung des Badekurortes Vals an der Weltausstellung in Paris von 1990, ging es dem Bad immer mehr schlecht als recht. Man kannte nur die Sommersaison, und die war kurz in den Alpen, die Zufahrtsstrasse schlecht. Erst als der Opernsänger Alfred Grüninger-Bodmer 1936 den Betrieb aus einer Konkursmasse erwarb, konnte eine raschere Gangart eingeschlagen werden. Sein Verdienst: Er führte die Wintersaison ein und baute das erste Thermal-Freischwimmbad.

Doch dann kam ein Mann ins Tal, und mit ihm die Hoffnung. In der Nationalbibliothek hatte sich der versierte Mineralfachmann Kurt Vorlap aus Deutschland nach ergiebigen, gesunden Mineralquellen erkundigt. Er reiste nach Vals, sah das heruntergekommene, leerstehende alte Kurhaus und – kaufte. Die Gemeinde atmete auf. Vorlap liess das alte Haus und die Badeanlagen abreissen. Innerhalb von nur sieben Jahren erstellte er Hotels mit dreihundertfünfzig Appartements und die heutigen Thermalschwimmbäder und Therapieabteilungen. Doch nicht nur das, er liess das hochwertige Valser Wasser abfüllen, verkaufte später die Lizenz an eine Berner Brauerei. Das Valser Wasser trat seinen Siegeszug an unter dem Slogan «S'isch guat 's Valser Wasser». Vals wurde zum zweitgrössten Mineralwasser-Lieferanten der Schweiz.

Das Konzept Vorlaps war an und für sich bestechend: Die Bewohner der Appartements, die er als Eigentumswohnungen absetzte wie frische Weggli, sollten gemeinsam verantwortlich sein für die Badeanlagen und die Therapieräume. Es ging schief, Bad und Therapie verkamen, weil niemand dazu schaute. Als es mit der Therme bergab ging, verkaufte Vorlap die Anlage an die dubiose Gesellschaft Stella Maris. Deren Verantwortliche landeten kurz darauf hinter Gittern, weil sie ausländische Geldgeber um ihr Geld geprellt hatten. Besitzer wurde die grösste Schweizer Bank, die aber mit einem Badhotel nichts anzufangen wusste.

Als Hansueli Baier und seine Frau Beatrice das Hotel 1987 übernahmen, schränkten die Appartements in Privatbesitz jede Modernisierungsmöglichkeit ein. Die Therme war krank bis auf die Knochen. Der Gemeinde Vals wurde voller Bitterkeit bewusst, dass hier ein Spekulant auf ihre Kosten das schnelle Geld gemacht hatte.

Doch dann wuchs die Gemeinde über sich selber hinaus. Sie handelte den von der Bank verlangten Preis um zwei Drittel herunter, kaufte die Anlage und wurde Alleinaktionärin. Bei der Elektrowatt Ingenieur-Unternehmung liess sie ein Projekt ausarbeiten. Und so liest man in der 18. Ausgabe des «Tschiferli», der

Kurz-Geschichte

Quellengeschichte Beim Bau des ersten Kurhauses wurde bei Terrassierungsarbeiten im Jahre 1890 eine verschüttete, runde, gemauerte Zisterne ausgegraben, wo auch Funde aus der Crestaulta-Kultur zum Vorschein kamen.

Bronzezeit Anhand der Funde aus dem Jahr 1890 liegt die Vermutung nahe, dass die Quelle bereits zur Bronzezeit bekannt war.

1670 Die Gemeinde Vals verkauft dem «Sekkelmeister» Philipp Rütimma zum «Badt» zwei Stück Allmend.

1672 In Fortunat Sprechers «Rhetischer Cronica» steht, Vals habe «ein gut gsund Bad-Wasser für die, so das kalte Wehe habend».

1680 Joh. Jacob Wagner erwähnt das Valser Bad in seiner «Historia Naturalis Helveticae Curiosa»: «Balneum ad Aclesiam à Pago zur Kirchen dictum» (das Bad zur Kirchen).

1732 Die Gemeinde Vals stellt fest, dass einige Bauern in den Stauden zum Bad oberhalb der Gassenmatten Holz geschlagen haben, wodurch die Güter «zum roten Herdt» und das «Haus zum Bad» gefährdet würden.

1780 Ulisses von Salis berichtet im «Sammler» von seiner Reise nach Vals. Von Podestat Viele wird er zum Bad begleitet. Er findet dort die «herrliche Quelle», welche unbenützt abfliesst, das frühere Badhaus neben der Quelle in Schutt.

1797 Der Magdeburger Heinrich Ludwig Lehmann spricht in seinem Werk «Die Republik Graubünden» von den «Curiositätenen» in Vals: «... eine reiche, warme Wasserquelle in einer anmutigen Gegend. Sie ist ohne Geschmack wie das Pfäferser Wasser, scheint Eisenocker zu führen und ist beständig mit einem feinen Öl bedeckt; jetzt fliesst es ungenützt in das Landwasser.»

1826 Der Apotheker G.W. Capeller aus Chur nimmt eine erste chemische Untersuchung des Heilwassers vor.

1816–1824 Nikolaus Franz Florentini rät den Valsern während seiner sechsjährigen Amtszeit als Pfarrer, die Badetherme zum Wohl ihrer Gesundheit wieder zu nutzen. Die Kosten trägt der Herr Pfarrer gleich selber. Die Quelle wird in einem turmartigen Gebäude neu gefasst. Im Volksmund heisst er Malakoffturm (wegen des damals auf der Krim wütenden Krieges).

1854 Vom Malakoffturm wird das Wasser in hölzernen Teucheln in ein Badehaus geleitet. Es besteht aus vier Badestübchen mit je zwei Wannen im Erdgeschoss und einer Gaststube im darüberliegenden Geschoss.

1873 Der Arzt Dr. August Husemann führt die erste ausführliche chemische Untersuchung des Valser Heilwassers durch.

1880 Eine neue Fahrstrasse von Vals nach Ilanz wird eröffnet. Das Leben in Vals wird dadurch entscheidend verändert, die Isolation aufgehoben.

1881 Peter Jakob Bener erwirbt die Quelle und schliesst mit der Gemeinde eine Konzession ab. Er kauft Land und gründet eine AG.

1883 An der Landesausstellung in Zürich ist Bad Vals bereits vertreten.
Erstmals wird in diesem Jahr auch Valser Wasser in Literflaschen abgefüllt und in den Handel gebracht: «Valser Mineralwasser, zu beziehen bei der Direktion in Vals oder bei deren Niederlagen: Rosenapotheke J. Lohr in Chur und Rooschutz Cie. in Bern.»

1893 Eröffnung der Kur- und Badeanstalt Therme mit sechzig Betten und einem Badehaus.

1900 An der Weltausstellung von Paris werden die Thermen von Vals mit einem «Diplôme de Mention Honorable» geehrt.

1903 Eröffnung der Eisenbahnlinie Reichenau–Ilanz. Dem Kurhaus, das bisher nur in den Monaten Juli–August einigermassen frequentiert war, beginnt es, besser zu gehen.

1913 Die Gesellschaft wird wegen Zahlungsunfähigkeit aufgelöst. Die früheren Direktoren

originellen Schrift des Kur- und Verkehrsvereins, 1990, nachdem die Würfel endgültig gefallen waren: «Mit dem Kauf den Hotels Therme haben wir Valser uns keine leichte Aufgabe eingehandelt. Und wir alle haben sie vermutlich unterschätzt. Umgekehrt aber ist die Tatsache, dass ein Bergdorf seine Geschicke selber bestimmen kann, eine Chance, um die uns viele fremdbestimmten Gemeinden beneiden. Aber ohne wohlbedachte, mutige Schritte werden wir nie ans Ziel kommen.»

Ein Valser bleibt nichts schuldig

Die Schieferdächer auf den braungebrannten Häusern drängen sich eng zusammen im Dorf Vals. Nach dem sonntäglichen Gottesdienst ist der Kirchplatz immer noch die Informations- und Klatschbörse wie zu alten Zeiten. Die Valser sind stolze Leute. Die Ureinwohner sind irgendeinmal im 13. Jahrhundert aus dem Oberwallis eingewandert. Sie kamen über das Aostatal, Centovalli, Misox. Und sie sollen sich hier angesiedelt haben, so die Sage, weil das Zervreilahorn ihrem geliebten Matterhorn glich. Das ganze Tal war damals von den Romanen bewohnt, die Strasse nach Ilanz beinahe unbegehbar und gefährlich. So blieben die Valser, die nicht rätoromanisch sprachen, sondern eben Valserdialekt – der jenem im Goms gleicht –, ganz auf sich gestellt, abgeschlossen im obersten Ende des Tales. Die 153 km² Landfläche in Vals sind steil und steinig. Die dreizehn Alpen werden auch heute noch alle bestossen. Von Rüfen, Steinschlägen, Hochwassern und Lawinen ständig bedroht, führten die Valser ein karges Leben. Die Armenlasten waren bis ins 20. Jahrhundert hinein sehr gross. Aber die stolzen Valser wehrten sich mit allen Kräften, unter kantonale Kuratel gestellt zu werden. Die kinderreichen Familien – meistens mit bis zu zehn Kindern – versorgten sich selber, hatten ein Rind, drei Kühe, zehn bis zwölf Schafe und Ziegen. Sie assen Polenta und Kartoffeln und «Schmalzmuoss» aus Butter, Wasser und Mehl. Die Kinder halfen schon von klein auf beim Arbeiten mit. Dreijährige hüteten Schafe, Ziegen und Kühe. Wenn die Eltern Teigwaren, Zucker, Salz usw. hinzukauften, mussten sie sich verschulden. Diese gefürchteten Esswarenschulden hatten die grossen Kinder in Frondienst in Hotels, Geschäften und Gasthäusern selber abzuarbeiten. Das war Ehrensache. Sobald ein Kind begann, Geld zu verdienen, half es mit, einem begabten jüngeren Geschwister eine Lehre oder gar ein Studium ausserhalb des Tales zu ermöglichen.

Jeder ausgewanderte Valser ist ein Heimweh-Valser. Ein Stück Land sein eigen zu nennen, ist für jeden lebenswichtig; es gibt ihm die Sicherheit, «draussen» zu bestehen. Viele kommen nach ihrer Pensionierung hierher zurück. Heute geht es den Valsern viel besser. Vom kargen Leben ihrer Eltern und Grosseltern legen aber noch die Gegenstände im dunkelbraunen Ganda-Heimatmuseum Zeugnis ab. Sie zeugen von der schöpferischen Erfindungsgabe, mit welcher hier aus allen Materialien schöne Alltagsgegenstände selber gemacht worden sind. In einer Vorstandssitzung hat die Gemeinde 1946 beschlossen, dieses windschiefe echte Valser Haus zu kaufen – von den Fr. 400.– fehlten allerdings noch deren Fr. 200.–. Und die Bevölkerung durchsuchte Scheunen und Ställe, Estriche und Keller nach alten Gebrauchsgegenständen. Es kam eine beeindruckende Sammlung zusammen.

Auch in Vals sind viele schöne alte Bräuche ausgestorben, nur die Karfreitags-Prozession haben sich die Bewohner nicht nehmen lassen: «Mit de Chrüzera ga», heisst das im Valserdialekt. Dann wandern die Valser wie seit Jahrhunderten hinter dem Kreuz von Golgatha, dem Erzengel Gabriel, den Waffenträgern, den Engeln, die die Dornenkrone tragen, und der Trauer tragenden Muttergottes her. Wenn die Valser unter sich sind, dann kann ich sie nicht verstehen, aber mir ist gerade hier wieder aufgegangen, dass Menschen im Dialekt Dinge so treffend und malerisch ausdrükken können, wie es im Hochdeutschen nie

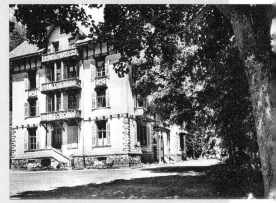

So sah das Hotel Therme in Vals kurz vor der Jahrhundertwende aus, als die Saison knapp drei Sommermonate dauerte.

A. Schnider und Josef Albin kaufen das gesamte Unternehmen.

1930 Der Betrieb erfährt erneut eine Handänderung. Neuer Besitzer G. Wagnon-Christen.

1936 In diesem Jahr wird die Kurhausgesellschaft aus einem betreibungsrechtlichen Verfahren durch den Operntenor Alfred Grüninger-Bodmer erworben. Grüninger gestaltet das Hotel neu um und propagiert die Wintersaison. Er baut das erste Freischwimmbad.

1954 Alfred Grüninger tritt krankheitshalber zurück. Der neue Eigentümer, P. Kindhauser, gibt nach zwei Jahren auf. Die Therme wird geschlossen. Sie findet keine neuen Käufer.

1958 Das kleine Dorf Zarvreila-Obenboda geht im Wasser des Stausees Zervreila unter.

1960 Kurt Vorlap, ein Mineralwasserfachmann aus Salzgitter-Bad, kommt nach Vals und kauft die Anlagen. Als erstes funktioniert er das frühere Hotel Adula in eine Abfüllstation für Valser Wasser um. Nach kurzer Zeit übergibt Vorlap der Berner Brauerei das Abfüllwerk. Der Propagandafeldzug «s'isch guat 's Valser Wasser» setzt ein.

1962 Vorlap beginnt mit dem Bau neuer Hotelanlagen. Das neue Kur- und Badehotel besteht aus einem Gebäudekomplex mit fünf Haupt- und einigen Nebengebäuden.

1970 Die Kur- und Badeanlagen werden in Betrieb genommen. Fast alle dreihundertfünfundvierzig Appartements werden sofort an Private verkauft.

1972 Vorlap verkauft die gesamte Anlage an die unsaubere Stella Maris Kur- und Ferienpark AG, die die Anleger prellt und deren Verantwortliche hinter schwedischen Gardinen landen. Vorlap verschwindet auf Nimmerwiedersehen aus dem Valsertal.

1975 Die Anlagen gehören nun der grössten Schweizer Bank, die aber nicht viel damit anzufangen weiss.

1982 Bei Neubohrungen wird eine noch ergiebigere Quelle erschlossen.

1983 Die Gemeinde Vals kauft die Hotel- und Badeanlagen für einen Drittel des ursprünglich von der Bank geforderten Preises.

1986 Das dynamische Hotelier-Ehepaar Beatrice und Hansueli Baier übernimmt die Direktion. Mit spürbarem Erfolg. Die Gästezahl schnellt in die Höhe.

1988 Der Verwaltungsrat (Hauptaktionär Gemeinde Vals) schlägt den Stimmbürgern eine Sanierung vor, die rund zweiundzwanzig Millionen Franken kostet.

1994 Umfassende Renovierungsarbeiten beginnen. Das alte Wellenbad und das Hallenbad werden durch modernste Anlagen ersetzt, die Therapieräume total neu gestaltet. Da die Nachfrage nach Vier-Stern-Komfort stark zugenommen hat, soll das Hotel Therme entsprechend umgebaut werden. Die Häuser Tomül, Zervreila und Rovanada bekommen eine eigene Geschäftsleitung.

möglich ist. «Der Ofa ischt zämmergchit» (zusammengefallen), sagen die Valser, wenn sie die Niederkunft einer Frau beschreiben.

Einem Verstorbenen wird auch heute noch eine Stunde lang vom Kirchturm geläutet, den Erwachsenen mit allen vier Glocken, den Kindern nur mit dem kleinen Glöcklein allein. Beim Manne beginnt die grösste Glocke die Todesklage, bei der Frau die zweitgrösste, die «Mättwe». Auch in der Ferne verstorbenen Valsern wird «d Stund glüttet».

Die Crux mit der Strasse nach Ilanz

Ich bin alles andere als eine tapfere Bergfahrerin. So war ich heilfroh, auf der Strasse von Ilanz nach Vals (20 km) mit ihren achtundneunzig Links- und einhundertdrei Rechtskurven, zwischen zwei Lastwagen der Valser Mineralwasser AG eingeklemmt, behutsam um die Ränke schleichen zu können. Von Ilanz (699 m ü. M.) nach Vals (1252 m ü. M.) gilt es, eine Höhendifferenz von 553 Metern zu überwinden. Der Verkehrsverein Vals hat nun aus dieser Not für den Valser Fremdenverkehr eine Tugend gemacht. Mit einem attraktiven 1,6 m langen Faltprospekt wird der Weg nach Vals als eindrückliche und lehrreiche Fahrt vorgestellt und vieles über die Geschichte, die Geographie, die Kultur und die Sprache des Tales geschrieben.

Die erste Strasse von Ilanz – immer wieder ausgebessert und verbreitert – wurde 1860 eröffnet. Vor 1860 war der Weg ins Tal hinunter so erschreckend – er führte über Schluchten, Wasserfälle und Tobel auf schwankenden Brücken und Stegen –, dass die Valser den Weg über den 2504 m hohen Valserberg als weniger gefährlich und beschwerlich ansahen als den Saumweg durch die Luchnern. Der Weg über den Valserberg führte nach Hinterrhein. Er bot Anschluss an die Passstrasse des Bernardino und des Splügen, auf der man die Märkte im Tessin, sogar im fernen Mailand erreichen konnte. Die Valser betrieben Viehhandel und kauften im Süden Lebensmittel und anderes Lebensnotwendiges ein.

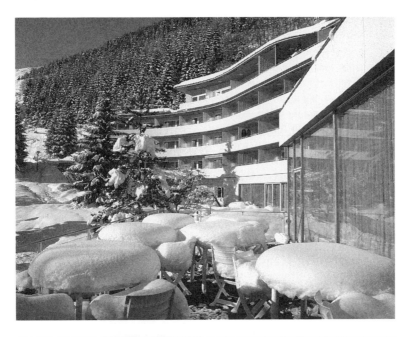

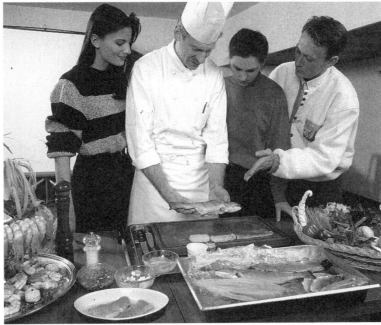

Das Hotel Therme baut im
Moment weiter an seiner
Zukunft, um ganz nahe
am neuen Gesundheits-
bewusstsein der Men-
schen zu bleiben.

Der Küchenchef, Urs
Dietrich, ist ein Künstler.
In Kurswochen gibt er
sein immenses Wissen
weiter.

Dreimal in der Woche wanderten die Bergträger bei günstigem Wetter über den Berg. Die mitgetragenen Schlitten liessen sie im Schnee gesichert auf der Passhöhe zurück und fuhren auf dem «Ritbrett» nach Hinterrhein hinunter. Dort luden sie sich einen Sack Ware auf den Rücken – ungefähr fünfzig Kilo – und begannen den mühsamen Aufstieg. Auf der Passhöhe wurden die Säcke auf die Schlitten gebunden, und dann ging es in sausender Fahrt nach Vals hinunter. Für ein «Mütsch», zwei Sack à fünfzig Kilo auf einem Schlitten, bekamen die Berggänger von den Händlern sechs Franken Trägerlohn.

Die Liebe geht durch den Magen und übers Auge

Wenn ich mich heute als Heimweh-Valserin bezeichne, so sind neben dem Valser Wasser, der angenehmen Betreuung, der urchigen Bevölkerung vor allem zwei Dinge schuld. Das erste ist das Heimweh nach der guten Küche. Der Küchenchef, Urs Dietrich, ist ein absoluter Spitzenkönner. Wer will, kann sich von ihm in die Geheimnisse moderner, vollwertiger und absolut erstklassig schmeckender Küchenkunst einweihen lassen, ob das nun Kochen mit der Wok-Pfanne à la chinoise ist, Vollwertküche oder Schlankheitsküche – Essen, bei welchem man abnimmt, ohne «unterernährt» zu sein. Das Frühstücksbuffet ist reichhaltig wie kaum anderswo. Das abendliche Diner jedesmal ein Ereignis, auf welches man sich freut. Leicht, wunderschön präsentiert. Das Menü Lucullus für Halbpensionsgäste mit sechs Speisefolgen und Auswahlmöglichkeiten hat es in sich – weiter entfernt vom ehemaligen «Schmalzmuos» der Bauernfamilien von Vals kann man gar nicht sein. Kreativ, vollwertig, eine Freude für jeden Gourmet. In der Thermenstube gibt es fünf Gänge ohne Auswahlmöglichkeit, aber auch diese sehr schön präsentiert. Und im Paracelsus können Vollpensionsgäste bei Schlankheitsmenüs trotzdem schlemmen. Von den Spezialitäten-Buffets, wo neben dem Personal auch der Direktor und die Frau Direktor souverän bedienen, will ich gar nicht reden.

Das zweite Heimweh habe ich nach der Landschaft. Mit anderen Gästen liess ich mich mit dem hoteleigenen Bus zur Brücke an den Zervreila-Stausee bringen, in eine archaische Landschaft voller eigenwilliger Faszination. Die Wanderung führt am Stausee vorbei, in welchem in den fünfziger Jahren ein kleiner Ort samt Kirche versunken ist. Die Kühe auf der gegenüberliegenden Alp spiegeln sich im unergründlichen Wasser, als wären sie von einem Hütebuben geschnitzt. Der junge lebendige Rhein kommt in kraftvollen Sprüngen oder ganz gesittet dem Wanderer durch das Hochtal entgegen. Die Hügel sind pelzüberwachsen mit dichten Alpenrosensträuchern. Ganz zuhinterst im Tal, auf der Alp, treffe ich auf eine blutjunge Sennerin, die hier beim Bewirten der Gäste aushilft. Ihr sei es hier schon zu lebendig, erzählt mir die kaum fünfundzwanzigjährige, hübsche junge Frau, nächstes Jahr wolle sie auf eine noch höhere Alp aufsteigen, um in dieser Natur mit ihrem Vieh allein zu sein. Auf der Rückwanderung habe ich mich von all den lebhaft diskutierenden Wanderern abgesondert. Die Landschaft ist hier so einmalig, dass ich sie egoistisch nur ganz für mich allein geniessen wollte.

100 Jahre und kein bisschen leise

Als am 11.–14. Juni 1993 die Gäste, das Personal und die Bevölkerung den hundertsten Geburtstag des Hotels Therme feierten, ging es hoch her im Festzelt. Selbst die Natur feierte temperamentvoll mit: nach einem heftigen Gewitter liess sie es gegen Mitternacht schneien. 1993 war der letzte Sommer in der alten Therme. 1994 beginnen die Renovationsarbeiten, die mehr sind als blosses Make-up. Das Fest war in erster Linie ein Dank an die Bevölkerung und die Mitarbeiter, an die Schicksalsgemeinschaft, die sich hier zusammenschmieden liess.

Für den Neubau der Therme wurde der Star-Architekt Peter Zumthor aus Chur ge-

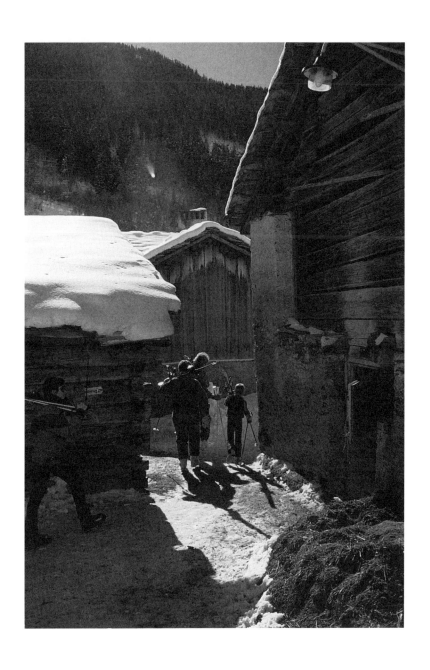

Das Bergdorf Vals, mit
seiner bodenständigen
Bevölkerung, hat sein
Schicksal selber in die
Hand genommen und
wurde Hauptaktionär des
Hotels Therme.

wählt. Geplant sind neue Therapieräume mit insgesamt dreiundzwanzig Behandlungsräumen und einem Bewegungsbad, Saunen, türkischen Dampfbädern, Solarien, einem Hallenbad mit 32 °C (Wasserfläche 110 m²), einem Freibad mit 34 °C (Wasserfläche 200 m²), verschiedenen Wasserattraktionen, neuer Arztpraxis usw. Das Bade- und Therapieprojekt soll die archaische Ausstrahlung von Vals architektonisch aufgreifen. Dies wird möglich durch die Verwendung von Natursteinen aus den Tälern Graubündens, aber auch durch raffinierte Licht- und Wassereffekte. Wasser hat hier in Vals schon immer eine dominierende Rolle gespielt. Deshalb wird dem Wasser in der Architektur ebenfalls eine prägende Rolle zugewiesen. Nicht nur als Benützungselement zum Baden, sondern auch als Gestaltungsschwerpunkt und, ganz wichtig für dieses Projekt, auch als Erzeuger von Geräuschen aller Tonarten: als plätschernder Wasserfall, als gurgelnde Quelle, als strömendes Bächlein, als reissender Strom, als mutiger Wasserfall.

Die Eröffnung der neuen Anlage ist für den Herbst 1996 vorgesehen. Das Hotel Therme mit bestehendem Hallenbad, die Therapieabteilung und die Arztpraxis bleiben während der Bauzeit geöffnet. Dann wird das Hotel Therme im Vier-Stern-Glanz erstrahlen, und die einfacheren Nebenhäuser, deren Gäste aber in den Genuss des gesamten Angebotes der Anlage kommen, erhalten eine eigene Regie. Die Gäste von Vals, die zu 70% Wiederholungstäter sind, werden ihrem Kurort in diesen anderthalb Jahren trotz Umbauarbeiten die Treue halten.

Vals–Valsertal

Lage
Vals liegt zuhinterst im Valsertal, dort wo die Strasse nicht mehr weiterführt. Südlich von Ilanz, die Bergstrasse aufwärts, 20 km Richtung Süden.

Anreise
Autobahn Richtung Chur, dann Richtung Reichenau–Ilanz. In Ilanz zweigt die Strasse nach Vals ab. Bahn: Mit den SBB bis Chur, mit der Rhätischen Bahn bis Ilanz, per Postauto (20 km) nach Vals.

Klima
Klimatisch bevorzugte Lage auf 1250 m ü. M. Stimulierendes Reizklima, praktisch das ganze Jahr über nebelfrei mit vielen Sonnentagen.

Auskunftsstellen und Adressen
Kur- und Verkehrsverein, 7132 Vals, Tel. 081/935 12 42, Fax 081/935 12 42. Öffnungszeiten: Mo–Fr 9–12, 15–18 Uhr. Sa 9–12, 15–17 Uhr. Hotel Therme, 7132 Vals, Tel. 081/935 21 11, Fax 081/935 16 95.

Ortsgebundene Heilwasser
St.-Peters-Quelle. Calcium-Sulfat-Hydrogenkarbonat-Therme. Einzige heisse Therme in Graubünden von 30 °C Eigenwärme. Artesischer (selbstsprudelnder) Brunnen.

Heilanzeigen
Stütz- und Bewegungsapparat: Rheumatischer Formenkreis, mechanische Schädigungen, stoffwechselbedingte Störungen, neurologische Erkrankungen. Herz- und Kreislauferkrankungen: Störungen der Blutdruckregulation, nervöse und funktionelle Herz- und Kreislaufbeschwerden. Stoffwechselkrankheiten: Gewichtsprobleme. Trinkkuren: Das Valser Wasser sprudelt in Originalwärme bei der Badekasse frisch ab Quelle. Trinkkuren können dort kostenlos durchgeführt werden.

Medizinische Betreuung

Dr. Jürg Stierli, Spezialarzt für Innere Medizin FMH. Praxis im Hotel. Sprechstunden nach Vereinbarung (Tel. 081/935 16 44). Sechs Therapeuten. Vals ist Mitglied des Verbandes Schweizer Badekurorte und vom Konkordat der Schweizer Krankenkassen anerkannt.

Ärztlich verordnete Therapien

Inhalation mit Zusatz, Wannenbad mit Kohlensäure, Stangerbad, Unterwasserstrahlmassage, Moorbäder, Ultraschall, Infrarot, Streckbett HWS/LWS, DDS (Novodyn), Heilgymnastik, Lymphdrainage.

Wellness in eigener Regie

Massagen, Gruppen- und Einzelyoga, Atemgymnastik, Packungen, Wickel, Kneippanwendungen, Solarium, Sauna.

Infrastruktur

Kurhotel: mit grosszügigen Zimmern in Südlage, Empfang, Speisesaal, Thermalhalle mit Bar, Thermalbäder (ein Hallen- und ein Aussenbad), Arztpraxis und Therapieabteilung. Haus Selva: Mittelbau. Eine gedeckte Passerelle führt zu den Anlagen des Kurhotels. Haus Tomül: Haus bei der Auffahrt. Gleiche Zimmer wie Haus Selva. Haus Zervreila: Dem Dorf am nächsten gelegen. Sporthotel Rovanada: Am jungen Rhein gelegen. Geräumige Zimmer (fast alle mit Balkon).

Sport

Sommer: Der Wanderbus bringt Naturfreunde täglich unentgeltlich zu den Ausgangspunkten der schönsten Tageswanderungen (2 bis 5 Stunden). Geführte Gipfeltour für Anspruchsvolle auf den Dreitausender Piz Casinello. Tennis, Minigolf, Boccia, Kegeln, Billard.
Winter: Gratis Bustransport zur Talstation der Sportbahnen und zurück. Schweizer Skischule Vals: Jeden Montag informieren Valser Skilehrer um 11 Uhr kostenlos über alle Möglichkeiten. Skipisten (leicht, mittelschwer, schwer) ab Gadastatt, 1800 m ü. M., oder dem Dachberg, 2500 m ü. M. Kein Massentourismus.

Geführte Winterwanderungen, Eisstockschiessen, Snow-Board-Schule, Schlittelplausch, Natureisbahn, 4 km Tal-Loipe für Skater und Spurenliebhaber.

Ausflüge

Mit hoteleigenem Bus zum Zervreila-Stausee. Wunderschönes Wandergbiet, Alpenrosenpracht Ende Juni bis Juli.
Mit Valser Wanderbus in die Höhe zu interessanten Ausflugszielen. Lohnenswert ist die Vier-Seen-Tour mit dem Frühbus.

Kulturelles Angebot

Regionale Theaterbühnen bieten verschiedene Vorstellungen. Orgel- und Gospelkonzerte. Regelmässige Führungen im Gandahus (Heimatmuseum Vals). Regelmässig geführte Dorfbesichtigungen. Geführte Bergfrühlingswochen mit dem ehemaligen Basler Stadtgärtner Fritz Lenz.

Das gibt es nur in Vals

Das ist neben Zimmer und Halbpension im Preis inbegriffen: Wassergymnastik, Adipositas-Gymnastik, Aqua-Trim, Geräteberatung im Fitness-Studio (nur montags), geführte Halbtagswanderungen sowie Mountain-Bike-Fahren mit Gesundheitstrainerin, jeden Tag auf dem Frühstückstisch die «Tages-Nachrichten», freier Eintritt in die Thermalbäder, kostenlose Benützung der Tennisplätze.
Interessante Arrangements: Valser Badewoche (7 Übernachtungen). Valser Kurz-(Schnupper-)Kur (4 Übernachtungen). Dorrers Rückenschule (13 Übernachtungen) mit acht Lektionen à 60 Minuten. Ferienwoche für Vegetarier (7 Übernachtungen). Entschlackungskur (13 Übernachtungen) mit zwei Arztkontrollen und einer täglichen Therapieanwendung. Kiloschmelz-Woche (7 Übernachtungen). Kochen (4 Übernachtungen). Der hervorragende Küchenchef führt in die Geheimnisse gesunder Ernährung ein. Patchwork-Woche (6 Übernachtungen), 6 × 3 Stunden Kurs. Familien-Weihnachtspauschalen.

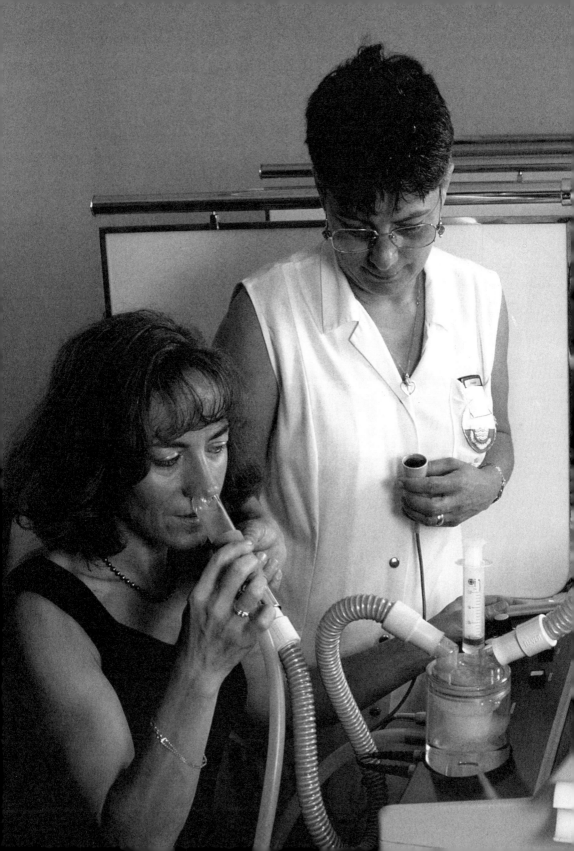

Salles-Giron erfand 1860
die Zerstäubung des Mi-
neralwassers zu Thera-
piezwecken. Auch heute
noch sind Inhalationen
eine wichtige Therapie.

Yverdon-les-Bains liegt mitten im Herzen der Westschweiz, am südlichen Ende des Neuenburgersees. Dass es seine Echtheit und Natürlichkeit bis heute bewahrt hat, ist eigentlich einer touristischen Todsünde zu verdanken. Man hat das mittelalterliche Städtchen durch einen gesichtslosen Industriestreifen von seiner schönsten Attraktion getrennt: dem herrlichen Seeanstoss mit seinem Bootshafen, seinem Sandstrand und seinem traumhaften Seeblick über die endlose Weite des Neuenburgersees. Da breite Touristenströme deswegen wohl ausblieben, gibt es hier um so mehr zu entdecken: Es ist ein Kolumbusgefühl.

Weltberühmt wurde Yverdon-les-Bains durch seine Thermalquelle. Das Wechselbad zwischen Belle Epoque und Niedergang bescherte Yverdon abwechselnd internationalen Glanz und Vergessenwerden. Nach einem beinahe sechzigjährigen Dornröschenschlaf erlebt Yverdon-les-Bains seit 1979, als nach einer ersten Bauetappe das Thermalzentrum mit einem ersten grossen Innenbassin eröffnet wurde, eine neue Blütezeit.

Yverdon-les-Bains
Das lustvolle
Kolumbusgefühl

Das schönste Thermalbad
der französischsprachigen Schweiz

Als die Stadt Yverdon 1961 das total heruntergekommene Bad kaufte, glaubten Skeptiker nicht daran, dass man jemals wieder an die glorreiche Vergangenheit anknüpfen könnte. Sie hätten die Ruinen am liebsten abgerissen. Es brauchte eine Handvoll zukunftsgläubiger Bäderpioniere, um nach verschiedenen Bauetappen hier das schönste Thermalbad der französischsprachigen Schweiz erstehen zu lassen. 1979 wurde das Thermalzentrum mit einem riesigen Innenbad eröffnet. 1989 musste bereits der medizinisch-therapeutische Flügel ausgebaut werden. Das erste Aussenbecken mit vielen Plauschelementen (1983) zog vor allem jüngere Menschen an. 1989 wird das stilvoll renovierte Grand Hotel des Bains in Betrieb genommen. 1990 fand die Einweihung des zweiten Aussenbeckens mit noch sportlicheren Installationen statt. Waren es 1979 noch 70 000 Besucher pro Jahr, zogen die warmen Schwefelthermen von Yverdon 1990 bereits 320 000 Menschen an. In erstaunlicher Harmonie ergänzen sich heute drei Baustile: Die trutzige Thermalarchitektur geht mit der sorgfältigen Renovation der alten Bausubstanz und der Grazie des modernen Hotelanbaus eine perfekte «Heirat» ein.

Echtheit als Gütezeichen

Freunde und Bekannte, die meine Passion für Schweizer Badekurorte und ihre Geschichte kennen, sind immer wieder erstaunt, dass ich Yverdon so ins Herz geschlossen habe. Welcher Zürcher käme beispielsweise auf die Idee, mitten in der Westschweiz etwas vorbeugend oder kurend für seine Gesundheit zu tun? Yverdon hat für mich ein unverwechselbares Parfum: den Duft der Echtheit. Wo ist heute die Schweiz denn sonst noch echt?

In Yverdon ist die Altstadt nach Feierabend nicht menschenleer, kulturleer, ausgehöhlt durch Büros der Verwaltung, der Banken und Versicherungen, die sich die hohen Mietzinse

an zentraler Lage noch leisten können. Hier wird gelebt, diskutiert, gefestet.

Tief in traditionsreicher kultureller Vergangenheit verwurzelt, ist es eine Stadt der Jugend. Auf dem Place Pestalozzi, im majestätischen Casino, in der Aula Magna, im Theater Echandole, wird ein zum Teil recht avantgardistisches Kulturprogramm angeboten, von den vielen Kunstgalerien nicht zu reden. Junge Künstler aus Europa und Kanada, die Chansonniers, die Mimen, die Jazzmusiker, die Dichter wissen es, Maler und Performance-Künstler reisen an und viel junges und junggebliebenes Publikum. Das zentral gelegene Maison d'Ailleur, das erste Science-fiction-Museum Europas, lässt ebenfalls grüssen mit seiner imposanten Bibliothek, seinen Utopias und all den Ausserirdischen...

Yverdons Nabel: Place Pestalozzi

Dominiert von dem trutzigen viertürmigen Schloss aus dem 14. Jahrhundert, das Pierre II. von Savoyen in der «bonne ville des Staates Waadt» erbauen liess, scheinen die Fassaden der umliegenden Häuser am Pestalozziplatz, alle aus gelbem Jurastein wie das Rathaus, buchstäblich zu leuchten. Von hier aus fächert sich die verkehrsfreie Innenstadt zu drei parallelen Strassenzügen auf. Die belebte Altstadt ist von malerischem Grossbürgercharme mit seinen den Gassen zugekehrten zwei- bis dreistöckigen Fassaden. Dahinter öffnen sich Durchblicke auf Gärten, Höfe und Nebengebäude.

Samstagmorgen ist Markttag mit einer Gerüchesymphonie wie in der Provence: Käse, Wein, Früchte, Gemüse, Blumen, köstliches Backwerk. Und einmal im Jahr, Ende September, lockt ein Viehmarkt um das Schloss herum während dreier Tage die Besucher an. Hier wird hautnah klar, woher Yverdon seine Vitalität und seine Sinnesfreude bezieht: aus dem Hinterland, dem herrlichen, bäuerlichen Gros-de-Vaud.

Une bonne ville

Offensichtlich hat sich der Charakter der Menschen dieser Gegend seit dem 14. Jahrhundert nicht verändert. Die Menschen hier sind Romands, wie sie im Buch stehen: kontaktfreudig, ohne Berührungsängste. Schon der Genfer Philosoph Jean-Jacques Rousseau (1712–1778) erzählt in einem Brief von den warmherzigen Leuten von «Iverdun». Und kein Pestalozziforscher kommt um die Tatsache herum, dass die Stadtväter von Yverdon dem damals Neunundfünfzigjährigen das Schloss gratis überliessen. Über zwanzig Jahre lang beherbergte und lehrte er hier Kinder zwischen sieben und fünfzehn Jahren. Dank seinem Einfluss entstand in Yverdon auch die erste «normale» Schule der Waadt. 1890 erhielt Pestalozzi sein Denkmal in Yverdon. Und im Schlossmuseum, das auch ein Kleidermuseum berherbergt, ist sein karges Studierzimmer zu besichtigen.

Die Camargue der Schweiz

Wasser ist Yverdons Schicksal. Nicht nur wegen des Seeanstosses, nicht nur wegen der spiegelnden Kanäle, die das Städtchen durchziehen, sondern auch wegen eines einmaligen Kleinodes am Südostufer des Neuenburgersees, des Champ Pittet, der Camargue der Schweiz. Es umfasst rund vierzig Hektaren Moor, Schilf, Wiesen, Parkanlagen und Wald. Im prächtigen, Ende des 18. Jahrhunderts erbauten Herrschaftshaus, das Eigentum des Schweizerischen Bundes für Naturschutz ist, werden eindrückliche Multivisionen und Ausstellungen angeboten.

Ich bestieg am Bahnhof Yverdon den Bus und fuhr bis Terminus Vilette. Hier beginnt die Märchenwelt des Unscheinbaren. Zum erstenmal seit Jahrzehnten sah ich auf meiner Wanderung durch Wiesen, Felder und Wald wieder schillernde Libellen über natürlichen Biotopen schweben, amüsierte mich über die akrobatischen Sprünge der Frösche und staunte über die tausendfältigen Wunder der

Kurz-Geschichte

Römerzeit Die Römer kannten das Heilwasser von Yverdon. Sie nannten den Ort Eburodunum. Bei Erweiterungsarbeiten in der Nähe des Castrum 1812 wurden unter anderem mit weissem Marmor verkleidete Badewannen gefunden.

1546 Die Trennung der Quelle in Trink- und Schwefelwasser wird gefordert.

1602 Diese Trennung kommt zustande.

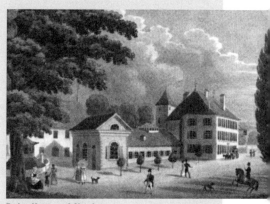

Beim Um- und Neubau des Grand Hotel des Bains hat man die alte Bausubstanz aus dem Jahr 1730 – Schlösschen, Rotonde – sorgsam respektiert.

205

1730–33 Das erste Badehotel mit siebenundzwanzig Zimmern wird erbaut.

1789 Die Französische Revolution unterbricht brutal die erste balnearische Blütezeit Yverdons.

1860 Salles-Giron erfindet die Zerstäubung des Mineralwassers für Inhalationen. Neue Heilperspektiven eröffnen sich.

1878–1905 Der Bäder-Pionier Gustave Emery leitet mit grossem Geschick das Schicksal von Yverdon-les-Bains, das zum international berühmten Badekurort aufsteigt.

1894 Erstmals wird Yverdon-les-Bains im offiziellen Fahrplan der Bahnen aufgeführt.

1896 Emery vergrössert durch Zukäufe und Neubauten die Kapazität des Badehotels um das Doppelte.

1914–18 Der Erste Weltkrieg vertreibt die zahlungskräftige Noblesse.

1920 Der aus der Türkei stammende Armenier Puzant Masraff kauft die Hotelanlagen. Er beginnt, das Wasser der Alkaliquelle in Flaschen abfüllen zu lassen und gibt ihm den Namen Arkina. Die Schwefel-Badequelle zieht wiederum die Reichen und Schönen an.

1928–56 1928 stirbt Puzant Masraff. Sein Sohn verliert nach dem Börsenkrach und während der dreissiger Krisenjahre sein ganzes Vermögen. Im eleganten Hotel werden Wohnungen installiert. In der Rotonde lässt sich eine Biskuitfabrik nieder.

1961 Die Stadt Yverdon kauft das total heruntergekommene Bad.

1974 Der initiative Pierre Duvoisin drängt darauf, den Glanz der alten Bädertradition wieder aufleben zu lassen.

1979 Unter der kompetenten Leitung von Direktor Claude Ogay kann nach einer ersten Bauetappe der Zentralbau des Centre Thermal eröffnet werden. Das prachtvolle Thermal-Innenbassin (34 °C) lockt bereits im ersten Jahr 70 000 Besucher an.

1982 Eine zweite, ergiebige Quelle wird entdeckt.

1983 Der neue, medizinisch-therapeutische Flügel wird eröffnet. Das erste Thermal-Freiluftbassin (34 °C) wird dem Publikum übergeben.

1989 Das traditionsreiche Hotel des Bains mit eigenem Aussenbassin (34 °C), der alte Teil stilvoll renoviert und durch einen eleganten Neubau erweitert, wird eröffnet.

1990 Das zweite Aussenbassin mit noch mehr Plauschelementen (28 °C im Sommer, 31 °C im Winter) wird zur Freizeitattraktion. Die jährlichen Eintritte belaufen sich auf 320 000.

Natur. In archaischer Pracht blühten Ende Mai hier die sogenannten Unkräuter. Meine einsame Zwiesprache mit der Natur endete auf dem Aussichtsturm der Vogelwarte am See. Eine vital lärmende Klasse hatte den Ausguck über die Wendeltreppe verlassen, und ich sass voller Wonne mutterseelenallein vor dem aufklappbaren Holzfenster und staunte auf den leuchtenden See in der Abendsonne. Schilf, Seerosen wie bei Monet und Zirpen und Singen. Es berührte mich nicht, dass ich die Namen der Wasservögel, die ich entdeckte, nicht kannte. Anderen mag das nicht genügen. Sie können sich im Champ Pittet anmelden und werden dann in Gruppen unter fachkundiger Leitung durch einen der drei Lehrpfade geführt.

Geschichtliches Wechselbad

Natürlich hatten schon die Römer die Thermalquelle von Yverdon, das sie Eburodunum nannten, gekannt. Schliesslich haben sie die Badekultur erfunden. Und wo immer innerhalb des gigantischen Römischen Reiches, das in seiner Blütezeit von der Nordsee bis zur Sahara, vom Atlantik bis nach Mesopotamien reichte, eine heilkräftige Quelle war, da haben die Soldaten und Verwaltungsbeamten ihre Zipperlein damit gepflegt. Beim Castrum, in unmittelbarer Nähe des alten Friedhofes in Yverdon, wurden 1812 bei einer Grabung unter anderem mit weissem Marmor verkleidete Badewannen aus der Römerzeit gefunden.

Mit dem Niedergang des Römischen Reiches nahm nicht nur die Pax Romana, die jahrhundertelang den Frieden garantiert hatte, ihr Ende, sondern auch die Geschichte der heilenden Wasser, auch in Yverdon. Erst 1546 begann den damaligen Stadtvätern zu dämmern, dass es mit ihrer Quelle etwas Besonderes auf sich haben könnte. Die Trennung der Quelle in Schwefelwasser und Trinkwasser wurde verlangt. Der Bau des ersten Badehotels allerdings erfolgte erst 1730. Es hatte siebenundzwanzig Zimmer und – gemäss Überlieferung – erhielt der Architekt für seine Arbeit sech-

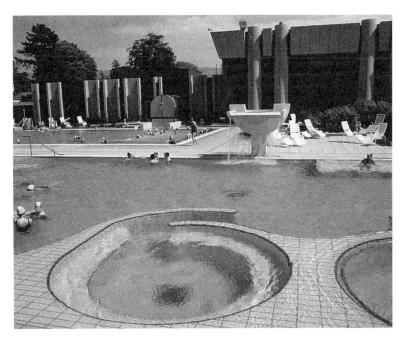

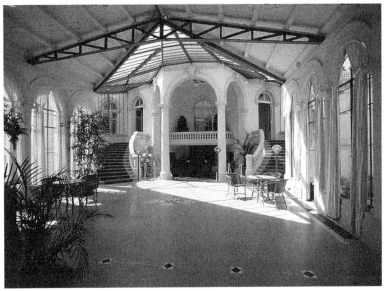

Die Bäder, mit vielen
Plauschelementen,
ziehen jährlich über
300 000 Gäste an.

Die elegante Eingangs-
halle des Grand Hotel
mit hoteleigenem Aus-
sen-Thermalbad.

zehn Louis d'Or. Der hübsche viereckige Bau, flankiert von zwei viereckigen Türmen, bildet heute noch das Zentrum des geschmackvoll renovierten Grand Hotel des Bains. Das war die erste Blütezeit. Reiche Franzosen kamen hier zur Kur. Ein Patrizier namens de Weiss schrieb damals den bemerkenswerten Satz: «On s'amuse d'avantage à Yverdon en quinze jours, qu'à Berne en un an.» Die Französische Revolution (1789) machte der Herrlichkeit ein Ende. Die Noblesse blieb aus. Die heilende Schwefelquelle geriet erneut in Vergessenheit und auch die Tatsache, dass im kultivierten Yverdon bereits im 17. Jahrhundert vielgesuchte griechische und römische Klassiker gedruckt worden waren.

Erst 1860 ermöglichte die Zerstäubung des Quellwassers für Inhalationen, eine Entdeckung von Salles-Giron, einen neuen Aufschwung. Einem Bäder-Pionier, Gustave Emery, der das um die doppelte Kapazität vergrösserte Bäderhotel während beinah dreissig Jahren, von 1878 bis 1905, leitete, aber ist die Belle Epoque des Bades zu verdanken. Er kaufte das Château d'Entremonts hinzu und liess die Rotonde erbauen. Er liess die drei Gebäude durch eine gedeckte Galerie verbinden, verpflichtete Künstler für die bemerkenswerte Dekoration der Decken und Mauern. Mehr noch, er stilisierte das einfache Baden zur Hydrotherapie. Und alle, alle kamen: Die Reichen, Verwöhnten und Schönen. Yverdon-les-Bains wurde zur eleganten, lebenslustigen Stadt, in welcher man sich jährlich zur dreiwöchigen Kur traf. Der Zug aus Paris hielt in Yverdon. Den Nachfolgern von Gustave Emery blieb von 1908 bis 1914, dem Ausbruch des Ersten Weltkrieges, nicht mehr viel Zeit, um vom Ruhm der Bäderstadt zu profitieren. Die zweite Blütezeit welkte dahin. Anstelle reicher, russischer Emigranten wohnten russische Internierte hier. Das Bad verkam.

Erst als der aus der Türkei stammende, reiche Armenier Puzant Masraff 1920 das Badehotel kaufte, begann eine dritte Yverdoner-Bäder-Blütezeit. Er erwarb die Anlagen und das Quellrecht, weil seine Frau an die Heilkraft dieses Wassers glaubte. Er hat ein «Denkmal» hinterlassen. Er nannte das Mineralwasser, das er erstmals in Flaschen abfüllen liess, Arkina. Arkina war der Name eines zu Füssen des heiligen Berges Ararat gelegenen Ortes in Armenien, der von den Türken dem Erdboden gleichgemacht worden war. Arkina ist heute noch das Mineralwasser, das in Yverdon ausgeschenkt wird. Die magische Anziehungskraft der Stadt am Neuenburgersee funktionierte auch dieses Mal. Die elegante Welt traf sich erneut in Yverdon. In den Hotels amüsierte man sich beim Baden, Musizieren, Tanzen und mit den ersten Stummfilmen. War es der Tod von Puzant Masraff 1928, der Börsenkrach, die Krise der dreissiger Jahre? Sein Sohn Leon verlor auf jeden Fall in dieser Zeit sein ganzes Vermögen. Das Badehotel verkam. In der wunderschönen Rotonde installierte sich eine Biskuitfabrik.

Diesmal dauerte der Dornröschenschlaf von Yverdon-les-Bains bis 1977, wo mit dem «Centre Thermal» in einer ersten Bauetappe der Wechsel auf die Zukunft vollzogen wurde, an die niemand mehr so recht geglaubt hatte. Auch ich nicht, wenn ich jeweils in den siebziger Jahren melancholisch-nostalgisch mit der Schriftstellerin Katharina von Arx auf den Trümmern der Rotonde über die Vergänglichkeit des Schönen philosophierte.

Hier kann man Seelenfalten verlieren

Dass die Seele den Körper und der Körper die Seele krank machen kann, das sind Binsenwahrheiten. Aber ich hatte vergessen, welch guter Kumpel der Körper doch ist. Sobald man ihm Gutes tut, revanchiert er sich. Nach einer Woche Wellnessprogramm im Grand Hotel des Bains in Yverdon mit Halbpension, freiem Eintritt ins hoteleigene Aussen-Thermalbad, nach Massagen und Packungen verlor mein Gesicht prompt etliche Kummer- und Seelenfalten. Ich hatte nicht damit gerechnet, wie müde das warme Thermalwasser und die verschiedenen Therapien machen. Die Entspannung kam ganz von allein.

Das innerliche Stressgezappel hörte auf. Ich ergab mich, genoss, beispielsweise das frühe, einsame Bad im Aussenbecken um sieben Uhr, auch wenn es regnete, die anschliessende Ruhe im grossen Hotelzimmer bei leiser Musik, gefolgt von den Freuden eines lukullischen Frühstücksbuffets. Dann kam bereits die nächste «Sitzung». In der Oase Yverdon kann man viel für seine Gesundheit tun. Ich liess mich eine Woche verwöhnen. Das kostete zwar, war aber weit erholsamer als ein Karibikaufenthalt.

Man kann hier aber auch kuren. Das Hotel, direkt durch eine gedeckte Glasgalerie mit dem Medizinzentrum verbunden, ist rollstuhlgängig und verfügt darüber hinaus auch über eigene Therapieräume. Eine Kur wird vom persönlichen Arzt verschrieben und vom zuständigen Badearzt begleitet. Vorherige Kostenabsprachen mit den Kassen sind dringend anzuraten. 80% der Patienten in Yverdon werden ambulant behandelt. Die Anfahrtswege sind kurz. Nach einer strikt einzuhaltenden Ruhezeit kann man wieder nach Hause fahren. Frühzeitige Anmeldung ist absolut erforderlich. Nicht jedermann kann sich eine zwei-, dreiwöchige Kur leisten, denn an den Hotelaufenthalt zahlen die Kassen praktisch überhaupt nichts. Wer sich zwei-, dreimal in der Woche therapieren lassen kann, hat grosse Heilchancen. Auch hier spielt die enge Zusammenarbeit zwischen einweisendem Arzt, Badearzt, Therapeuten. Die Kostenabsprache mit den Krankenkassen nicht vergessen.

Die meisten Besucher aber kommen, weil sie den Plausch haben am warmen Thermalwasser. Wasser macht lustig. Die Nackenduschen, Sprudelbänke, Massagedüsen bringen nach anstrengenden Tagen eine wunderbare Entspannung. Das geht zwar ans eigene Portemonnaie, aber steigert massiv die Lebensfreude. Wenn das keine Gesundheitsprävention ist...

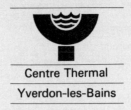

Centre Thermal
Yverdon-les-Bains

Lage
Yverdon-les-Bains ist mit seinen 22 000 Einwohnern die zweitgrösste Stadt des Kantons Waadt. Sie liegt am südlichen Ende des Neuenburgersees, zu Füssen des Waadtländer Juras.

Anreise
Auf der Autobahn ist Yverdon von Genf aus in 45 Minuten, von Lausanne aus in 25 Minuten zu erreichen, von Zürich via Biel, Neuenburgersee in 2 Stunden. Gute Zugverbindungen mit Intercity-Zügen und TGV. Ab Bahnhof Yverdon direkte Buslinie bis zum Thermalzentrum.

Klima
Auf 435 m ü. M. zwischen See und Jura gelegen, kennt Yverdon ein ausgesprochen sonniges und mildes Schonklima.

Auskunftsstellen und Adressen
Verkehrsverein: Place Pestalozzi, 1400 Yverdon-les-Bains, Tel. 024/23 62 90. Gebührenfreies Tel. 155 19 91 (Informationen und Reservationen).

Ortsgebundene Heilwasser
Thermalquellwasser von 29 °C: Schwefelstoff, Calcium, Magnesium und Hydrogen-Karbonat. Das Thermalwasser quillt aus 598 m Tiefe empor (artesischer Brunnen). Seit mehr als 14 000 Jahren durchfliesst es verschiedene, geologische Schichten der Erdkruste. Alkalische Quelle (Mineraltrinkwasser Arkina).

Heilanzeigen
Beachtliche Heilerfolge bei Rheumatismus, neurologischen Erkrankungen und Erkrankungen der oberen Atemwege, Nachbehandlung von Knochenbrüchen und bei Gelenkschäden.

Kontraindikationen

Akute Herz- und Kreislaufstörungen, Hautkrankheiten, Hormonstörungen (unbedingt vorher einen Arzt konsultieren). Vorsicht bei Krampfadern.

Medizinische Betreuung

Die Therapien werden vom verantwortlichen Badearzt (einem Schulmediziner mit balneologischen Fachkenntnissen) nach intensivem Einführungsgespräch individuell zusammengestellt, in enger Zusammenarbeit mit dem einweisenden Haus- oder Spezialarzt. Achtung: Vor jeder Kur (ambulant oder stationär) die Kostengutschrift durch die Krankenkasse absichern lassen.

Yverdon ist einer der wenigen Badekurorte, in der bis 80% der Patienten ambulant behandelt werden (Sonderkonvention mit Krankenkassen). Nach der ambulanten Behandlung unbedingt vorgeschriebene Ruhezeit einhalten. Voranmeldung möglichst frühzeitig.

Ärztlich verordnete Therapien

Physiotherapie im Einzelbecken, Wiederherstellungsgymnastik, Aerosoltherapie, Inhalationen, Wärmetherapie, Elektrotherapie, Laserbehandlung, Druck- und Extensionstherapien. Patientengut: 5% Neurologie, 30% Traumatologie, 60% Rheuma, 5% Atemwege.

Wellness in eigener Regie

Schwimmen im warmen Thermalwasser (nicht länger als 20 Minuten, anschliessende Ruhepause strikte einhalten), Solarium, Sauna, Bio-Sauna, Dampfbad, Wassergymnastik, Sportmassagen, Fangopackungen, Krafttraining.

Das Hotel des Bains mit eigenem Therapiezentrum und Schönheitssalon bietet im elegantesten Rahmen Schönheits- und Fitness-Wochen oder verlängerte Wochenenden an: Übernachtungen, Halbpension, freier Eintritt ins hoteleigene Thermalbad, individuell zusammengestelltes Wellness-Programm.

Trinkkur gegen Verdauungsbeschwerden und Fettleibigkeit (Arkina).

Infrastruktur

Thermalzentrum: Gedecktes, grosses Hallenbad für Heilgymnastik (34 °C) mit Schleuse zu Freiluftbassins, Physiotherapie und Inhalationsräume, Arztpraxis, Ruheräume, Caféteria, Freiluftbad (34 °C mit Sprudelbad, Schulterdusche, Massagedüsen), Freiluftbad (31 °C im Winter, 28 °C im Sommer mit kreisförmigen Bädern, Perlsprudel, Perlsprudelbänken, Wasserfall, Aquadrom), grosser Parkplatz. Öffnungszeiten: Mo–Fr 8–22 Uhr (letzter Eintritt 21 Uhr). Sa–So 9–22 Uhr (letzter Eintritt 19 Uhr). Für das reine Badevergnügen (ohne Extras) gilt eine zweistündige Aufenthaltsdauer. Sonst werden Nachzahlungen fällig. Kinder unter drei Jahren sind nicht zugelassen.

Hotel des Bains: Hundertfünfundzwanzig grosse, sehr komfortable Zimmer, Gourmetrestaurant, Hotelrestaurant, Terrassencafé, Salons, Pianobar, modernes Fitness- und Schönheitszentrum mit Sauna, Dampfbad, Solarium, Physiotherapie. Auf Wunsch medizinische Beratung. Rollstuhlgängig. Hübscher Park.

Sport

Jede Form von Wassersport: 5 km langer, feinsandiger Strand. Bootshafen, Schiffsanlegestation, Campingplätze. **Reiten:** Alljährlich finden in Yverdon rund hundert Rennen statt. International berühmt: Trabrennen. Wintersport im nahe gelegenen Waadtländer Jura. Wunderschöne Langlaufloipe in Ste-Croix. Tennis, Wandern, Velofahren.

Ausflüge

Romainmôtier (romanische Abtei), Vallorbe (Tropfsteinhöhle und Eisenmuseum), Grandson (Schloss aus dem 11. Jahrhundert mit Museum für alte Waffen und Automobilmuseum), Orbe (römische Mosaike aus dem 3. Jahrhundert), La Sarraz (Pferdemuseum), Ste-Croix (Weltzentrum für Musikdosen), Schiffsausflüge auf dem Neuenburgersee, geführte Besichtigung durch die Camargue der Schweiz, Champ Pittet, unberührte Naturlandschaft.

Kulturelles Angebot

Museum im Schloss: Ständige Ausstellung über Pestalozzi, der Yverdon zur Wiege europäischer Erziehungswissenschaften machte. Kleidermuseum, sechstausend Jahre Kulturgeschichte. Utopie-Museum Maison d'Ailleur, das erste Science-fiction-Museum Europas. Unzählige Kunstgalerien. Freilichtaufführungen auf dem Place Pestalozzi. Theater, Konzerte, Dichterlesungen im Casino, in der Aula Magna, im Théâtre de l'Echandole.

Das gibt es nur in Yverdon

Westschweizer Charme in Reinkultur. Freilichtaufführungen auf dem Place Pestalozzi im Commedia-dell'arte-Stil.

211

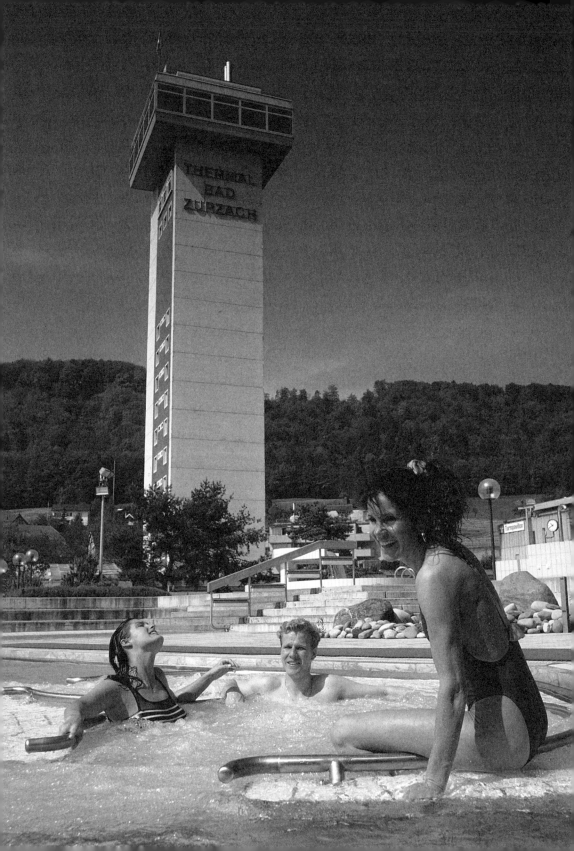

Bad Zurzach ist heute flächenmässig grösser als der alte Marktflecken selbst. Im Hintergrund der Wasserturm, Wahrzeichen von Zurzach-les-Bains, mit Panoramarestaurant und Appartements.

Zurzach
Habeam aquam

Am Montag, dem 5. September 1955, begannen abends um 20.20 Uhr die Glocken der beiden Kirchen in Zurzach zu läuten und die zaghaftere Rathausglocke zu übertönen.

In diesem Moment wusste auch der letzte Bürger: Sie haben die Quelle gefunden. Was noch in vorhergehenden Jahren an der Fasnacht als Utopie spöttisch persifliert worden war, wurde von der Realität eingeholt. Einer der Pioniere der ersten Stunde, der Arzt Dr. Martin Erb, sandte an einen Redaktor des Aargauer Tagblatts ein Telegramm: «Habeam aquam», wir haben das Wasser.

Nach jahrelangem Kampf begann in dieser Schicksalsnacht die Zukunft des ehemaligen Markt- und Wallfahrtsorts Zurzach als Badekurort, denn die Ausschüttung der Quelle war weitaus reicher als ursprünglich erhofft. Das Heilwasser reichte für viel mehr als die geplante Reha-Klinik für Kinderlähmungen, wie sie das Konkordat der schweizerischen Krankenkassen vorgesehen hatte. Frei von balneologischen Altlasten plante man ein modernes Bäder- und Kurzentrum auf der grünen Wiese. Innerhalb von vier Jahrzehnten entstanden in einem einmaligen Bauboom Hotels, die Rheumaklinik, der Turm mit Wasserreservoir, Turmrestaurant und Appartements. Die Bäderlandschaft war damals einmalig für die Schweiz: vier grosse Thermalschwimmbäder unter freiem Himmel, in denen man das ganze Jahr über baden kann. 80–90% der Besucher sind Passanten, die sich in dem wohligen Wasser erholen wollen, die Entspannung und Lebensfreude suchen. Zurzach ist heute wohl das volkstümlichste aller Heilbäder der Schweiz. In einer Sternstunde haben die Pioniere der ersten Stunde dem in Vergessenheit geratenen ehemaligen Messeort eine neue Zukunft erschlossen.

Irrungen und Wirrungen

Dem spektakulären Quellenfund von Zurzach ging eine seltsame Geschichte voraus. Als 1892 Kornelius Vögeli, Gemeindeammann von Leuggern, auf eigene Initiative im Bezirk Zurzach nach Steinkohle bohren liess, fand er Steinsalz. Als die Vereinigten Schweizerischen Rheinsalinen 1914 nach diesem Steinsalz suchten, fanden sie eine heisse Thermalquelle. Obwohl die Wasseranalyse positiv ausfiel, wurde die Quelle wieder zugeschüttet. Für eine Heilquelle hatte man zu Beginn des Ersten Weltkrieges keine Verwendung.

Als die modernen Quellen-Pioniere von Zurzach 1954 nach über zwanzigjährigen Vorarbeiten die Bohrung endlich in Auftrag geben konnten, stiess der Bohrmeister 1955 auf weit mehr als die erhoffte Ausschüttung von sechshundert Litern pro Minute, nämlich auf einen vierzig Grad warmen artesischen Brunnen mit einer Ausschüttung von tausendsiebenhundert Litern pro Minute. Die Sensation war perfekt. Die Skeptiker und Spötter wurden von Saulussen zu Paulussen.

Die Quellen-Pioniere

Der Arzt, Dr. Martin Erb, der seit 1923 in Zurzach praktizierte, war überzeugt, dass dieses Heilwasser dem ehemaligen Messeort Segen bringen würde. Sein Traum war, die zugeschüttete Quelle zum Wohl aller zu erschliessen. Er fand in Nationalrat Schirmer von Baden und in den Zurzachern Architekt Fedor Altherr, Fabrikant Paul Weber und Dr. Walter Edelmann passionierte Mitstreiter. Präsidiert wurde die ad hoc gegründete Beratergruppe zur Erschliessung der Heilquelle von Professor Gonzenbach von der ETH Zürich. Sehr weitsichtig schrieb die rührige Thermalquellenkommission dem Gemeinderat schon Anfang der dreissiger Jahre, die Gemeinde solle jedes Jahr einen Thermalquellenfonds äufnen. So stand in den Schicksalsjahren 1954/55 ein Anfangskapital von 40 000 Franken zur Verfügung.

Die Konzession zur Ausbeutung der Quelle durch die Gemeinde Zurzach erreichte die Kommission via Aargauer Regierungsrat.

Die Bürger von Zurzach verfolgten halb spöttisch, halb mitleidig die Bemühungen dieser Handvoll Männer. Denn alle wussten, mehr als die geäufneten 40 000 Franken waren nicht da, um aber eine professionelle Bohrung durchzuführen, fehlten mindestens noch weitere 90 000 Franken. Heute ein Sackgeld, damals eine immense Summe. Denn niemand konnte garantieren, dass man die Quelle findet, dass sie genügend Wasser ausschüttet, vor allem aber, dass sie einer neuerlichen Analyse standhält. Sponsoren gab es damals noch nicht. Da beschlossen die Männer der ersten Stunde, eine Aktiengesellschaft zu gründen und Aktionäre zu suchen. Die Mutigen haben von jeher ihre besonderen Schutzengel gehabt. Als nach enttäuschenden Bohrungen der Kronbohrer eine Granitspalte anriss, schoss aus einer Tiefe von 429,6 Metern im September 1955 das Heilwasser von Zurzach aus dem Bohrloch. Und die Thermalquellen AG hatte das Sagen.

Eine rauschende Quellnacht

An diesem 5. September 1955 ging in Zurzach kaum jemand ins Bett. Es kam eine Art von Goldrausch über die Bevölkerung... Das Heilwasser wurde in Chiantiflaschen abgefüllt. Es gab Freinacht, und anderntags hatten die Kinder schulfrei. Jeder versuchte, einige Spritzer des warmen Wassers abzubekommen. Neben dem Bohrturm planschten Kinder, Männer mit hochgekrempelten Hosenbeinen und Frauen mit geschürzten Röcken im Auffangbassin. Das Aargauer Volksblatt schrieb: «Wer in den vergangenen Tagen nicht selber in Zurzach war und dort in enger Fühlungnahme mit den Initianten der Quellbohrung und der Bevölkerung gestanden hat, kann die Freude und die Begeisterung im historischen Marktflecken über die Erschliessung der neuen Thermalquelle nur weit entfernt erahnen.»

Vom 22.–27. September besuchten die Mitglieder der Kommission verschiedene Heilbäder zwischen Bad Pyrmont bis Bad Nauheim. Als sie zurückkehrten, badeten bereits die ersten Gäste in einer provisorisch aufgestellten Badbaracke in vierzehn Wannen. Seit dem Quellenfund waren erst knapp neunzehn Tage vergangen.

Das Wunder des Wassers von Zurzach verbreitete sich wie ein Lauffeuer. 1957 und 1958 besuchten jährlich bereits 282 000 Menschen das primitive erste offene Thermalschwimmbad mit einfachen Umkleidekabinen in Holzbaracken. Als man die Anlage um weitere Liegehallen und Therapieräume erweiterte, da stieg die Besucherzahl ohne jede Propaganda auf 500 000.

Doch im Paradiesapfel war der Wurm

Die Überforderung durch den Reichtum des Quellenfundes machte alle Beteiligten gereizt. Die Planung eines gigantischen neuen Kurortes, wie sie Architekt Professor Hofmann von der ETH mit seinen sechzig Architekturstudenten im siebten Semester vorschlug, machte den politischen Behörden Angst. Zwar war die Gemeinde zu vielen Konzessionen bereit; sie verhinderte den Bau einer Zementfabrik, später den Bau des geplanten Rheinkraftwerkes Koblenz und das Ölthermische Kraftwerk Rietheim. Im Raumplanungskonzept wurde das Kurareal ausgezont. Doch sollte man es nicht bei den wachsenden Besucherzahlen bewenden lassen? Die Menschen kamen ja so oder so. Weitere Investitionen hielten viele Verhinderer, manche wohl auch aus Neid, für unnötig. Die Messhäuser in Zurzach verschönerten sich Jahr um Jahr. Den Gasthöfen und den Hotels im Marktflecken Zurzach ging es blendend. Sie wollten keine Konkurrenz. Im renommierten Hotel Ochsen bot man den Gästen von jeher Solebäder an. Die Auseinandersetzungen spalteten nicht nur die politische Gemeinde und die Thermalquellen AG, sondern der Spaltpilz ging auch quer durch die Equipe und Aktionäre der Bä-

Kurz-Geschichte

Quellengeschichte Zurzach ist einer der jüngsten Badekurorte der Schweiz. Am 5. September 1955 läuteten alle Glocken des alten Marktfleckens die Geburtsstunde der heissen Quelle ein.

3000 v. Ch. Funde deuten darauf hin, dass die Gegend schon in der jüngeren Steinzeit, 3000 v. Chr., besiedelt war.

Kelten Mitte des ersten vorchristlichen Jahrhunderts lassen sich die Helvetier, ein Stamm der Kelten, hier nieder.

Römer Nach der Schlacht von Bibrakte (58 v. Chr.) besetzen die Römer Helvetien. Sie nennen das heutige Zurzach Tenedo und bauen die erste Brücke über den Rhein.

3. Jh. n. Chr. Auf Kirchlibuck/Schlösslibuck entsteht ein Doppelkastell.

323 bis 344 Die heilige Verena, eine christliche Krankenschwester aus Theben (Nordafrika), opfert sich als Christin für die Kranken und Armen auf.

400 Die Römer ziehen ab.

700 Der römische Ortsname Tenedo verschwindet. Als Urtzacha wird nun der Flecken in Königsbesitz benannt.

888 Zurzach kommt in den Besitz der Reichenau.

13. Jh. Der Bischof von Konstanz erwirbt Ort und Kloster.

1415 Zurzach wird zusammen mit der Grafschaft Baden eidgenössisches Untertanengebiet.

Mittelalter Zurzach wird als Wallfahrts-, Messe- und Marktort zum grössten Jahrmarkt der Eidgenossenschaft.

1856 Die Märkte fallen der Neuzeit zum Opfer.

1892 Anstelle der gesuchten Kohle findet Kornelius Vögeli im unteren Aaretal Steinsalz.

1914 Die Vereinigten Schweizerischen Rhein-salinen suchen nach dem Steinsalz. Eine Sondierbohrung stösst dabei auf eine 38,3 °C warme Quelle. Nach fünf Wochen wird der Schatz wieder hermetisch abgeschlossen.

1926 Eine rührige Thermalquellenkommission bittet den Gemeinderat, jedes Jahr einen Thermalquellenfonds zu äufnen.

1954 Auf privater Basis wird die Thermalquellen AG gegründet. Vom geäufneten Fonds steht ein Kapital von 40 000 Fr. zur Verfügung.

1955 Die Therme wird am 5. September 1955 freigelegt in einer Tiefe von 429,6 Metern. Vierzig Grad warmes Wasser sprudelt mit siebzehn Atmosphären Druck als artesischer Brunnen aus dem Bohrloch.

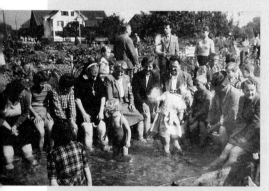

Die ersten Zurzacher badeten 1956 ihre Füsse in der frisch erbohrten Quelle.

1956 Die provisorische Wannenbadbaracke zieht die Menschen in Scharen an.

1964 Das Turmhotel, Wahrzeichen von Zurzach-les-Bains, wird eröffnet.

1970 Einweihung des neuen Thermalbades mit zwei Aussenschwimmbecken.

1975 Eröffnung der Rheumaklinik.

1976 Das dritte Thermal-Aussenbad mit Plauschelementen ist fertiggestellt.

1987 Mit einem vierten Thermalschwimmbad wird die Bäderlandschaft abgerundet.

derbetreiber. Es dauerte Jahre, bis man sich auf einen freundeidgenössischen Kompromiss besann. Man zog die Prozesse zurück. Die 1957 gegründete Gemeinnützige Stiftung, der auch Walter Edelmann, ein Mann der ersten Stunde, angehörte, sollte sich mit dem medizinischen Bereich befassen, die Thermalquellen AG mit dem Ausbau des frei zugänglichen Thermalbades, mit Hotellerie und Restaurationsbetrieben. Der Wille, aus Zurzach einen Badekurort zu machen, war stärker als die Eigensucht.

Anstatt in einem einzigen grossen Wurf entstand nun auf der grünen Wiese Zurzach-les-Bains in Einzeletappen. Als erstes stand das Turmhotel, das Wahrzeichen des Badekurortes, das gleichzeitig auch Wasserreservoir für die Thermalquelle ist. Vielleicht ist es architektonisch nicht so klassisch schön geworden, wie einmal geplant, eher etwas chaotisch, aber sehr zweckmässig. Wer vom Turmrestaurant aus in einem überwältigenden Panoramablick die Landschaft aus der Vogelperspektive betrachtet, entdeckt, dass Zurzach-les-Bains den alten Marktflecken Zurzach flächenmässig überflügelt hat.

Forschung an der Rheumaklinik

Die Rheumaklinik von Zurzach gilt als eine der modernsten Rheuma- und Rehabilitationskliniken der Schweiz. Sie wurde 1973 eröffnet und verfügt über hundertachtzig Betten. Der Klinik angegliedert ist ein grosses Ambulatorium für die Kurgäste der Hotels und Pensionen und die Einwohner der Region. Die Patienten werden von dreizehn vollamtlichen Ärzten, rund fünfzig Physio- und Ergotherapeuten sowie vierzig Krankenschwestern und Pfleger/innen betreut. Zurzach ist sozial. Die Kosten sind rund fünfzig Prozent niedriger als in einem Spital. Die Wartefristen sind entsprechend lang.

Es ist eine wohnliche Klinik. Bei der Farbgestaltung liess man sich von Professor Max Lüscher beraten. In der Halle steht eine Holzplastik der heiligen Verena. Trotz dem vielen Leid, das ich hier gesehen habe, empfand ich die Atmosphäre als entspannt. Im klinikinternen Thermalschwimmbad sah ich sogar lachende Gesichter. Das warme Wasser, das auf so wundersame Weise schwerelos macht, lässt Bewegungen zu, die sonst nicht mehr möglich sind.

Viel hat der hervorragende Ruf von Zurzach als Kurort der Rheumaklinik zu verdanken, denn sie versteht sich nicht nur als eine isolierte Klinik, sondern sie ist wissenschaftlich eingebettet in das umfassende und stets nachgeführte Wissen einer Universität. Da es unglücklicherweise in der Schweiz keinen Lehrstuhl für Rheumatologie mehr gibt (obwohl Rheuma die am weitesten verbreitete Volkskrankheit in dutzendfachen Erscheinungsformen ist), werden hier für Medizinstudenten wöchentlich Kurse durchgeführt.

Dr. Otto Knüsel, stellvertretender Chefarzt der Rheuma- und Rehabilitationsklinik und Präsident der Schweizerischen Gesellschaft für Balneologie und Bioklimatologie, wurde mit balneologischer Forschung beauftragt. Verschiedene Forschungsprojekte und Forschungskonzepte wurden von Zurzach aus mit der Universitätsklinik Zürich ausgearbeitet, die zu wichtigen internationalen Beziehungen führten. Interessanterweise ist zwar das empirische Wissen (Erfahrungswissen) um die älteste Medizinkunst der Welt, das Baden, sehr gross, aber eigentliche wissenschaftlich abgestützte Untersuchungen gibt es noch sehr wenig. Dr. Knüsel wechselte 1993 von Zurzach in eine andere berühmte Reha-Klinik, nämlich nach Valens bei Bad Ragaz.

Die heilige Verena in Tenedos

Die heilige Verena, Schutzpatronin von Zurzach, kam aus dem oberägyptischen Theben, wie der berühmte Hauptmann Mauritius. Beide waren Christen. Nach dem heiligen Mauritius wurde das Kloster St-Maurice im Wallis benannt und vermutlich auch St. Moritz. Die heilige Verena, deren Reliquien im Verenamünster in Zurzach immer noch jeden

ersten September Wallfahrer anziehen, muss auch in Baden und in Solothurn gewesen sein. Das Hotel Verenahof in Baden trägt an der Stirnfront ihre Skulptur. In Solothurn gibt es eine romantische Verenaschlucht. Auf allen Abbildungen sieht man diese Mutter Theresa der Römerzeit, die im Jahr 344 n. Chr. in Zurzach gestorben sein soll, mit einem Krüglein und einem Kamm.

Wie kam eine gottgeweihte Jungfrau aus Theben aus der Gemeinschaft der Virgines sacrae in das unwirtliche von den Römern besetzte Helvetien? Nun, zu den römischen Legionären gehörten auch jene aus Oberägypten. Um die Legionäre aus Theben zu betreuen, die Menschen zu missionieren und Gutes zu tun, war sie den römischen Truppen nachgezogen. Die Römer waren Heiden, sie hatten neben ihren vielen Göttern auch noch verschiedene Hausgötter, die Laren, die sie anbeteten. Christliche Legionäre wurden von ihnen verfolgt und getötet. Zwanzig Jahre soll die Heilige in Zurzach gewirkt haben. Sie wird heute noch als Vorbild der Nächstenliebe verehrt, denn man brachte ihr auch die Kranken der Gegend; sie suchte die Hilflosen und Ausgestossenen auf. Grabungen, die im römischen Kastell auf Kirchlibuck vorgenommen wurden, gaben die Grundmauern einer christlichen Kirche aus dem 4./5. Jahrhundert mitsamt dem Taufbecken frei. Sie bezeugen die römische Christengemeinde bis nahe in die Zeit Verenas zurück.

Während die römischen Festungen über dem Rhein zerfielen, wie das ganze Römische Weltreich zerfiel, und der Name Tenedos (wie die Römer das heutige Zurzach nannten) in Vergessenheit geriet, entstand um das Grab der Heiligen ein Wallfahrtszentrum mit geistlichem Bezirk und dem neuen Namen Zurzach.

Kurgästehaus Zum Höfli

An der Nahtstelle zwischen dem historischen Flecken Zurzach und dem Kurgarten, der ins Bäder-Zurzach führt, liegt das Kurgästehaus Zum Höfli. Kurgäste zu beobachten,

war während meiner Bäderreise zu den Jung-
brunnen der Schweiz eine meiner Lieblings-
beschäftigungen. Um mitten unter den Menschen zu sitzen und doch für mich zu sein,
nahm ich jeweils meine Patiencekarten zur
Hilfe. Ich legte meine «grosse Harfe» aus, und
während ich meine Karten in auf- und abstei-
gender Linie umlegte, hörte ich zu, was an den
Nebentischen gesprochen wurde.

Im Höfli ist das Verkehrsbüro untergebracht
und das Messemuseum, das die Vergangenheit der alten Messestadt erzählt. Im Höfli
werden die Gäste auch zum Begrüssungsape-
ritif erwartet. Hier spielt jeden Nachmittag die
Musik. Ein Billardzimmer, zwei Fernseher,
eine kleine Bibliothek stehen den Gästen
ebenso zur Verfügung wie Nebenräume für
Kurgästeveranstaltungen von Folklore bis Ge-
sundheitsvorträgen. Zum Höfli ist ein Gegen-
mittel gegen Kureinsamkeit. Hier ist die Ge-
rüchtebörse offen: Wo isst man besonders
gut, an welcher vom Kurverein veranstalteten
Führung sollte man unbedingt teilnehmen,
wer kommt mit zum sonntäglichen Früh-
schoppenkonzert, wer nimmt an der Grillparty
im Park teil? Welche Therapie hat gegen was
am besten geholfen?

Ein einzigartiger Orts-Stammbaum

Das gibt es sonst nirgendwo in der
Schweiz. Der alte Marktflecken und Wall-
fahrtsort Zurzach wird dank einem vom
Schweizerischen Nationalfonds unterstützten
Projekt von der Universität und der ETH Zürich
(Archäologie und Kunstgeschichte) Haus für
Haus in allen Details erfasst. Jedes Haus er-
hält für den «historischen Katasterplan» ein
dreiteiliges Dossier, bestehend aus Plänen,
Fotografien und Hausbeschreibungen mit
Baualteranalysen und Periodenplänen. Jedes
Detail wird erfasst, vom Keller bis zum Estrich,
Fensterformen, Öfen, Stukkaturen, Hausschil-
der. Im Fangblatt jedes Gebäudes steht zu-
dem, in wessen Besitz es war und wer es be-
wohnt hat. Die Besitzergeschichte aller Gebäude ist relativ einfach zu erstellen, weil je-

des Haus im Flecken einen Namen hat – erst
zur Zeit Napoleons wurden die Häuser nume-
riert.

Zurzach war nicht nur Wallfahrtsort der heiligen Verena, sondern auch ein Marktflecken
von internationaler Bedeutung. Es galt über
Jahrhunderte als grösster Jahrmarkt der
Schweiz. Erst das 19. Jahrhundert brachte eine
radikale wirtschaftliche Änderung. 1856 fielen
die Messen der durch die Eisenbahnen veränderten Verkehrslage zum Opfer.

Das Messe-Zurzach hat weitgehend seinen
alten Reiz behalten. Das geschlossene Orts-
bild mit seinen für das Mittelalter ungewohnt
breiten Strassen und die fehlende Abkapse-
lung durch Mauern und Tore strömt wohnliche Wärme und Weltoffenheit aus. Jedes
Haus hat seinen meist aus der Messezeit her-
gebrachten Charakter. Fast jedes Haus ausserhalb des Kirchenbezirks war früher ein
Messehotel. Da steht das Haus zum Blauen
Himmel neben dem Affenkasten, der Römische Kaiser zwischen Mohrenkopf und Käserei. Der Gasthof zur Waag und das angrenzende Rote Hus haben den mittelalterlichen
Hotelstil vielleicht am besten erhalten. Es
lohnt sich unbedingt, eine der vom Verkehrsverein regelmässig organisierten Führungen
mitzumachen.

Hotellerie à la carte

Es gab und gibt nicht nur in der Bäderszene
Pioniere, sondern auch in der Hotellerie. Ich
war im Kurhotel einquartiert und lernte dort
das Direktionsehepaar A. und M. Jordan-Kunz
kennen. Mehr als ein Vierteljahrhundert prä-
gen sie die Szene. Sie leiten seit 1964 das
Turmhotel, 1970 kamen der Turmpavillon und
das Badrestaurant hinzu, von 1975 bis 1981
übernahmen sie auch die Führung des Hotels
Zurzacherhof. A. Jordan stammt aus einer Ho-
teliersfamilie. Mit achtundzwanzig Jahren war
er bereits Hoteldirektor in Weggis. Heute versteht er sich zwar mehr als Baumeister. Er hat
all die Sturm-und-Drang-Jahre in Zurzach-les-
Bains mitgetragen, mitgelitten. Seine Frau

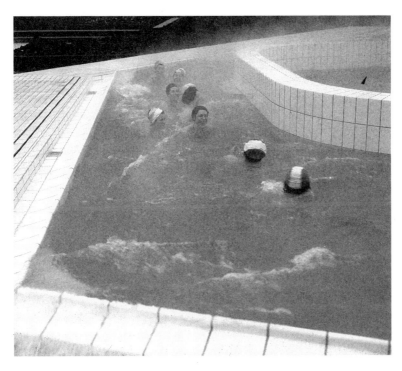

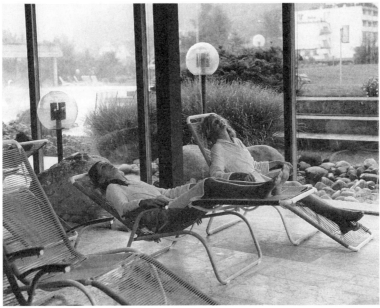

In den Plauschbädern
geht der Alltagsstress
baden, Lebensfreude
quillt empor.

Zur Wellness gehört
auch das Ausruhen.

und er haben auf vieles verzichtet. Ihr Leben war durch tausenderlei Verantwortung atomisiert. Und die Gäste durften nichts anderes sehen als ein freundliches Gesicht. A. Jordan veranstaltete für sie Diapositiv-Abende, um ihnen die Schönheiten der Gegend näherzubringen. Und ich bereue immer, dass ich die von ihm angeregte Wanderung über die Rheinbrücke nach Deutschland, alles am Rhein entlang, (noch) nicht unter die Füsse genommen habe. Von den Eltern hatte er härteste Pflichterfüllung erlernt, nicht träumen, sondern Verantwortung übernehmen. Jahrzehntelang hat er auch die ganze Öffentlichkeitsarbeit für den Badekurort Zurzach geleistet. Und es tat ihm offensichtlich weh, dass er von dieser Aufgabe nun vom Verkehrsverein, der älter ist als der Badekurort, entbunden worden ist. Die Hotellerie in Zurzach hat diesem stets freundlichen, liebenswürdigen Ehepaar viel zu verdanken. Sie haben in Sachen Gastfreundschaft Massstäbe gesetzt, die auch für andere Hotels verbindlich bleiben werden. Wenn ich allein schon an die Menükarten mit der verlockenden Auswahl denke, fühle ich mich in der Erinnerung daran schon um wohlige zwei Kilo schwerer.

In Zurzach findet heute jeder ein Hotel, das genau auf seine Bedürfnisse zugeschnitten ist, von zweisternigen bis fünfsternigen. Wer beispielsweise einen Familienangehörigen begleiten oder besuchen möchte, hat die Auswahl zwischen wohnlichen Gasthäusern, Privatzimmern oder Appartements.

Auf dass die Erfolgsstory weitergeht

Nichtstun ist Rückschritt, investieren verheisst Fortschritt, dies haben die Zurzacher am eigenen Leib erfahren. Das Thermalbad wird in einzelnen Etappen einer Totalrenovation unterzogen. Die Rheumaklinik, die aus allen Nähten platzt, wird ausgebaut, der Bürotrakt saniert. Der Umbau des Turmpavillons und die Renovation des Zurzacherhofes wird nochmals ein paar Millionen kosten.

Die Zurzacher scheinen vor nichts mehr Angst zu haben. Die Sympathie ist gross, die ihnen weite Kreise der Bevölkerung entgegenbringen, nicht zuletzt auch, weil die Preise (Eintritte, Hotel, Restaurants, Therapien, Arrangements usw.) sozial richtig liegen. Als Messeflecken war Zurzach einmal ganz gross und berühmt. Als Badekurort knüpft es an diese glorreiche Vergangenheit seine Zukunft an.

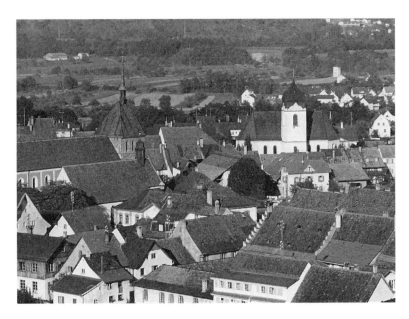

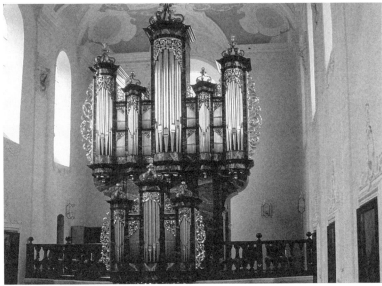

Im Mittelalter war Zurzach der grösste Jahrmarkt der Eidgenossenschaft, war Messe- und Wallfahrtsort.

Die Reliquien der heiligen Verena, Schutzpatronin von Zurzach, ruhen im Verenamünster.

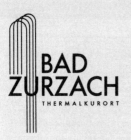

BAD ZURZACH
THERMALKURORT

Lage

Der alte, geschichtsträchtige Marktflecken Zurzach liegt im östlichen aargauischen Rheintal, nur 40 km von Zürich entfernt. Zurzach ist Bezirkshauptort.

Anreise

Via Autobahn, Ausfahrt Baden-Mägenwil. Ab Zürich Hauptbahnhof stündlicher Zug nach Zurzach. Gute Busverbindungen mit der Schweiz und Deutschland.

Klima

Auf 341 m ü. M. liegt Zurzach durch den Tafeljura geschützt vor der Hauptwindrichtung West-Ost. Eher trockenes Klima mit wenig Niederschlägen und Bodennebel. Hie und da bissiger Nordostwind.

Auskunftsstellen und Adressen

Kur- und Verkehrsverein: Im romantischen Höfli, dem eigentlichen Kurgästehaus, das auch ein sehenswertes Ortsmuseum beherbergt. Quellenstrasse 1, 8437 Zurzach. Tel. 056/49 24 00, Fax 056/49 42 22. Öffnungszeiten: Mo–Fr 9–12, 14.30–17 Uhr, Sa 9–12 Uhr. Das Verkehrsbüro gibt Auskunft über Unterkunftsmöglichkeiten und Spezialangebote der Hotels. Es organisiert Ausflüge und Besichtigungen und gibt die Monatsinformation Bad Zurzach heraus.

Informationen für stationäre Aufenthalte und ambulante Therapien sind direkt in der Rheuma- und Rehabilitationsklinik einzuholen. Tel. 056/49 01 01, Fax 056/49 10 70. Lange Wartefristen.

Seit 1987 führt die Wilhelm-Schulthess-Klinik, Badstrasse 44, eine postoperative Aussenstation im eleganten Park-Hotel. Tel. 056/49 01 51, Fax 056/49 38 08.

Ortsgebundene Heilwasser

Eine Natrium-Sulfat-Hydrokarbonat-Chlorid-Therme (39 °C), die 1954 erschlossen wurde.

Heilanzeigen

Rheumatischer Formenkreis, Bandscheibenschäden, mechanische Schädigungen, stoffwechselbedingte Störungen, neurologische Erkrankungen, «Nervenentzündungen», Blutdruckprobleme, nervöse und funktionelle Herz- und Kreislaufbeschwerden, Fettsucht, Diabetes mellitus.

Kontraindikationen

Alle akuten, ansteckenden Krankheiten, frisch überstandener Herzinfarkt, offene Beine.

Medizinische Betreuung

In der Rheumaklinik werden die Patienten von vierzehn vollamtlichen Ärzten und rund sechzig Therapeuten in Physiotherapie und Ergotherapie betreut. Stationärer Aufenthalt oder ambulante Behandlung nur auf ärztliche Verordnung und nach Kostenabsprache mit den Krankenkassen. Die ärztliche und therapeutische Betreuung ist frei wählbar. Individuelle Zusatzleistungen werden separat verrechnet. Einige Hotels verfügen über hausinterne Ärzte und eigene Therapieräume.

Ärztlich verordnete Therapien

Psychologische Beratung, Lymphdrainage, Sauerstoff-Mehrschritt-Therapie, Elektrotherapie (Ultraschall, Laser), medizinische Trainingstherapie (Kraft, Ausdauer, Beweglichkeit), integrative Bewegungstherapie, Bioresonanz-Therapie.

Wellness in eigener Regie

Sauna (zwei getrennte Saunaabteilungen), Massage, Kosmetik, türkisches Dampfbad, Freiluft-Zone, Solarien (moderne Geräte in abschliessbaren Kabinen für nahtloses, hautschonendes Bräunen), Tretbecken und Armtauchbecken für Kneipp-Anwendungen (im Winter geschlossen), römische Wannenbäder.

Infrastruktur

Zentrale Badelandschaft: Becken 1: 34 °C, spezielles offenes Schwimmbecken mit Hallenteil. Becken 2: 35 °C, mit verschiedenen Sprudeleinrichtungen. Becken 3: 36 °C, speziell für alle rheumatischen Fälle, wo besonders warmes Thermalwasser erwünscht ist (nur für Erwachsene). Becken 4: Plauschbecken mit Fliessbad, Schwimmkanal mit leichter Strömung, Wasserfall, integrierte Ruhezone mit Whirlpools. Direkter Zugang durch unterirdische Gänge von der Rheumaklinik, dem Kurhotel, dem Turmhotel und dem Turmpavillon aus. Selbstbedienungs- und Gourmet-Restaurants. Schöne Parkanlage. Viele Parkplätze. Öffnungszeiten Thermalbad: Mo–Sa 7–22.15 Uhr (Kassenschluss um 20.30 Uhr), So 7–20.45 Uhr (Kassenschluss um 19 Uhr).

Sport

Gut ausgebaute Radwegnetze, Vita-Parcours, Tennis, Minigolf, Petanque. Passionierte Golfer finden im nahegelegenen Schwarzwald (20 Minuten) einen 18-Loch-Platz.

Ausflüge

Schiffahrten auf dem Rhein (eines der beliebtesten Ziele ist Kaiserstuhl). Ausflüge in den nahegelegenen Schwarzwald. Unerschöpfliche Wanderwege am Rhein entlang, mit der Fähre übersetzen und am anderen Ufer zurückwandern. Nostalgische Pferdekutschenfahrten (im Winter mit Schlitten). Fahrten mit dem Heissluftballon.

Kulturelles Angebot

Besichtigung des Schlosses Bad Zurzach inmitten eines herrliches Parks. Berühmte August-Deusser-Gemäldesammlung. Besichtigung des Verenamünsters mit seinem Kirchenschatz. Führung durch das römische und mittelalterliche Zurzach. Besuch des gut dokumentierten Ortsmuseums im Kurgästehaus Höfli (Sitz des Verkehrsvereins). Besichtigung des Flecken Zurzach mit seinen alten, prächtigen Messehäusern aus dem Mittelalter. Wechselausstellungen von zeitgenössischer Kunst in der Galerie zum Elephanten. Klassische und volkstümliche Konzerte, abwechslungsreiche Theateranlässe.

Das gibt es nur in Zurzach

Ohne Badekultur-Altlasten hat sich das preisgünstige Zurzach-les-Bains innerhalb weniger Jahrzehnte, seit 1955 die reiche Quelle gefunden wurde, zu einem der führenden Badekurorte der Schweiz entwickelt.

223

Bildnachweis

E. Ammon, Luzern, Seite 90
J. Camenzind, Zürich, Seite 23 unten, 28, 140, 199
H. Eberhöfer, St. Moritz, Seite 146
F. Eidenbenz, Zürich, Seite 103
R. Fischli, Baden, Seite 48
Foto Fetzer, Bad Ragaz, Seite 23 oben
Foto Optik P. Zwahlen, Lenk, Seite 82, 87
Foto Zbinden, Schwarzenburg, Seite 165 unten
Fotoarchiv Breiten, Seite 62, 67 oben
Fotostudio Schmelz, Klosters, Seite 170, 175, 177
E. Grimm, Achern (D), Seite 57 oben
L. Guler, Thusis, Seite 8
Hotel Therme, Vals, Seite 190, 195, 197
J.-L. Iseli, Yverdon-les-Bains, Seite 74, 79,
    202, 207
Ch. Kern, Allschwil, Seite 128, 131 unten
Klöti AG, Rothrist, Seite 108, 115, 116, 123
Kurverein St. Moritz, Seite 153, 154 unten
Kurverein Scuol, Engadin, Seite 32, 36, 39, 41, 43
Ch. Künzi, Kilchberg, Seite 16, 27
E. Naef, Breiten, Seite 67 unten, 69
R. Niederer, St. Gallen, Seite 55 oben
O. Pajarota, Chur, Seite 11
Photo Darbellay, Martigny, Seite 143
E. Roth, Rankweil (A), Seite 13
H. Sonntag, Wilderswil, Seite 158, 165 oben
P. Staub, Zürich, Seite 219 unten
Ch. Steiner, Rickenbach, Seite 131 oben
H. Trachsel, Bern, Seite 163
Verkehrsbüro Leukerbad, Seite 94, 101
Verkehrsverein Baden, Seite 55 unten,
    57 unten, 59
H. Volkhard, Zürich, Seite 212, 219 oben
Vonwiller und Remund, St. Gallen, Seite 27
M. Weiss, St. Moritz, Seite 154 oben
R. Wiederkehr, Seite 180, 185